世界中医学专业
核心课程教材
（中文版）

World Textbook Series
for Chinese Medicine
Core Curriculum
（Chinese Version）

总主编 Chief Editor

张 伯 礼
Zhang Bo-li
世界中医药学会联合会教育指导委员会
The Educational Instruction Committee
of the WFCMS

（供中医学、针灸学和推拿学专业用）
（For Majors of Chinese Medicine, Acupuncture & Moxibustion and *Tuina*）

方 剂 学

Formulas of Chinese Medicine

主 编　李 冀　赵凯存（英国）
Chief Editors　　Li Ji　　Zhao Kai-cun (Britain)

副主编　　　　　年 莉　　左铮云　　张大伟　　范东明（美国）
Associate Chief Editors　Nian Li　Zuo Zheng-yun　Zhang Da-wei　Fan Dong-ming (USA)

赵英杰（新加坡）　　朱小纾（澳大利亚）
Zhao Ying-jie (Singapore)　　Zhu Xiao-shu (Australia)

中国中医药出版社
·北 京·
China Press of Traditional Chinese Medicine
Beijing PRC

图书在版编目（CIP）数据

方剂学 / 张伯礼，世界中医药学会联合会教育指导
委员会总主编；李冀，赵凯存主编 . —北京：中国中
医药出版社，2019.10
世界中医学专业核心课程教材
ISBN 978 − 7 − 5132 − 5706 − 0

Ⅰ . ①方… Ⅱ . ①张… ②世… ③李… ④赵… Ⅲ . ①方剂
学—中医学院—教材 Ⅳ . ① R289

中国版本图书馆 CIP 数据核字（2019）第 191624 号

中国中医药出版社出版
北京经济技术开发区科创十三街 31 号院二区 8 号楼
邮政编码 100176
传真 010 − 64405750
山东临沂新华印刷物流集团有限责任公司印刷
各地新华书店经销

开本 787 × 1092 1/16 印张 20 字数 425 千字
2019 年 10 月第 1 版 2019 年 10 月第 1 次印刷
书号 ISBN 978 − 7 − 5132 − 5706 − 0

定价 148.00 元
网址 www.cptcm.com

社 长 热 线 010−64405720
购 书 热 线 010−89535836
维 权 打 假 010−64405753

微信服务号 zgzyycbs
微商城网址 https://kdt.im/LIdUGr
官 方 微 博 http://e.weibo.com/cptcm
淘宝天猫网址 http://zgzyycbs.tmall.com

如有印装质量问题请与本社出版部联系（010−64405510）

世界中医学专业核心课程教材

编纂翻译委员会

编纂委员会

名誉主任

　　王国强　邓铁涛　王永炎　陈可冀　路志正　石学敏

主　　任

　　于文明

副 主 任

　　马建中　王志勇　李振吉　黄璐琦　王笑频　卢国慧　范吉平　王国辰　桑滨生
　　严世芸

委　　员（以首字笔画为序）

　　于福年（匈牙利）　马业宜（Eric Marie，法国）　马克·麦肯基（Mark Mckenzie，美国）

　　马伯英（英国）　王　华　王　键　王之虹　王守东（美国）　王省良

　　王葆方（Ong Poh Hong，新加坡）　王　晶　戈拉诺娃·左娅（Zoya Goranova，保加利亚）

　　尹畅烈（韩国）　本多娃·路德米勒（Bendova Ludmila，捷克）　左铮云　石　岩

　　石桥尚久（Naohisa Ishibashi，日本）　叶海丰（Yap High Hon，马来西亚）

　　白鸿仁（巴西）　冯学瑞　弗拉基米尔·那恰托依（Vladimir G.Nachatoy，俄罗斯）

　　弗拉基米尔·科兹洛夫（Vladimir Alexandrovich Kozlov，俄罗斯）

　　弗雷德里克·卡瓦诺（Frederico Carvalho，葡萄牙）　匡海学　吕文亮　吕爱平（中国香港）

　　朱勉生（法国）　后藤修司（Shuji Goto，日本）　刘　力　刘　良（中国澳门）　刘红宁

　　刘跃光　齐　凯（瑞士）　齐梅利（Laura Ciminelli，意大利）　许二平　汤淑兰（英国）

　　孙庆涪（南非）　孙忠人　孙振霖　孙榕榕（阿根廷）　约翰·里德（John Reed，利比里亚）

　　李一明（瑞士）　李占永　李玛琳　李秀明　李灿东　李金田　李锦荣（泰国）　杨　柱

　　杨立前（马来西亚）　杨关林　吴勉华　吴滨江（加拿大）　何玉信（美国）　何树槐（意大利）

　　何嘉琅（意大利）　伯纳德·沃德（Bernadette Ward，爱尔兰）　余曙光　宋钦福（墨西哥）

　　张永贤（中国台湾）　张越平（越南）　阿·伊万诺夫（Ivanoff Arseny，澳大利亚）

　　陈　震（匈牙利）　陈业孟（美国）　陈立典　陈立新　陈明人　拉蒙（Ramon Maria Caldduch，西班牙）

世界中医学专业核心课程教材

《方剂学》编委会

主　编

　　李　冀（黑龙江中医药大学）

　　赵凯存（英国密德萨斯大学）

副主编

　　年　莉（天津中医药大学）

　　左铮云（江西中医药大学）

　　张大伟（河南中医药大学）

　　范东明（美国西南针灸学院）

　　赵英杰（新加坡中医学院）

　　朱小纾（澳大利亚西悉尼大学）

编　委（以姓氏笔画为序）

　　于　洋（广州中医药大学）

　　马少丹（福建中医药大学）

　　冯　泳（贵州中医药大学）

　　刘宏艳（天津中医药大学）

　　杨　桢（北京中医药大学）

　　张　晗（天津中医药大学）

　　范　颖（辽宁中医药大学）

　　赵雪莹（黑龙江中医药大学）

　　袁振仪（湖南中医药大学）

　　贾　波（成都中医药大学）

　　高　琳（北京中医药大学）

　　黄仕文（南京中医药大学）

　　韩　涛（山东中医药大学）

韩向东（上海中医药大学）

廖世新（日本铃鹿医疗科学大学）

学术秘书

赵雪莹（黑龙江中医药大学）

序

自古以来，中医药就是古丝绸之路沿线国家交流合作的重要内容。随着健康观念和生物医学模式的转变，中医药在促进健康保健及防治常见病、多发病、慢性病及重大疾病中的疗效和作用日益得到国际社会的认可和接受，中医药海外发展具有巨大潜力和广阔前景。但是中医药教育在海内外的发展并不平衡，水平也参差不齐。在此背景下，遵循世界中医药学会联合会教育指导委员会制定的《世界中医学本科（CMD 前）教育标准》，编写一套供海内外读者学习使用的中医药教材，有助于更好地推动中医药走向世界，意义重大。

在《中华人民共和国中医药法》颁布一周年之际，"世界中医学专业核心课程教材"即将付梓问世。本套教材发轫于2008 年，两次获得国家中医药管理局国际合作专项立项支持，由张伯礼教授担任总主编，以世界中医药学会联合会教育指导委员会为平台，汇聚海内外专家，遴选海内外范本教材，进行诸章节的比较研究，取长补短，制定编写大纲，数易其稿，审定中文稿。在世界中医药学会联合会翻译专业委员会支持下，遴选了具有丰富的中医英语翻译经验、语言造诣高并熟知海外中医教育的海内外专家对此套教材进行了翻译和英文审校。十年磨一剑，细工出精品。编者们将本套教材定位于培养符合临床需求的中医师，重点阐述了国外常见且中医药确有疗效的疾病防治，有利于全面、系统、准确地向世界传播中医药学，堪称世界中医学专业核心课程教材典范之作。

欲诣扶桑，非舟莫适。本套教材的出版，有助于在世界范围培养中医药人才，有助于推进中医药海外发展，更好地服务于中医药"一带一路"建设，更好地服务于世界民众健康，必将在世界中医药教育史上产生重要影响！

国家中医药管理局国际合作司司长
王笑频
2018 年 7 月于北京

前 言

世界中医药学会联合会教育指导委员会，致力于引领和促进世界中医药教育的健康发展及世界中医药人才的规范培养。早在成立之初，就在世界中医药学会联合会领导下，组织海内外专家分析世界中医药教育未来发展趋势，提出了发展世界中医药教育的建议与对策。起草了《世界中医学本科（CMD前）教育标准（草案）》，2009年5月经世界中医药学会联合会第二届第四次理事会认真论证和审议，发布了《世界中医学本科（CMD前）教育标准》。

世界中医学教育正在快速蓬勃发展。中医药课程是实现中医药专业人才培养目标的重要基础。但各国（地区）中医学教育发展不平衡，各教育机构所开设的专业课程差异较大，且核心内容不尽统一，故有必要确定中医学专业核心课程。为使世界各国（地区）中医教育机构通过教育实践，实现中医学专业培养目标，依据《世界中医学本科（CMD前）教育标准》，结合中医学教育特点和职业需要，参考世界各国（地区）中医学教育的实际情况，世界中医药学会联合会教育指导委员会制定了《世界中医学专业核心课程》和《世界中医学专业核心课程教学大纲》，并启动"世界中医学专业核心课程教材"的编译工作。

本套教材包括《中医基础理论》《中医诊断学》《中药学》《方剂学》《中医内科学》《中医妇科学》《中医儿科学》《针灸学》《推拿学》《黄帝内经选读》《伤寒论选读》《金匮要略选读》《温病学》，共13个分册。

教材编译的工作基础

2012年世界中医药学会联合会教育指导委员会成立了"世界中医学专业核心课程教材"编译指导委员会，审议了"世界中医学专业核心课程教材编译原则和要求"，与会专家对"编译原则和要求"提出了许多建设性的意见与建议。世界中医药学会联合会教育指导委员会秘书处通过综合各位专家建议，于2012—2013年在天津中医药大学资助和参与下组织开展了"世界中医学专业核心课程中外教材比较研究"；在充分分析、总结各国（地区）教材特色和优势的基础上各课程研究团队组织起草了"课程教材目录和章节样稿"，并寄发到世界各国（地区）相关专家审议，收回专家反馈意见和建议94条，涉及教材内容、语言翻译、体例格式等方面。秘书处组织专家根据研究结果对"世界中医学专业核心课程教材编译原则和要求"进行了认真修订等。以上工作为编译"世界中医学专业核心课程教材"奠定了坚实的基础。

教材的定位

当前本科教育仍是各学科专业教育的基础主体。同时"世界中医学专业核心课程教材"还应服从、服务于已发布的相关中医学专业教育标准，以及综合考虑各国（地区）中医学教育的实际情况、临床实际需要等。"世界中医学专业核心课程教材"（以下简称"教材"）的适用对象定位为世界中医学专业本科教育，同时兼顾研究生教育及中医医疗人员自修参考；教材的知识范围以满足培养胜任中医临床需要的准中医师为度，同时应具有一定的深度和广度，为知识延伸提供参考。读者对象为海外中医药院校的学员，海外中医药从业人员，来华学习的外国留学生，以及内地高校中医药英语班学员。

教材的编译原则

本套教材的编译坚持了教材的思想性，科学性，系统性，实用性，先进性，安全性，规范性，普适性等原则。

思想性。中医学历来重视思想性的传承，大医精诚、倡导仁爱，注重学生思想观念和道德品质的培养，树立为人类健康服务的仁爱思想，这是中医学医德修养的核心，也是一名合格中医师的必备品质。

科学性。教材应正确反映中医学体系内在规律，中医概念、原理、定义和论证等内容确切，符合传统文献内涵，表达简单、明确、规范，避免用带有背景知识的词句。中医学理论内涵植根于中医学理论发展史中，尊重中医学理论的传统内涵，才能正本清源，使教材体现稳定性和延续性。

系统性。系统承载中医学理论，完整构建中医学核心知识体系，突出基本理论、基本知识和基本技能。课程资源要求层次清晰，逻辑性强，循序渐进，做好课程间内容衔接，合理整合，避免交叉重复等。

实用性。教材着力服务于临床，阐释基本理论时做到理论与实践相结合，临床内容主要选择中医的优势病种，以及被广泛应用的中药、针灸、推拿等处理方法，学以致用。实用性是教材的价值所在，在进行理论讲解时注重介绍各国（地区）的常见病、多发病的临床治疗，经典课程的学习重视其临床指导作用及对学生临床思维能力的培养等。

先进性。教材注重反映中医学的发展水平，引入经过验证的，公开、公认的科学研究或教学研究的新理论、新技术、新成果等内容，展示中医学的时代性特征。如温病学课程中介绍人类防治禽流感、重症急性呼吸综合征等研究的最新情况，针灸学课程中介绍了腧穴特异性研究进展等。教材的先进性是一个学科生命力的体现。

安全性。教材对治疗方法、技术的介绍重视安全性和临床实际，要求明确适应证、禁忌证。如针灸学课程中重视介绍相关穴位适应证、安全操作等，中药学课程介绍中药相关的科学炮制、合理辨用、明确剂量、汤剂煎煮及服用方法、濒危禁用药物的替代品等，推拿学课程中介绍推拿手法的宜忌等。教材知识内容选择应以服务临床应用为基础，重视安全性，各种表达力争严谨、精确，符合各国（地区）法律要求。

规范性。教材统一使用规范术语，文字通俗易懂但不失中医本色，语言翻译做到"信、达、雅"，采用现有的国际标准中的规范表述，翻译力争达到内容的准确性与语言的本土化兼顾，同时还重视知识版权的保护。

普适性。教材服务于中医教学，内容经典，篇幅适当，外延适度，尽可能符合各国（地区）教学实际。在版式、体例、表达等方面采用国际通用编写体例，避免大段叙述并及时进行小结。重视使用知识链接的表达方式，使教材版式活泼，在增加教材知识性同时不影响主体知识，如临床课程可适量链接增加西医基础知识，推拿课程增加介绍国外的整脊疗法等。加强图例、表格等直观表达方式的应用，简化语言叙述，将抽象问题具体化。

▌教材的编译过程

2015 年，根据世界中医学专业核心课程教材编译人员遴选条件，各国（地区）中医药教育机构专家积极申报，共收到推荐自荐表 313 份（境外 89 份）。最终确定教材主编 28 名、副主编 64 名。参与此套教材编写的专家来自中国、美国、英国、法国、澳大利亚、加拿大、新加坡、新西兰、马来西亚、荷兰、希腊、日本、西班牙、中国香港和中国台湾等 15 个国家和地区，共计 290 人，其中 59 名境外专家中有26 人担任主编或副主编。参加机构包括 74 所高等中医药院校及研究院（所），其中境内 34 个机构，境外 40 个机构。

2015 年召开的"世界中医学专业核心课程教材"主编会议和编写会议，明确了世界中医学专业核心课程教材总体编译要求，深入研讨和合理安排了各课程编委对相关课程教材的编写任务、分工及进度安排，明确了教学大纲、编写大纲及相关课程交叉内容的界定，以及教材编译过程中相关问题的解决办法等。之后又召开了主编进度汇报会和教材审稿会，经过 20 个月的辛勤努力，汇集世界中医教育专家智慧，具有"思想性、科学性、系统性、实用性、先进性、安全性、规范性、普适性"的第一套世界中医学专业核心课程教材中文版于 2016 年 10 月召开的定稿会上定稿。

2016 年 10 月世界中医学专业核心课程教材翻译会召开，会上聘任了世界中医学专业核心课程教材的英文版主译。

主译人员的遴选是根据世界中医学专业核心课程教材翻译人员遴选条件，经推荐和自荐，充分考虑申报者在专业领域的学术地位、影响力、权威性，以及地域的代表性，经世界中医药学会联合会教育指导委员会、世界中医药学会联合会翻译专业委员会与中国中医药出版社认真研究，确定各课程教材主译 49 人，其中博士 39 人，硕士 8 人，本科 2 人。他们来自 9 个国家（地区），其中境外主译 38 人，美国就有 24 人参与此项工作，境内主译也大多具有海外教学经历，长期从事中医专业相关英语教学和翻译，经验丰富。

这套教材的出版具有重要意义，抓住了中医药振兴发展天时地利人和的大好时机，可为服务于中医药"走出去"，促进共建共享，推动中医药为实现世界卫生组织（WHO）"人人享有基本医疗服务"的崇高目标而作出贡献。同时，该套教材的出版发行，也有利于中医药国际标准的推广和普及，也较好适应了全球范围内以"预防为主，维护健康"为重点的医疗卫生体制改革，适应了世界对中医药需求增长的形势。因此，本套教材必将有助于世界中医药人才的培养，有利于中医药在世界范围内被更广泛地认识、理解和推广应用，惠及民众，造福人类。

书将付梓，衷心感谢海内外专家学者的辛勤工作，群策群力，认真编译，保障了核心教材顺利出版发行。感谢国家中医药管理局、世界中医药学会联合会、中国中医药出版社、天津中医药大学对本书给予的大力支持和无私帮助！感谢所有作出贡献的同道朋友们！需要特别指出的是单宝枝教授为本套教材尽力颇甚，贡献尤殊！

世界中医学专业核心课程教材总主编
张伯礼
2018 年夏

编写说明

方剂学为中医学核心课程之一。本书对选收之基础方、代表方及常用方，以辨证论治思想为核心分析证治机理，以"药力"为依据阐述君臣佐使之组方原则，以中医学的逻辑思维方式详释配伍方义，以"以法统方"的模式提炼配伍特点。全书重传统而有所创新，重基础而不离实践，重经典而精于权变，重配伍而不离方证，重实效而不忘思辨，方精而条理清晰，义简而不失深刻，由点及面，从医悟道，便于学生基于"方之精，变也"的理念掌握、领悟方剂的组方原理、配伍特点等理论知识，培养学生分析、运用方剂及临床组方的能力。

本教材除绪论外，分为上、下两篇。上篇总论重点介绍方剂的起源与发展、方剂与治法、方剂的分类、方剂的剂型、方剂的煎服法、方剂的组方原则与变化等基本理论与基本知识，并附古今用药度量衡简释。下篇各论依据"以法统方"的原则，按功用将方剂分为解表剂、泻下剂、和解剂、清热剂、温里剂、补益剂、固涩剂、安神剂、开窍剂、理气剂、理血剂、治风剂、治燥剂、祛湿剂、祛痰剂、消食剂16章，共选正方221首，附方177首。书后附有方名索引。

每章方剂首冠概述，简述本章方剂的概念、适应证及分类、使用注意事项等。每首正方方名下列出处、组成、用法、功用、主治、证治机理、方解、配伍特点、现代运用、使用注意、附方、鉴别等项。其中组成保留原书剂量，括弧内则为当今常用参考剂量。每章均附复习思考题。

本书编写分工如下：绪论、上篇第一章及第六章由李冀编写，上篇第二章及第三章、下篇第八章由年莉编写，上篇第四章、下篇第十三章由于洋编写，上篇第五章由张晗编写，下篇第一章由贾波编写，下篇第二章由张大伟编写，下篇第三章由赵雪莹编写，下篇第四章由冯泳编写，下篇第五章、第十六章由袁振仪编写，下篇第六章第一、第二、第三节由黄仕文编写，下篇第六章第四、第五、第六节由韩向东编写，下篇第七章由范颖编写，下篇第九章由左铮云编写，下篇第十章由高琳编写，下篇第十一章由马少丹编写,下篇第十二章由杨桢编写,下篇第十四章由韩涛编写,下篇第十五章由刘宏艳编写。赵凯存、范东明、赵英杰、朱小纾及廖世新在教材编写过程中提出很多编写建议和修改意见。

为进一步提高本教材的质量,敬请使用者或相关人士提出宝贵意见,以便再版时修订提高。

《方剂学》编委会
2016 年 8 月

目　录

附录

绪　论

方剂，是在辨证审因、确定治法后，遵循组方原则，选择适宜的药物，明确用量，并酌定剂型、用法而成的药物配伍组合。"方剂"一词，首见于唐·姚思廉所著之《梁书·陆襄传》，其云："襄母卒患心痛，医方须三升粟浆……忽有老人诣门货浆，量如方剂。"方，即医方、药方、处方。汉·王充著《论衡·定贤》云："譬医之治病也……方施而药行。"《庄子·逍遥游》云："宋人有善为不龟手之药者……客闻之，请买其方百金。"方，又有规矩之意。《周礼·考工记》云："圆者中规，方者中矩。"《孟子·离娄上》云："不以规矩，不能成方圆。"剂，古与"齐"通，即整齐之意，又作"调和"解。《汉书·艺文志·方技略》云："调百药齐，和之所宜。"简言之，方剂即药物按组方原则（规矩）配伍而成。

方剂学是研究方剂组方原理、配伍规律（特点）及其临证运用的一门学科。方剂学的教学任务是通过一定数量方剂的讲授，引导学生掌握组方原理与配伍法则，培养学生分析、运用方剂，以及据证组方求"变"之能力。

方剂学的学习目的，是通过对一定数量基础方、代表方及常用方的研习，领悟前贤配伍组方之要旨，并能根据临证之需，圆机活法地掌握方剂变化之精妙，即所谓"医之成，悟也；方之精，变也"。学习方剂学的要求：首先，要有扎实的中药学知识；其次，要具备中医基础理论和中医诊断学等相关学科知识；第三，要掌握一定数量的方剂，并背诵方歌；第四，对组成、功用、主治相近似的方剂要加以鉴别、比较，从中掌握其配伍特点与变化。如此，才能据证选用方剂、变化成方和创制新方。

上　篇

总　论

第一章

方剂的起源与发展

原始社会时期，我们的祖先就在生活实践中逐渐发现了药物。最初只是用单味药治病，经过长期的经验积累，认识到多数病证几味药配合应用的疗效优于单味药，于是便逐渐形成了方剂。晋·皇甫谧在《针灸甲乙经·序》中云："伊尹以亚圣之才，撰用神农本草以为汤液。"后世多以此为方剂之始萌。

在现存医书中，最早记载方剂的是1973年长沙马王堆汉墓出土之《五十二病方》。本书原无书名，因其将所载之283首方剂（原数应在300首左右）分列为52类疾病之下，且原书目录之末尚有"凡五十二（病）"的字样，故马王堆帛书小组命其名为《五十二病方》。该书内容比较粗糙，不但没有方剂名称，而且有些药名、病名在后世亦未再现。从其内容和字义分析，该书早于《黄帝内经》和《神农本草经》。

《黄帝内经》约成书于春秋战国时期，是现存医籍中最早的中医药理论经典著作。全书虽只载13首方剂，但在剂型上已有汤、丸、散、丹、膏、酒之分，并总结出有关辨证、治法与组方原则、组方体例等，为方剂学的发展奠定了理论基础。

《汉书·艺文志》曾记载"经方十一家"，其中有《五脏六腑痹十二病方》《五脏六腑疝十六病方》《五脏六腑瘅十二病方》《风寒热十六病方》《秦始皇帝扁鹊俞跗方》《五脏伤中十一病方》《客疾五脏癫狂病方》《金疮瘛疭方》《妇人婴儿方》《汤液经法》《神农黄帝食禁》等。这些方书现虽已亡佚，但在汉代曾广泛流传。

东汉·张仲景著《伤寒杂病论》（约成书于205年），后经晋·王叔和及宋·林亿等编辑整理，分为《伤寒论》与《金匮要略》。全书创造性地融理、法、方、药于一体，系统论述了外感与内伤的病因、病机、病证、诊治、方剂，前者载方113首，后者载方262首，去其重者，共载方314首。其中绝大多数方剂配伍严谨，用药精当，疗效卓著，被后世誉为"方书之祖"（《伤寒论集注》），称其所载方剂为"经方"。

东晋·葛洪著《肘后备急方》（约成书于3世纪末），书中所辑之方，多为价廉、易得、简便、有效的单方、验方，反映了晋以前的医药成就和民间疗法。东晋·陈延之所撰《小品方》，亦是晋代的一部重要方书，全书理、法、方、药具备，对临床确有指导意义，但原书已于北宋末叶亡佚，现有后人辑校本刊行。由晋末刘涓子所传，南齐·龚庆宣整理而成的《刘涓子鬼遗方》（约成书于483年），总结了晋以前外科方面的经验和成就，颇切临床实际，是中国现存最早的外科专著，对后世金疮、痈疽、疥癣、烫火伤等外科方剂的发展有很大影响。

唐·孙思邈编撰《备急千金要方》(成书于 652 年),孙氏在序中云"人命至重,有贵千金;一方济之,德逾于此",故以"千金"名之。全书 30 卷,凡 232 门,合方、论 5300 余首。孙氏尤其注重医德,其云:"若有疾厄来求救者,不得问其贵贱贫富,长幼妍媸,怨亲善友,华夷愚智,普同一等,皆如至亲之想,亦不得瞻前顾后,自虑吉凶……一心赴救。"公元 682 年,孙氏鉴于《备急千金要方》有诸多遗漏,"犹恐岱山临目,必昧秋毫之端,雷霆在耳,或遗玉石之响",又撰《千金翼方》以辅之。全书 30 卷,包括妇人、伤寒、小儿、养性、补益、杂病、疮痈、针灸等,凡 189 门,合方、论、法 2900 余首。唐代另一著名方书《外台秘要》是王焘取数十年收集视为"秘密枢要"的医方编著而成(撰于 752 年),全书 40 卷,论述内、外、妇、儿、五官各科病证,收载医方 6800 余首。该书保存了《深师》《集验》《小品方》等众多方书的部分内容,是研究唐以前医学的重要文献。

宋代由王怀隐等编著之《太平圣惠方》是中国历史上由政府组织编写的第一部方书(成书于公元 992 年)。全书 100 卷,分 1670门,载方 16834 首。本书是宋以前各家验方及医论的汇编,既继承了前代医学成就,又总结了当代医学经验,是一部临床实用的方书。《圣济总录》是继《太平圣惠方》之后,由政府组织编写的又一方书巨著(成书于1117 年)。全书 200 卷,载方近 2 万首,系征集当时民间及医家所献医方和"内府"所藏秘方,经整理汇编而成。《太平惠民和剂局方》是宋代官府药局——和剂局的成药配本(初刊于 1078 ～ 1085 年),载方 297 首。

至大观年间(1107 ～ 1110 年),经当时名医陈承、裴宗元、陈师文等校正,内容有所增订。至淳祐年间(1241 ～ 1252 年),历经 160 余年的多次重修,共载方 788 首。这是中国历史上第一部由政府编制颁行的成药药典,其中许多方剂至今仍在临床中广泛应用。宋代尚有诸多著名方书,如钱乙《小儿药证直诀》(成书于 1119 年)、王贶《全生指迷方》(成书于 1125 年)、许叔微《普济本事方》(约刊于 1132 年)、陈言《三因极一病证方论》(成书于 1174 年)、王璆《是斋百一选方》(刊于 1196 年)、陈自明《妇人大全良方》(成书于 1237 年)、严用和《济生方》(成书于 1253 年)等。

金元时期,张元素著《医学启源》(刊于公元 1186 年),全书共 3 卷,善于化裁古方,自制新方,师古而不泥古。刘完素著《黄帝素问宣明论方》(简称《宣明论方》,刊于 1172 年)及《素问玄机原病式》《素问病机气宜保命集》(均刊于 1186 年),提出"六气皆从火化",倡导辛凉解表和泄热养阴为治疗热病的治则,充分体现了偏重寒凉的治疗大法,后世称为"寒凉派"。张从正著《儒门事亲》(刊于 1228 年),全书共 15 卷,详细记述汗、吐、下三法的应用,主张"治病应着重在驱邪,邪去则正安,不可畏攻而养病"。用药偏攻慎补,自成"攻下派"。李杲著《内外伤辨惑论》(刊于 1247 年)、《脾胃论》(刊于公元 1249 年)等,重点论述由于饮食劳倦所致脾胃疾病,强调"人以胃气为本"及"内伤脾胃,百病由生",主张补脾胃、升阳气等,被后世称为"补土派"。朱震亨著《格致余论》(刊于 1347 年)、《丹溪心法》(刊于 1381 年),主要论述"阳常有余，阴常不足"之说，独重滋阴降火，故后人称为"滋阴派"。成无己著《伤寒明理药方论》（成书于 1156 年），是历史上首次依据君臣佐使剖析组方原理的专著，虽只分析了《伤寒论》中的 20 首方剂，但开方论之先河。

迨至明代，朱橚编纂《普济方》（刊于 1406 年），全书共 426 卷，载方 61739 首，是中国现存古籍中载方量最多的方书。李时珍著《本草纲目》（刊于 1578 年），虽为本草学之大成，但亦附方 11096 首。此间，阐发方剂组方原理的专著亦不断问世。赵以德著《金匮要略方论衍义》（刊于 1368 年），对《金匮要略》方剂进行了较为深入的分析。许宏著《金镜内台方议》（约撰于 1422 年），对《伤寒论》113 方均详为释义，是继成无己之后的又一方论专著。吴崑著《医方考》（成书于 1584 年），选历代良方 700 余首，按病证分为 44 类，每类集同类方若干首，"考其方药，考其见证，考其名义，考其事迹，考其变通，考其得失，考其所以然之故"，阐述其组成、方义、功用、主治，是较有影响的方剂专著。张介宾著《景岳全书》（刊于 1624 年），其中"古方八阵"收录历代方剂 1516 首，而"新方八阵"则收载张氏自制方剂 186 首。"八阵"对方剂以功用分类影响颇深。施沛著《祖剂》（成书于 1640 年），收载主方 70 余首、附方 700 余首，以仲景方为祖，将后世方剂同类相附，推衍每类方剂之组方源流，对后世方剂按主方分类及学术研究影响重大。

清代，温病学派崛起。叶天士著《温热论》（刊于 1746 年），分析了温邪的传变规律，创立了卫、气、营、血的辨证体系。杨璿著《伤寒温疫条辨》（刊于 1784 年），全书共 6 卷，详细辨析伤寒与温病，分列脉证与治法，载方 180 首，附方 34 首。余霖著《疫疹一得》（撰于 1794 年），虽只有 2 卷，但对疫疹的治疗颇具独到之处。吴鞠通著《温病条辨》（撰于 1798 年），共 6 卷，创立了三焦辨证，载方 198 首，外附 3 方。此间，尚有阐发方剂理论的专著相继问世。如罗美著《古今名医方论》（刊于 1675 年），选辑历代名方 150 余首，方论 200 余则，既详述其药性配伍，又对类似方加以鉴别比较。汪昂著《医方集解》（刊于 1682 年），选录临床常用"正方三百有奇，附方之数过之"，按功用分类为 21 门，每方均说明组成、主治、方义及附方加减等，颇具实用价值。因其内容较多，汪氏又著《汤头歌诀》（刊于 1694 年），以功用分类为纲，将临证常用之 300 余首方剂以七言歌诀形式编纂，对后世影响颇深。王子接著《绛雪园古方选注》（刊于 1732 年），全书 3 卷，共载方 345 首。上卷以祖方归类，独明仲景 113 方；中、下二卷分科列方，方后均附以注言。张秉成著《成方便读》（刊于 1904 年），全书 4 卷，汇集古今成方 290 余首，编成歌诀并加以方义注释。

历代方书和方论专著，极大地丰富了方剂学之内涵，使其逐步成为一门具有完善理论体系的学科。近年来，随着中医药高等教育的发展，系统的方剂学教材和专著相继出版，不断丰富和完善了方剂学之理论体系。同时，现代科学技术与方法被广泛应用于方剂的研究领域，为方剂学增添了时代色彩。

第二章

方剂与治法

第一节 方剂与治法的关系

　　方剂与治法皆为中医学理、法、方、药体系的重要组成部分。治法是在审明病因、辨清证候的基础上所制定的治疗方法。方剂则是在治法的指导下，按照组方原则配伍而成的药物有序组合，即"法随证立""方从法出"。只有治法与病证相符，方剂的功用与治法相同，才能邪去正复。例如，病人症见恶寒发热，头痛身疼，无汗而喘，舌苔薄白，脉浮而紧；辨证为风寒表证，根据"其在皮者，汗而发之"和"治寒以热"的治疗原则，确立以辛温发汗解表之法治之，选择相应的药物，组成辛温解表之方（如麻黄汤等），使汗出表解，邪去人安。方剂的功用与治法是同一的，所谓"方即是法"。概而言之，治法是用方或组方的依据，方剂是体现治法的主要手段。方与法二者之间是相互依存，密不可分的。

第二节 常用治法

　　《黄帝内经》中有关治法的记载较丰富。《素问·阴阳应象大论》云："形不足者，温之以气；精不足者，补之以味。其高者，因而越之；其下者，引而竭之；中满者，泻之

于内。其有邪者，渍形以为汗；其在皮者，汗而发之。"《素问·至真要大论》云："寒者热之，热者寒之，微者逆之，甚者从之，坚者削之，客者除之，劳者温之，结者散之，留者攻之，燥者濡之，急者缓之，散者收之，损者温之，逸者行之，惊者平之，上之下之，摩之浴之，薄之劫之，开之发之。"《黄帝内经》奠定了中医学治法理论基础，后世医家依据个人临床经验对《黄帝内经》治法理论不断发展完善，创制了众多治法理论，其中以清·程钟龄提出的"八法"理论最具代表性和概括性。程钟龄在其著作《医学心悟·医门八法》中说："论病之源，以内伤、外感四字括之。论病之情，则以寒、热、虚、实、表、里、阴、阳八字统之。而论治病之方，则又以汗、和、下、消、吐、清、温、补八法尽之。"

　　1. 汗法　是通过开泄腠理、调畅营卫、宣发肺气等法，使在表的六淫之邪随汗而解的一类治法。凡外感表证、疹出不透、疮疡初起，以及水肿、泄泻、咳嗽、疟疾而见恶寒发热、头痛身疼等表证，均可用汗法治疗。然病情有寒热，邪气有兼夹，体质有强弱，故汗法有辛温、辛凉之别，且常与补法、下法、消法、温法、清法等合用。

　　2. 吐法　是通过涌吐的方法，使停留在咽喉、胸膈、胃脘的痰涎、宿食、有毒物质

等从口中吐出的一种治法。吐法主要适用于中风痰壅、宿食壅阻胃脘、毒物尚在胃中、痰涎壅盛之癫狂与喉痹、干霍乱吐泻不得等，属于病情急迫又急需吐出之证。因吐法易伤胃气，故体虚气弱、妇人新产、孕妇等均应慎用。

3. 下法　是通过荡涤肠胃、通泄大便的方法，使停留于肠胃的有形积滞从大便排出的一种治法。下法适用于燥屎内结、冷积不化、瘀血内停、宿食不消、结痰停饮、虫积等病证。由于积滞有寒热，正气有盛衰，故下法又分为寒下、温下、润下、逐水、攻补兼施等法。临床依据病情需要，下法也可与汗法、消法、补法、清法、温法等其他治法配合运用。

4. 和法　是通过和解或调和的方法，使半表半里之邪，或脏腑、阴阳、表里失和之证得以解除的一种治法。其中，和解法也称为和解少阳法，主要适用于半表半里的少阳证。《伤寒明理药方论》卷四云："伤寒邪在表者，必渍形以为汗；邪气在里者，必荡涤以为利；其于不内不外，半表半里，既非发汗之所宜，又非吐下之所对，是当和解则可矣。"至于调和法，其概念内涵比较广泛，戴天章《广温疫论》云："寒热并用之谓和，补泻合剂之谓和，表里双解之谓和，平其亢厉之谓和。"凡邪在少阳、邪在募原、肝脾不和、肠寒胃热、气血失和、营卫失和、表里同病等均可使用和法治疗。

5. 清法　是通过清热、泻火、凉血、解毒等方法，以清除在里之热邪的一种治法。清法适用于热证、火证、热毒证及虚热证等。热邪在里，又有在气分、营分、血分、热壅成毒、脏腑蕴热及虚热之不同，因而清

法又常分为清气分热、清营凉血、清热解毒、清脏腑热、清虚热、清热祛暑等法。由于热邪容易耗气伤津，也易形成里热结实，故清法有时需要与补法、下法等配合应用。

6. 温法　是通过温散里寒的方法，使在里的寒邪得以消散的一种治法。温法适用于寒邪在里之里寒证。里寒证，或因寒邪直中于里而成；或因失治误治或过食寒凉，损伤阳气而成；或因素体阳气虚弱，寒从内生而成。在里之寒邪，又有在脏、在腑、在经络之不同，故温法又多分为温中祛寒、回阳救逆、温经散寒等。由于寒邪在里往往损伤阳气，使里寒与阳虚并存，故温法又常与补法配合运用。

7. 消法　是通过消食导滞、行气活血、化痰利水、驱虫等方法，使气、血、痰、食、水、虫等有形之邪渐消缓散的一种治法。消法适用于饮食停滞、气滞血瘀、癥瘕积聚、水湿内停、痰饮不化、疳积虫积等病证。消法与下法均可治疗有形实邪，但在适应病证上有所不同。下法所治病证，大抵病势急迫，形证俱实，邪在肠胃，必须速除，且可从下窍而出者；消法所治，主要是邪在脏腑、经络、肌肉之间渐积而成，且多虚实夹杂，尤其是气血积聚而成之癥瘕痞块、痰核瘰疬等，难以迅即消除，必须渐消缓散。消法常与补法、下法、温法、清法等合用。

8. 补法　是通过滋养补益的方法以恢复人体正气，治疗各种虚证的一种治法。由于虚证有气虚、血虚、阴虚、阳虚及脏腑虚损之分，故补法又有补气、补血、气血双补、补阴、补阳、阴阳并补，以及补心、补肝、补肺、补脾、补肾等。此外，尚有峻补、缓补、温补、清补及"虚则补其母"等法。补

法一般是在无外邪时使用，但若邪气壅盛而又兼有正气亏虚，正虚无力驱邪时，则补法与汗法、下法、消法等配合使用。

因表里寒热虚实等病情复杂多端，常需数法合用，即所谓"一法之中，八法备焉；八法之中，百法备焉"（《医学心悟》）。

第三章

方剂的分类

分类是学科发展水平的重要标志之一，方剂分类方法也是随着方剂学科的发展而不断发展完善的。纵观历代方剂文献，有以病证为纲分类者，有以病因为纲分类者，有以脏腑为纲分类者，有以组成为纲分类者，有以治法（功能）为纲分类者，现代亦有仅为查索之便而以方名汉字笔画为纲分类者。

一、病证分类

病证分类首见于《五十二病方》。该书记载了52类病证，涉及内、外、妇、儿、五官等科。汉代张仲景《伤寒论》与《金匮要略》、唐代王焘《外台秘要》、宋代王怀隐等《太平圣惠方》、明代朱橚《普济方》、清代吴谦《医宗金鉴》等，均属按病证分类方剂之作，便于临床以病索方。

脏腑分类亦系病证分类之属，只是首列脏腑，下分病证，如唐代孙思邈《备急千金要方》、清代巨著《古今图书集成医部全录》中的"脏腑身形"等。

病因分类亦属病证分类，是以病因为纲，分列诸证诸方。如宋代陈言《三因极一病证方论》中有中风、中寒、中湿等，清代张璐《张氏医通》中有伤寒、伤暑、伤湿、伤燥、伤火、伤饮食、劳倦等，皆属此类。

二、组成分类

组成分类可追溯到《黄帝内经》。《素问·至真要大论》载"君一臣二，制之小也。君一臣三佐五，制之中也。君一臣三佐九，制之大也""君一臣二，奇之制也。君二臣四，偶之制也。君二臣三，奇之制也。君二臣六，偶之制也""奇之不去则偶之，是谓重方"。其后，金代成无己在《伤寒明理药方论·序》中说："制方之用，大、小、缓、急、奇、偶、复七方是也。"首次明确提出"七方"概念，并将《黄帝内经》的"重"改为"复"。后世引申"七方"为最早的方剂分类法，但迄今仍未见到按此分类的方书。"七方"的实质是以病邪的轻重、病位的上下、病势的缓急、病体的强弱作为制方的依据。所谓大方，是指药味多或用量大，用治邪气方盛的重剂；小方，是指药味少或用量小，用治病浅邪微的轻剂；缓方，是指药性缓和，用治病势缓慢且需长期服用的方剂；急方，是指药性峻猛，用治病势急重且取效迅速的方剂；奇方，是指单数药味组成的方剂；偶方，是指由双数药味组成的方剂；复方，是指两方或数方组合的方剂。

明代施沛《祖剂》为确切以组成分类者。该书"首冠《素》《灵》二方，次载伊尹汤液一方以为宗，而后悉以仲景之方为祖，其《局方》二陈、四物、四君子等汤，以类附焉。"其共载历代名方788首，其中主方70余首，附方700余首。其后，清·张璐《张氏医通》中编著"祖方"一卷，选古方36首为主，附衍化方391首。

三、治法分类

治法分类也称功用分类，始于北齐·徐之才《药对》，但原书已佚。据《本草纲目·序例》记载："徐之才曰：药有宣、通、补、泄、轻、重、涩、滑、燥、湿十种。"并于"宣可去壅""通可去滞""补可去弱""泄可去闭""轻可去实""重可去怯""滑可去著""涩可去脱""燥可去湿""湿可去枯"之下，各举数药为例。宋代赵佶《圣济经》于每种之后加一"剂"字，如《圣济经·审剂篇》云："故郁而不散为壅，以宣剂散之。"金代成无己在《伤寒明理药方论》中云："制方之体，宣、通、补、泻、轻、重、涩、滑、燥、湿，十剂是也。"至此，方书中始用"十剂"之名。后世各家有所增益，如宋代寇宗奭《本草衍义》又加入寒、热之剂；明代缪仲淳增加升、降二剂，明代徐思鹤的《医家全书》在原十剂基础上，又增加调、和、解、利、寒、温、暑、火、平、夺、安、缓、淡、清而成"二十四剂"。然而，除清代陈修园《时方歌括》按照宣、通、补、泻、轻、重、燥、湿、涩、滑、寒、热将该书收载的108首方分为"十二剂"以外，鲜有按此法分类者。明代张介宾鉴于"古方之散列于诸家者，既多且杂，或互见于各门，或彼此之重复"，提出将方剂"类为八阵，曰补、和、攻、散、寒、热、固、因"。《景岳全书·新方八略引》释曰"补方之制，补其虚也""和方之制，和其不

和者也""攻方之制，攻其实也""用散者，散表证也""寒方之制，为清火也，为除热也""热方之制，为除寒也""固方之制，固其泄也""因方之制，因其可因者也。凡病有相同者，皆按证而用之，是谓因方"。该书共选1516首古方，自制186首新方，按照"八阵"进行分类，分别称之为"古方八阵"和"新方八阵"。"八阵"之外，复列有妇人、小儿、痘疹、外科诸方，以便临证应用。清代汪昂著《医方集解》开创了新的功能分类法，即以治法分类为主，兼顾临床科目。该书选正方三百有奇，附方之数过之，分为补养、发表、涌吐、攻里、表里、和解、理气、理血、祛风、祛寒、清暑、利湿、润燥、泻火、除痰、消导、收涩、杀虫、明目、痈疡、经产及救急良方共22剂。此分类法概念比较明确，切合临床实际需要，故清代吴仪洛《成方切用》、张秉成《成方便读》等均仿其法而有所增改。

四、笔画分类

现代大型方剂辞书等仅为查索之便，以方名汉字笔画分类。其中，《中医方剂大辞典》将古今96592首方剂按名称字首的笔画数，依次排列诸方。这种分类方法便于查阅，利于鉴别同名异方。

本教材遵循以法统方原则，采用治法分类方剂，将下篇所辑之方分为解表剂、泻下剂、和解剂、清热剂、温里剂、补益剂、固涩剂、安神剂、开窍剂、理气剂、理血剂、治风剂、治燥剂、祛湿剂、祛痰剂、消食剂，共计16章。每章分若干小节，使之纲目清晰，便于学习和掌握。

第四章

方剂的剂型

剂型，是在方剂组成之后，根据病情的需要和药物不同的性能，加工制成的一定形态的制剂形式。方剂的剂型历史悠久，早在《黄帝内经》的13首方剂中，已出现汤、丸、散、膏、酒、丹等剂型。后世医家多有发展，如锭、线、条、饼、露、熏洗、坐浴等剂型。随着制药工业的发展，又研制出片剂、冲剂、注射剂等。

一、液体剂型

1. 汤剂 又称"煎剂"，古称"汤液"，是将药物饮片加水或酒浸泡后，再煎煮一定时间，去渣取汁而制成的液体剂型。汤剂主要供内服，如麻黄汤等；外用的多作洗浴、熏蒸及含漱。汤剂是在临证中最能体现中医学"悟"与方剂学"变"的思维模式之常用剂型。其优点是吸收快，能迅速发挥药效，尤其是具有其他剂型所无法比拟的适应"个性化"治疗的优势。其根据病情变化而随证加减，能较全面、灵活地切合每位患者或具体病证阶段的特殊性，使病证复杂或病情不稳定的患者更适宜。李杲曰："汤者荡也，去大病用之。"但汤剂的制备相对不便，服用口感欠佳，携带贮存受限。

2. 酒剂 又称"药酒"，古称"酒醴"，是将药物用白酒或黄酒浸泡，或加温隔水炖煮，去渣取液后供内服或外用。酒有活血通络、易于发散和助长药力的特性，故常于祛风通络和补益剂中使用。外用酒剂尚可祛风活血、止痛消肿，但酒剂使用时存在个体局限性。

3. 酊剂 是以不同浓度的乙醇为溶媒，经过不同的方法浸出中药的有效成分所得到的液体，多为外用。一般中草药酊剂的浓度为20%，有毒药物浓度则为10%。酊剂具有有效成分高、用量少、作用快、不易腐败等特点。

4. 露剂 亦称"药露"，多选新鲜并含有挥发性成分的药物，用蒸馏法制成的芳香气味的澄明水溶液，一般作为饮料及清凉解暑剂。药露气味清淡，口感适宜。

5. 糖浆剂 是将药物煎煮、去渣取汁、浓缩，并加入适量蔗糖溶解后制成的浓蔗糖水溶液。糖浆剂具有味甜、量小、服用方便、吸收较快等特点，尤其适用于儿童服用。

6. 口服液 是将药物用水或其他溶剂提取，经精制而成的内服液体制剂，具有剂量较小、吸收较快、服用方便、口感适宜等优点。

7. 注射液 亦称"针剂"，是将药物经过提取、精制、配制等步骤而制成的灭菌溶液、无菌混悬液或供配制成液体的无菌粉末，供皮下、肌内、静脉注射的一种制剂。

二、固体剂型

1.散剂 是将药物粉碎，混合均匀，制成粉末状制剂，分为内服和外用两类。内服散剂一般是研成细粉，以温开水冲服，量小者亦可直接吞服，如七厘散；亦有制成粗末，以水煎取汁服者，称为煮散，如银翘散。散剂的特点是制作简便、吸收较快、节省药材、便于服用与携带。李杲云："散者散也，去急病用之。"外用散剂一般作为外敷，掺撒疮面或患病部位；亦有作点眼、吹喉等。

2.丸剂 是将药物研成细粉或药材提取物，加适宜的黏合剂所制成的球形固体剂型。丸剂与汤剂相比，吸收较慢、药效持久、节省药材、便于服用与携带。李杲云："丸者缓也，舒缓而治之也。"丸剂适用于慢性、虚弱性疾病，如六味地黄丸等。但也有些丸剂的药性比较峻猛，多为芳香类药物或毒性较大的药物，不宜作汤剂煎服，如安宫牛黄丸、三物备急丸等。常用的丸剂有蜜丸、水丸、糊丸、浓缩丸等。

（1）蜜丸 是将药物细粉以炼制的蜂蜜为黏合剂所制成的丸剂，分为大蜜丸和小蜜丸两种。蜜丸性质柔润，作用缓和持久，并有补益和矫味作用，常用于治疗慢性病和虚弱性疾病，需要长期服用，如补中益气丸、归脾丸等。

（2）水丸 俗称"水泛丸"，是将药物细粉用水（冷开水或蒸馏水）或酒、醋、蜜水、药汁等为黏合剂所制成的小丸。水丸较蜜丸的崩解、溶散、吸收、作用等速度均快，易于吞服，适用于多种疾病，如防风通圣丸等。

（3）糊丸 是将药物细粉用米糊、面糊、曲糊等为黏合剂所制成的小丸。糊丸黏合力强，质地坚硬，崩解、溶散迟缓。内服可延长药效，减轻剧毒药的不良反应和对胃肠的刺激，如舟车丸等。

（4）浓缩丸 是将药物或方中部分药物煎汁浓缩成膏，再与其他药物细粉混合干燥、粉碎，用水或蜂蜜或药汁制成丸剂。因其体积小、有效成分高、服用剂量小，可用于治疗多种疾病。

3.茶剂 是将药物经粉碎加工而制成的粗末状制品，或加入适宜黏合剂制成的方块状制品。用时以沸水泡汁或煎汁，不定时饮用。茶剂大多用于治疗感冒、食积、腹泻等病证。

4.条剂 亦称"药捻"，是将药物细粉用桑皮纸粘药后搓捻成细条，或将桑皮纸捻成细条再粘药粉而成。用时插入疮口或瘘管内，能化腐拔毒、生肌收口，常用的有红升丹药条等。或将艾叶和药研成粗末，用纸裹制成圆条，供灸治使用，也称"艾条"。

5.线剂 亦称"药线"，是将丝线或棉线置药液中浸煮，经干燥制成的外用制剂。线剂用于治疗瘘管、痔疮或赘生物，通过所含药物的轻度腐蚀作用和药线的机械紧扎作用，使其引流通畅或萎缩、脱落。

6.丹剂 有内服和外用两种。内服丹剂没有固定剂型，有丸剂，也有散剂，每以药品贵重或药效显著而名之曰"丹"，如至宝丹、活络丹等。外用丹剂亦称"丹药"，是以某些矿物类药经高温烧炼制成的不同结晶形状的制品，常研粉涂撒疮面，治疗疮疡痈疽；亦可制成药条、药线和外用膏剂应用。

7.锭剂 是将药物研成细粉，加适当的黏合剂制成规定形状的固体剂型，有纺锤形、圆柱形、条形等，可供外用与内服。内服有研末调服或磨汁服，外用则磨汁涂患处，常用的有紫金锭、万应锭等。

8. 片剂 是将药物细粉或药材提取物与辅料混合压制而成的片状制剂。片剂用量准确、体积小、异味少、服用和储存方便。如需在肠道吸收的药物，则又可用包肠溶衣，使之在肠道中崩解。此外，片剂尚有口含片、泡腾片等。

9. 冲剂 是将药材提取物加适量赋形剂或部分药物细粉制成的干燥颗粒状或块状制剂，用时以开水冲服。冲剂具有体积较小、服用方便等特点。

10. 栓剂 古称"坐药"或"塞药"，是将药物细粉与基质混合制成一定形状的固体制剂，用于腔道并在其间融化或溶解而发挥药效，有杀虫止痒、滑润、收敛等作用。《伤寒杂病论》中曾有蛇床子散坐药及蜜煎导法，即最早的阴道栓和肛门栓。栓剂便于婴幼儿直肠给药。

11. 胶囊剂 分为硬胶囊剂、软胶囊剂（胶丸），大多供口服应用。

（1）硬胶囊剂 是将一定量的药材提取物与药粉或辅料制成均匀的粉末或颗粒，填充在空心胶囊中而成；或将药材粉末直接分装于空心胶囊中制成。硬胶囊剂亦可用于腔道给药。

（2）软胶囊剂 是将一定量的药材提取物密封于球形或椭圆形的软质囊材中，可用滴制法或压制法制备。软胶囊剂易于服用，可掩盖药物的不良气味。

三、半固体剂型

膏剂 是将药物用水或植物油煎熬去渣而制成的剂型，有内服和外用两种。内服膏剂有流浸膏、浸膏、煎膏三种；外用膏剂分软膏、硬膏两种。其中流浸膏与浸膏多数用于调配其他制剂使用，如合剂、糖浆剂、冲剂、片剂等。现将煎膏与外用膏剂分述如下。

（1）煎膏 又称"膏滋"，是将药物加水反复煎煮，去渣浓缩后，加炼蜜或炼糖制成的半液体剂型。其特点是体积小、含量高、便于服用、口味甜美，有滋润补益作用，一般用于慢性虚弱患者，有利于较长时间用药。

（2）软膏 又称"药膏"，是将药物细粉与适宜的基质制成具有适当稠度的半固体外用制剂。其中用乳剂型基质的，亦称乳膏剂，多用于皮肤、黏膜或疮面。软膏具有一定的黏稠性，外涂后渐渐软化或溶化，使药物慢慢吸收，持久发挥疗效，适用于外科疮疡疖肿、烧烫伤等。

（3）硬膏 又称"膏药"，古称"薄贴"，是以植物油将药物煎至一定程度后去渣，再煎至滴水成珠，加入黄丹等搅匀、冷却制成的硬膏。用时加温摊涂在布或纸上，软化后贴于患处或穴位上，可治疗局部疾病和全身性疾病，如疮疡肿毒、跌打损伤、风湿痹证及腰痛、腹痛等。

此外，尚有滴丸剂、灸剂、熨剂、灌肠剂、搽剂、气雾剂、海绵剂等。近年来，新的剂型不断涌现，质量标准也不断提高，以便于临床使用。

第五章

方剂的煎服法

方剂的煎服法是方剂运用过程中的重要环节，即使药物配伍合理，剂量准确，剂型适宜，倘若煎药法或服药法不当，也会影响疗效。正如清代医家徐大椿《医学源流论》所云："病之愈不愈，不但方必中病，方虽中病，而服之不得其法，则非特无功，而反有害，此不可不知也。"

一、煎药法

1. 煎药用具 一般以陶瓷器皿、砂锅为好。现代亦有使用铝和不锈钢器皿，忌用铁器、铜器，因为有些药物与铜、铁一起加热后，其药物成分会发生变化，或降低溶解度，或产生有害物质。煎具的容量宜稍大些，以利于药物的翻动，并可避免药汁外溢。同时应适时加盖，以防水分蒸发过快，使药物的有效成分过度挥发。

2. 煎药用水 煎药用水以洁净、新鲜、无杂质为原则，如自来水、井水、蒸馏水均可。前人常用流水、泉水、甘澜水（亦称劳水）、米泔水等，根据药物特点和疾病性质，也有用酒或水酒合煎者。

3. 加水量 用水量可视药量、质地及煎药时间而定，一般以高于饮片平面 3～5cm 为宜。每剂药一般煎煮 2 次，亦有煎煮 3 次者。第一煎水量可适当多些，第二、三煎则可略少。每次煎煮所得药量以 150mL 左右为宜。

4. 煎药火候 一般有"武火""文火"之分。急火煎之，谓"武火"；慢火煎之，谓"文火"。常规先用武火，沸腾后即改用文火。同时，应根据药物性味及所需煎煮时间的要求，酌定火候。解表和泻下剂，煎煮时间宜短，其火宜急，水量宜少；补益之剂，煎煮时间宜长，其火宜慢，水量略多。如药物煎煮焦枯时，则应弃之不用。

5. 煎药方法 煎药前，应先将药物浸泡20～30分钟之后再行煎煮，使有效成分易于煎出。需特殊煎法的药物，应在处方中加以注明。

（1）先煎 贝壳类（如牡蛎、珍珠母等）、角骨甲类（如水牛角、龟甲、鳖甲等）和矿物类（如生石膏、代赭石等）药物，因质地坚实，难以煎煮，应打碎先煎，煮沸后20分钟左右，再加入其他药同煎。某些质地较轻而又用量较多（如玉米须、夏枯草等），或含泥沙多的药物（如灶心土、糯稻根等），亦可先煎取汁，然后以其药汁代水煎药。另外，有毒药物（如附子、生草乌、生川乌等）可经过先煎达到降低毒性或消除毒性的目的。

（2）后下 气味芳香的药物，药效易于挥发，一般煎煮时间较短，以5分钟左右为宜。其他如大黄取其攻下作用应后下，一般煎 10～15 分钟即可。后下药物都应先进行浸泡然后再煎。

（3）包煎　某些药物煎后药液混浊或对咽喉有刺激作用，或易于黏锅的药物，如旋覆花、辛夷、车前子、赤石脂等，要用纱布包好，再放入锅内与其他药同煎。

（4）单煎　某些贵重的药物，为了保存其有效成分，尽量减少损耗，需将其切成小片，单味煎煮 2～3 小时，单独服用或与其他药液合服，如羚羊角、西洋参、鹿茸等。

（5）溶化（烊化）　胶质类或黏性大且容易溶解的药物，如阿胶、龟甲胶、鹿角胶、蜂蜜等，应单独溶化，趁热与煎好的药液混合均匀，顿服或分服，以免因其性黏而影响其他药物的煎煮。

（6）冲服　某些芳香或贵重药物，如麝香、牛黄、琥珀等，应研为细末，用药液或温水冲服。

此外，汤剂煎取药液后，应对药渣进行适当压榨，以收取残液。

二、服药法

服药法是否恰当，对疗效亦有一定的影响，其中包括服药时间、服用方法及药后调护。

1. 服药时间　《神农本草经》记载："病在胸膈以上者，先食后服药；病在心腹以下者，先服药而后食；病在四肢血脉者，宜空腹而在旦；病在骨髓者，宜饱食而在夜。"一般而言，病在上焦，宜食后服；病在下焦，宜食前服；补益药和泻下药，宜空腹服；安神药宜临卧服；对胃肠有刺激的，应食后服。急性重病则不拘时服，慢性病应按时服，治疟药宜在发作前 2 小时服。另外，

某些方剂服药时间有特殊要求，如十枣汤宜在"平旦"服，鸡鸣散宜在"五更"服等。服药时间与临床疗效有一定的相关性。

2. 服药方法　服用汤剂，一般一日 1 剂，分 2～3 次温服。根据病情需要，或一日只服 1 次，或一日数服，或煎汤代茶服，甚至一日连服 2 剂。散剂和丸剂一般根据病情和具体药物定量，日服 2～3 次。李杲云："病在上者，不厌频而少；病在下者，不厌顿而多。少服则滋荣于上，多服则峻补于下。"此外，尚有热服、冷服等方法。如治疗热证可寒药冷服，治疗寒证可热药热服，以辅助药力。若病情严重，服药后可能出现呕吐等拒药反应，应寒药热服，或热药冷服。《素问·五常政大论》云："治温以清，冷而行之；治清以温，热而行之。"又云："治热以寒，温而行之；治寒以热，凉而行之。"对于服药呕吐者，宜先服少量姜汁，或嚼少许陈皮，然后再服药；亦可采取冷服、少量频服等方法。对于昏迷或吞咽困难者，可用鼻饲法给药。

使用峻烈药和毒性药时，宜从小量开始，逐渐加量，取效即止，慎勿过量，以免中毒或损伤正气。《神农本草经》云："若用毒药疗病，先起如黍粟，病去即止，不去倍之，不去十之，取去为度。"总之，应根据病情、病位、病性和药物特点等选择适宜的服用方法。

3. 药后调护　服药后的调养和护理是服用法的重要环节，它关系着药效的发挥和患者的康复。如桂枝汤方后云"啜热稀粥一升余，以助药力。温覆令一时许，遍身絷絷微似有汗者益佳，不可令如水流漓，病必不除。"其他如十枣汤服法中强调"得快下利

后，糜粥自养"；五苓散服后宜"多饮暖水，汗出愈"；等等。一般服解表药，应取微汗，不可大汗，然亦不可汗出不彻。服泻下剂后，应注意饮食，不宜进食生冷及不易消化的食物，以免影响脾胃之健运。

服药后的饮食宜忌主要有两方面：一是疾病对饮食的宜忌，如水肿病宜少食盐、消渴病宜忌糖、下利慎油腻、寒证禁生冷等；二是药物对饮食的宜忌，如含地黄的方药忌食萝卜，有土茯苓者忌茶叶，服荆芥时宜忌河豚和无鳞鱼等。《本草纲目》在"服药食忌"中明示："凡服药，不可杂食肥猪犬肉，油腻羹鲙，腥臊陈臭诸物。凡服药，不可多食生蒜、胡荽、生葱、诸果、诸滑滞之物。"

此外，尚有汗后避风，以及慎劳役、戒房事、节恚怒等，以防"劳复""食复"。

第六章

方剂的组方原则与变化

清·徐大椿在《医学源流论·方药离合论》中云："药有个性之专长，方有合群之妙用。"方剂是由药物组成的，药物通过配伍，增强或改变其自身功用，调其偏胜，制其毒性，消除或减缓其对人体的不良反应，发挥药物间相辅相成或相反相成等综合作用，使各具特性的药物组合成为一个整体，从而更好地发挥预防与治疗疾病的作用。此即《医学源流论·方药离合论》所谓："方之既成，能使药各全其性，亦能使药各失其性，操纵之法，有大权焉，此方之妙也。"

一、组方原则

方剂的组方原则即君、臣、佐、使，最早见于《内经》。《素问·至真要大论》曰："主病之谓君，佐君之谓臣，应臣之谓使。"另有"君一臣二""君一臣三佐五""君一臣三佐九"等记载。后世医家亦多有阐发。张元素云："力大者为君。"李杲《脾胃论》曰："君药分量最多，臣药次之，使药又次之，不可令臣过于君。"张介宾《类经·方剂君臣上下三品》谓："主病者，对证之要药也，故谓之君，君者味数少而分两重，赖之以为主也。佐君者谓之臣，味数稍多而分两稍轻，故匡君之不逮也。应臣者谓之使，数可出入而分两更轻，故备通行向导之使也。此则君、臣、佐、使之义。"

1. 君药　是针对主病或主证起主要治疗作用的药物，是方中不可或缺，且药力居首的药物。

2. 臣药　一是辅助君药以加强治疗主病或主证的药物；二是针对兼病或兼证起治疗作用的药物。其在方中之药力小于君药。

3. 佐药　一是佐助药，即协助君、臣药以加强治疗作用，或直接治疗次要兼证的药物；二是佐制药，即制约君、臣药的峻烈之性，或减轻或消除君、臣药毒性的药物；三是反佐药，即根据某些病证之需，配伍少量与君药性味或作用相反而又能在治疗中起相成作用的药物。其在方中之药力小于臣药，一般用量较轻。

4. 使药　一是引经药，即能引方中诸药以达病所的药物；二是调和药，即具有调和诸药作用的药物。其在方中之药力较小，用量亦轻。

例如：麻黄汤出自《伤寒论》，主治外感风寒表实证，症见恶寒发热、头痛身疼、无汗而喘、苔薄白、脉浮紧。其病机是风寒外束，卫闭营郁，毛窍闭塞，肺气失宣，治宜发汗解表，宣肺平喘。方用麻黄三两，桂枝二两，杏仁七十个，甘草一两。根据药物性能及用量分析，其药力最大者为麻黄，其他依次为桂枝、杏仁、甘草。

君药　麻黄——辛温，发汗散风寒，兼

　　　　　　宣肺平喘

　　臣药　桂枝——辛甘温，解肌发表，透
　　　　　　　　　达营卫，助麻黄发汗
　　　　　　　　　与麻黄合用，可使风寒
　　　　　　　　　去，营卫和

　　佐药　杏仁——苦平，宣利肺气
　　　　　　　　　配合麻黄宣肺散邪，利
　　　　　　　　　肺平喘，可使邪气去，
　　　　　　　　　肺气和

　　使药　甘草——甘温，调和诸药
　　　　　　　　　并可延缓药力，以防
　　　　　　　　　麻、桂之发汗太过

　　方剂中除君药以外，臣、佐、使药均具有两种或两种以上的意义。在遣药组方时，既不是每一种意义的臣、佐、使药都必须具备，也不是每味药只可任一职。每首方剂中的君、臣、佐、使药是否齐备和具体药味的多少，当视病情和治法的需要，以及所选药物的功效而定。一般而言，一首方剂，君药是必备的，而臣、佐、使药并非齐备。有些方剂的君药或臣药本身就兼具佐药或使药的作用。在组方体例上，君药宜少，一般只用一味，《苏沈良方》云："主病者，专在一物。"若病情较为复杂，亦可用至一味以上，但君药味数不宜过多，多则药力分散，影响疗效。臣药可多于君药，佐药常多于臣药，而使药则一二味足矣。

　　综上所述，方中药物君、臣、佐、使之分以"药力"为依据。组方原则之核心理念是通过方中药物相互配伍，能最大限度地使每味药物与病证相宜之药力得以充分表达。首先，必须明确方中"药力"最大者为君药，其在方中所能发挥出的作用，乃为该方之主要作用，然其又赖于臣、佐、使药之

协助、制约。当然，方剂之剂型、服法及调护方法等相关因素的综合作用，亦可在某种程度上对方中药物，尤其是君药之"药力"产生一定影响。有关影响"药力"之诸多因素，理应客观"定量化"，然囿于当下认识水平之所限，尚处于"定性"而难以准确定量之阶段，故要求研习者深刻领悟其中之玄机要妙，方能成为医之大家，正所谓"医之成，悟也"之理。

二、方剂的变化

　　方剂的组成原则，是根据病情的需要及患者体质、性别、年龄之不同，并参照季节与气候的变化、地域的差异等因素而确定的。因此，运用成方，或遣药组方时，必须因病、因人、因时、因地制宜，将原则性和灵活性相结合，使方药与病证丝丝入扣，做到师其法而不泥其方，从而实现治疗的"个体化"主旨，正所谓"方之精，变也"。

　　（一）药味加减

　　方剂是由药物组成的，药物是通过与方中其他药物的配伍关系而体现自身之药性的，其体现的程度，即为该药在方中之"药力"。而药物间的配伍关系是决定药物在方中药力大小及如何发挥作用的重要因素之一，是决定方剂功用的主要因素。因此，当增加或减少方剂中的药物时，必然使方中药物间的配伍关系发生变化，进而使方剂之功用发生相应改变。针对某一具体成方之药味加减的变化，是指在君药不变的前提下，加减方中其他药物，以适应病情变化的需要。药味加减变化一般有两种情况，一是佐使药的加减。因为佐使药在方中的药力较小，不至于引起功效的根本改变，故这种加减是在

主症不变的情况下，对某些药物进行加减，以适应一些次要兼症的需要。以桂枝汤（桂枝、芍药、生姜、大枣、甘草）为例，本方主治中风表虚证，症见发热头痛、汗出恶风、鼻鸣干呕、苔薄白、脉浮缓。若兼见咳喘者，可加厚朴、杏仁下气平喘（即桂枝加厚朴杏子汤）。二是臣药的加减，这种变化改变了方剂的主要配伍关系，使方剂的功效发生较大变化。例如麻黄汤，适用于外感风寒表实证，具有发汗解表、宣肺平喘之功。若去桂枝，只用麻黄、杏仁、甘草三味，名三拗汤，解表之力减弱，功专宣肺散寒、止咳平喘，为治风寒犯肺之鼻塞声重、语音不出、咳嗽胸闷之方。又如麻黄加术汤，即麻黄汤原方加白术，且白术的用量大，则成发汗解表、散寒祛湿之剂，适用于风寒湿痹、身体烦疼、无汗等症。

（二）药量加减

药量是药物在方中药力大小的重要标识之一。如两首方剂的组成药物相同，但用量不相同时，随着方中药物药力的相应变化，必然导致配伍关系及君、臣、佐、使相应变化，遂使功用、主治各有所异。如小承气汤与厚朴三物汤，两方虽均由大黄、厚朴、枳实三药组成，但小承气汤以大黄四两为君，枳实三枚为臣，厚朴二两为佐，其功用为攻下热结，主治阳明里热结实证的潮热、谵语、大便秘结、胸腹痞满、舌苔老黄、脉沉数；而厚朴三物汤则以厚朴八两为君，枳实五枚为臣，大黄四两为佐使，其功用为行气消满，主治气滞腹满、大便不通。前者行气以助攻下，病机是因热结而浊气不行；后者是泻下以助行气，病机是因气郁而大便不下（表1-1）。

表1-1 小承气汤与厚朴三物汤比较

方名	组成药物			君	臣	佐使
	功用	病证	症状			
小承气汤	大黄四两	枳实三枚	厚朴二两	泄热通便	阳明腑实	大便秘结，潮热谵语，脘腹痞满
厚朴三物汤	厚朴八两	枳实五枚	大黄四两	行气通便	气滞便秘	腹满胀痛，大便秘结

可见，方剂中药物的用量十分重要。组成药物必须有量，无量则是"有药无方"，无量则难以辨析药物在方中的药力，进而无法明确其确切功效及主治病证。

（三）剂型更换

方剂的剂型各有所长，同一方剂，尽管用药及其用量完全相同，但剂型不同，其作用亦异。当然，这种差异往往只是药力大小和峻缓的区别，在主治病情上有轻重缓急之分而已。例如理中丸与人参汤，两方组成、用量完全相同。前者共为细末，炼蜜为丸如鸡子黄大，治中焦虚寒之脘腹疼痛、自利不渴或病后喜唾；后者服汤剂，主治中上二焦虚寒之胸痹，症见心胸痞闷、气从胁下上逆抢心。前者虚寒较轻，病势较缓，取丸以缓治；后者虚寒较重，病势较急，取汤以速治（表1-2）。

表 1-2　理中丸与人参汤比较

方名	组成药物			干姜	白术	炙甘草
	主治病证	用法	人参			
理中丸	三两	三两	三两	三两	中焦虚寒，脘腹疼痛，自利不渴，病后喜唾	炼蜜为丸如鸡子黄大，每服一丸
人参汤	三两	三两	三两	三两	中焦虚寒，阴寒上乘，心胸痞闷，气从胁下上逆抢心	水煎，分三次服

　　总之，方剂的药味加减、药量加减、剂型更换皆会使方中药物的药力发生变化，特别是主要药物及其用量的加减变化，将改变其君、臣的配伍关系，使其功用与主治发生相应变化。

　　研究和运用方剂之组方原则及方剂变化，旨在分析或调配方中药物之药力大小。影响药物在方中"药力"大小的主要因素，即药物自身的药性、其在方中的药量及配伍关系。此外，剂型、煎服法等因素对药物在方中的药力亦有一定的影响。将医者"悟"得之非线性理念，即通过遣药组方追求"变"之核心要素——药力，用线性形式可表达为：药力＝药性＋药量＋配伍＋剂型＋服法＋……

附

古今用药度量衡简释

度量衡是长度、容量、权衡的简称，中国统一度量衡始自秦，至汉初步成型。《汉书·律历志》云："度者，分、寸、尺、丈、引也，所以度长短也……一为一分，十分为寸，十寸为尺，十尺为丈，十丈为引。""量者，龠、合、升、斗、斛也，所以量多少也……合龠为合，十合为升，十升为斗，十斗为斛。""权者，铢、两、斤、钧、石也，所以秤物平施知轻重也……一龠容千二百黍，重十二铢，两之为两，二十四铢为两，十六两为斤，三十斤为钧，四钧为石。"可见汉代度衡量是五量制，衡以二十四铢为一两、十六两为一斤、三十斤为一钧、四钧为一石；度、量则是十进制。

汉代如《伤寒论》中药物计量多以度量衡为单位（亦有"枚""个"等数量；"鸡子大""弹丸大"等拟量；"把""握"等估量值），包括铢、两、斤、合、升、尺等，而以权衡为主。由于年代久远，对汉与今药物分量折算的考证多有难度，且各家考证时所依据的文物不同，结果多不相一致。如李时珍言："古之一两，今用一钱；古之一升，即今之二合半。"张介宾认为："古之一两，为今之六钱；古之一升，为今之三合三勺。"陈修园云："大抵古之一两，折今为三钱。"钱天来云："汉之一两即今之二钱七分也。"现代诸家考证汉代一两或有学者认为约等于今之 13.75 ～ 15.625g 之间。但应注意的是，《伤寒论》中方剂大多煮一遍分为三服（亦有"分温再服""少少温服""温顿服"者），今则多煮二遍分为二服，这对药物分量折算亦有影响。是以《经方实验录》言："古今煎法服法悬殊。古者若桂枝汤但取初煎之汁，分之为三，曰一服、二服、三服。今则取初煎为一服，次煎为二服，是其间不无径庭。"并按"近世章太炎以汉五铢钱考证，每两约当今三钱，则原方三两，一剂当得九钱，再以分温三服折之，每服亦仅得三钱耳"。李时珍则直言："古之一两，今用一钱；古之一升，即今之二合半。"陆渊雷《伤寒论今释》亦据桂枝汤"分为三服，今当每服用各二钱"。此均是按今每服校正的折算剂量。对于汉容量单位"升"的考证，诸家意见比较一致，即汉之一升约今之五分之一升（约200mL）。

此外，古方用量有刀圭、方寸匕、钱匕、一字等名称，大多用于散药，实际重量与所测药物质地有关。所谓方寸匕者，陶弘景云："方寸匕者，作匕正方一寸，抄散取不落为度。"钱匕者，一般认为是以汉五铢钱抄取药末，亦以不落为度；半钱匕者，则为抄取一半。亦有认为钱匕是表示重量单位，作砝码之用，如章太炎认为："宋人所谓钞五钱匕者，则是开元通宝五钱之重，实非钱匕。"一字者，即以开元通宝钱币（币上有"开元通宝"四字）抄取药末，填去一字之量。刀圭者，乃一方寸匕的十分之一。另有以类比法标记药量之方。如一鸡子黄 = 一弹丸 =40 桐子 =80 粒大豆 =160 粒小豆 =480 粒大麻子 =1440 粒小麻子（古称细麻，即胡麻）。

自汉以降，历代度量衡多有变迁。晋、隋、唐在汉制铢、两中增"分"，以六铢为一分，四分为一两，即陶弘景所言："古秤准有铢两，而无分名。今则以十黍为一铢，六铢为一分，四分为一两，十六两为一斤。"至于古方丸散中所用之分，非指药物重量，而是说明剂量比例。且在此期，权衡古今大小两制同用，大制约为小制（即古制）三倍，目前一般认为唐时医药用量是取小制。宋承唐制，而改铢、分进制为两、钱、分（此分不同于汉之六铢为一分之分）、厘、毫的十进位制。《太平圣惠方》规定："其方中凡言分者，即二钱半为一分也。凡言两者，即四分为一两也。凡言斤者，即十六两为一斤也。凡煮汤，云用水一盏者，约合一升也。一中盏者，约五合也。一小盏者，约三合也。"宋时逐渐用大制取代小制，如《伤寒总病论》云："古之三两，准今之一两，古之三升，今之一升。"有学者考证宋时一斤（大制）约为今之 634g（即一两约为今之 40g）。明清度量衡变化不大，据考证其一两约合今之 36.2g。

根据中华人民共和国国务院的指示，从 1979 年 1 月 1 日起，中国中医处方用药的计量单位一律采用以"克（g）"为单位的国家标准。兹附十六进制与中国标准计量单位换算率如下：

1 斤（16 两）=0.5kg=500g

1 市两 =31.25g

1 市钱 =3.125g

1 市分 =0.3125g

1 市厘 =0.03125g

（注：换算尾数可以舍去）

方剂中药物的用量一般应以最新版《中华人民共和国药典》为指导，根据药物性质、剂型、配伍关系、患者的年龄、体质、病情，以及季节的变化而酌定。本教材每首方剂中药物标注的剂量多为两种：一是录其古方原著之用量，冀以领悟古方的配伍意义、组方特点，并作为今人临证用药配伍比例之参考。另一种则以"（×g）"标注，此为现代临床作为汤剂使用时的参考剂量 [个别不宜作汤剂者，其组成药物下之"（×g）"剂量，为作丸、散等时的现代参考用量]。后者是依据古今度量衡、方剂用法之差异，并参考当代临床习用剂量而定，其与原方古代剂量并非是度量衡制上的绝对等值换算，切忌以此推算古今剂量之换算标准。而且存在同代甚至同一原著中同一药物之剂量，古方原剂量等同，但教材中所提供之当今临证参考用量亦不尽一致。学者当以临床实际为准，不可拘泥于古今度量衡折算之剂量。兹举麻黄汤为例说明：麻黄汤原方麻黄用量三两，以一两折今之三钱，共得九钱。原方"温服八合"，为总量"二升半"之三分之一，故今每服除三，则麻黄用量为三钱。我国北方习用每钱 5g、南方习用每钱 3g 折算，则得麻黄汤今之参考用量。

下 篇

各 论

第一章

解表剂

凡以发汗、解肌、透疹等作用为主，用于治疗表证的方剂，统称为解表剂。本类方剂属于"八法"中的"汗法"。

解表剂适用于六淫外邪侵袭人体肌表、肺卫之表证。此时邪未深入，病势轻浅，治疗应遵《素问·阴阳应象大论》"其有邪者，渍形以为汗，其在皮者，汗而发之"的原则，选用辛散轻宣的药物，使外邪从肌表而出。由于病邪性质有寒、热之异，患者体质有虚、实之别，表证则有表寒证、表热证、虚人外感证之分，因而本章方剂分为辛温解表、辛凉解表、扶正解表三类。

解表剂多用辛散轻扬之品组方，故不宜久煎。汤剂一般宜温服，服后避风寒，并增衣被，或啜热粥以助汗出。汗出以遍身微汗为佳，若汗出不彻，恐病邪不解；汗出太过，易耗气伤津。同时，应注意禁食生冷、油腻之品，以免影响药效的发挥。

第一节　辛温解表剂

辛温解表剂，适用于风寒表证，代表方如麻黄汤、桂枝汤、九味羌活汤、小青龙汤等。

麻黄汤

【出处】《伤寒论》。

【组成】麻黄去节，三两（9g）　桂枝去皮，二两（6g）　杏仁去皮尖，七十个（6g）　甘草炙，一两（3g）

【用法】上四味，以水九升，先煮麻黄，减二升，去上沫，内诸药，煮取二升半，去滓，温服八合。覆取微似汗，不须啜粥，余如桂枝法将息（现代用法：水煎服）。

【功用】发汗解表，宣肺平喘。

【主治】外感风寒表实证。恶寒发热，头身疼痛，无汗而喘，舌苔薄白，脉浮紧。

【证治机理】本方证为外感风寒，肺气失宣所致。风寒袭表，卫阳被遏，腠理闭塞，营阴郁滞，故恶寒发热、无汗、头身痛；肺合皮毛，寒邪外束于表，肺气宣降不利，上逆为喘；舌苔薄白、脉浮紧皆是风寒袭表之象。治当发汗解表，宣肺平喘。

【方解】方中麻黄为辛温发汗之要药，且能宣肺平喘，故为君药。桂枝解肌发表，温通经脉，为臣药。麻黄、桂枝相伍，则发汗之力较强，为辛温发汗的基本配伍。肺气郁闭，宣降失常，佐以杏仁降利肺气，与麻黄相配，一宣一降，为宣降肺气、止咳平喘之常用配伍。炙甘草调和药性，兼能缓麻、桂峻烈之性，使汗出而不致耗伤正气，为使药。本方是治外感风寒表实证之基础方，又是辛温发汗法之代表方。

【配伍特点】麻桂相须，开腠畅营；麻

杏相使，宣降相宜。

【现代运用】本方常用于感冒、流行性感冒、急性支气管炎、支气管哮喘等中医辨证属风寒表实证者。

【使用注意】本方为辛温发汗之峻剂，当中病即止，不可过服，以免耗气伤津。"疮家""淋家""衄家""亡血家"，以及外感表虚自汗、血虚而脉兼"尺中迟"，或误下而见"身重心悸"等，虽有表寒证，亦皆应禁用。

【附方】

	麻黄加术汤	麻黄杏仁薏苡甘草汤	大青龙汤	三拗汤	华盖散
出处	《金匮要略》	《金匮要略》	《伤寒论》	《太平惠民和剂局方》	《博济方》
组成	麻黄去节，三两（9g）　桂枝去皮，二两（6g）　甘草炙，一两（3g）　杏仁去皮尖，七十个（6g）　白术四两（12g）	麻黄去节，汤泡，半两（6g）　甘草炙，一两（3g）　薏苡仁半两（12g）　杏仁去皮尖，炒，十个（6g）	麻黄去节，六两（12g）　桂枝去皮，二两（6g）　甘草炙，二两（6g）　杏仁去皮尖，四十枚（6g）　石膏碎，如鸡子大（18g）　生姜切，三两（9g）　大枣擘，十二枚（6g）	甘草不炙　麻黄不去根节　杏仁不去皮尖，各等分（各9g）	紫苏子炒　麻黄去根节　杏仁去皮尖　陈皮去白　桑白皮　赤茯苓去皮，各一两（各9g）　甘草炙，半两（5g）
用法	上五味，以水九升，先煮麻黄，减二升，去上沫，内诸药，煮取二升半，去滓，温服八合，覆取微似汗	上锉麻豆大，每服四钱匕（12g），水盏半，煮八分，去滓，温服，有微汗，避风	上七味，以水九升，先煮麻黄，减二升，去上沫，内诸药，煮取三升，去滓。温服一升，取微似汗。汗出多者，温粉扑之。一服汗者，停后服。若复服，汗多亡阳，遂虚，恶风烦躁，不得眠也	上为粗末，每服五钱（6～9g），水一盏半，姜五片，同煎至一盏，去滓，通口服。以衣被盖覆睡，取微汗为度	上为末，每服二钱（6g），水煎，食后温服
功用	发汗解表，散寒祛湿	发汗解表，祛风利湿	发汗解表，兼清里热	宣肺解表	宣肺解表，祛痰止咳
主治	风寒夹湿痹证。身体烦疼，恶寒无汗，舌苔薄白，脉浮	风湿在表，湿郁化热。一身尽疼，发热，日晡所剧，无汗，舌苔薄白，脉浮	外感风寒，里有郁热。恶寒发热，头身疼痛，无汗，烦躁，口渴，脉浮紧	外感风寒，肺气不宣。鼻塞声重，语音不出，咳嗽胸闷	素体痰多，风寒袭肺。咳嗽上气，胸膈痞满，项背拘急，声重鼻塞，头昏目眩，吐痰色白，呀呷有声

【鉴别】

	麻黄汤	麻黄加术汤	麻黄杏仁薏苡甘草汤
相同点	均能发汗解表，皆以麻黄为君，用治外感风寒表证		
不同点	乃辛温发汗法之代表方，主治外感风寒表实证	因表寒较重，故用麻、桂与白术相配，虽发汗而不致太过，尽去表里之湿	治疗风湿在表，湿郁化热。因表寒较轻，故不用桂枝、白术，以薏苡仁渗利清化。全方用量较轻，亦为微汗之意

	麻黄汤	大青龙汤
相同点	均能发汗解表而主治外感风寒表实证，组成中皆有麻、桂、杏、草	
不同点	主治外感风寒，肺气失宣，故麻黄配桂枝发汗解表，配杏仁宣降平喘	属风寒重证，兼内有郁热，故倍用麻黄以增其发汗之力，配石膏以清解郁热

	麻黄汤	三拗汤	华盖散
相同点	均能解表宣肺，主治外感风寒，肺失宣降证，皆以麻黄为君		
不同点	因表寒较重，头身疼痛明显，故以麻黄配桂枝发汗解表，开腠畅营	为宣肺解表的基础方，主治风寒袭肺，以咳嗽胸闷、鼻塞声重为主症	治疗素体痰多而风寒袭肺，故加苏子、陈皮、桑皮、茯苓以增降气祛痰止咳之功

桂枝汤

【出处】《伤寒论》。

【组成】桂枝去皮，三两（9g） 芍药三两（9g） 甘草炙，二两（6g） 生姜切，三两（9g） 大枣擘，十二枚（6g）

【用法】上五味，㕮咀，以水七升，微火煮取三升，适寒温，服一升。服已须臾，啜热稀粥一升余，以助药力。温覆令一时许，遍身漐漐微似有汗者益佳，不可令如水流漓，病必不除。若一服汗出病瘥，停后服，不必尽剂；若不汗，更服如前法；又不汗，后服小促其间，半日许，令三服尽。若病重者，一日一夜服，周时观之，服一剂尽，病证犹在者，更作服；若汗不出，乃服至二三剂。禁生冷、黏滑、肉面、五辛、酒酪、臭恶等物（现代用法：水煎服，温覆取微汗）。

【功用】解肌发表，调和营卫。

【主治】外感风寒表虚证。恶风发热，汗出头痛，鼻鸣干呕，苔白不渴，脉浮缓或浮弱。

【证治机理】本方证因外感风寒，营卫不和所致，《伤寒论》谓其"太阳中风""营弱卫强"。"卫强"是指卫中邪气盛；"营弱"是指营中阴气弱。中风者，乃外受风寒，但以风邪为主。风邪外感，风性疏泄，卫气因之失其固护之性，不能固护营阴，致令营阴不能内守而外泄，故恶风、发热、汗出等；邪气袭表，肺胃失和，肺系不利，胃失和降，则鼻鸣干呕；苔白不渴、脉浮缓或浮弱俱为风邪袭表之象。法当解肌发表，调和营卫。

【方解】方中桂枝辛温，助卫阳，通经络，解肌发表而祛在表之风寒，为君药。芍药酸甘而凉，益阴敛营，敛固外泄之营阴，为臣药。桂枝、芍药相伍，一祛邪以治卫强，一顾正以治营弱，为调和营卫的基本配伍。生姜辛温，助桂枝散表邪，兼和胃止呕；大枣甘平，协芍药补营阴，兼健脾益气。生姜、大枣相配，补脾和胃，化气生津，益营助卫，共为佐药。炙甘草调和药性，合桂枝辛甘养阳以实卫，合芍药酸甘化阴以益营，功兼佐使之用。本方为治外感风寒表虚证之基础方，又是调和营卫法之代表方。

本方亦可用于病后、产后、体弱等营卫、阴阳不和之证，即徐彬《金匮要略论注》所云："桂枝汤，外证得之，解肌和营卫；内证得之，化气调阴阳。"因此，本方

【附方】

可谓调和阴阳之代表方。

【配伍特点】辛散与酸收相配，散中有收，汗不伤正；助阳与益阴同用，阴阳兼顾，营卫并调。

【现代运用】本方常用于感冒、流行性感冒、原因不明的低热、产后及病后的低热、妊娠呕吐、多形红斑、冻疮、荨麻疹等中医辨证属营卫不和者。

【使用注意】本方的服法首先是"适寒温"服，"服已须臾，啜热稀粥"，借水谷之精气，充养中焦，不但易为酿汗，更可使外邪速去而不致重感。同时"温覆令一时许"，即是避风助汗之意。待其"遍身漐漐微似有汗"，是肺胃之气已和，津液得通，营卫和谐，腠理复固，故云"益佳"。服后汗出病瘥，停后服，或不效，再服。禁生冷黏腻、酒肉、臭恶等，以及"不可令如水流漓，病必不除"等，亦为服解表剂注意之通则。

此外，本方治证中已有汗出，药后又当遍身微汗。近贤曹颖甫以"病汗""药汗"别之，区分两种汗出的不同性质，指出："病汗常带凉意，药汗则带热意，病汗虽久，不足以去病；药汗瞬时，而功乃大著，此其分也。"（《经方实验录》）

	桂枝加葛根汤	桂枝加厚朴杏子汤	桂枝加桂汤	桂枝加芍药汤
出处	《伤寒论》	《伤寒论》	《伤寒论》	《伤寒论》
组成	桂枝去皮，二两（6g）芍药二两（6g）生姜切，三两（9g）甘草炙，二两（6g）大枣擘，十二枚（6g）葛根四两（12g）	桂枝去皮，三两（9g）芍药三两（9g）生姜切，三两（9g）甘草炙，二两（6g）大枣擘，十二枚（3枚）厚朴炙，去皮，二两（6g）杏仁去皮尖，五十枚（6g）	桂枝去皮，五两（15g）芍药三两（9g）生姜切，三两（9g）甘草炙，二两（6g）大枣擘，十二枚（6g）	桂枝去皮，五两（9g）芍药六两（18g）生姜切，三两（9g）甘草炙，二两（6g）大枣擘，十二枚（6g）

续表

	桂枝加葛根汤	桂枝加厚朴杏子汤	桂枝加桂汤	桂枝加芍药汤
用法	上六味，以水一斗，先煮葛根，减二升，内诸药，煮取三升，去滓，温服一升。覆取微似汗，不须啜粥，余如桂枝法将息及禁忌	上七味，以水七升，微火煮取三升，去滓。温服一升，覆取微似汗	上五味，以水七升，煮取三升，去滓，温服一升	上五味，以水七升，煮取三升，去滓，温分三服
功用	解肌发表，升津舒筋	解肌发表，降气平喘	温通心阳，平冲降逆	温脾和中，缓急止痛
主治	风寒客于太阳经输，营卫不和。桂枝汤证兼项背强而不舒者	宿有喘病，又感风寒。桂枝汤证兼咳喘者	心阳虚弱，寒水凌心之奔豚。气从少腹上冲心胸，起卧不安，有发作性者	太阳病误下伤中，土虚木乘之腹痛

【鉴别】

	麻黄汤	桂枝汤
相同点	功能发汗解表，主治外感风寒表证	
不同点	因麻、桂相须，并佐杏仁，则发汗散寒力强，兼能宣肺平喘，为辛温发汗之重剂，主治外感风寒表实证之恶寒发热，无汗而喘	为桂、芍等量配用，并佐姜、枣，则发汗解表之力逊，但有调和营卫之功，为辛温解表之和剂，主治外感风寒表虚证之恶风发热，有汗

	桂枝汤	桂枝加葛根汤	桂枝加厚朴杏子汤
相同点	均以桂枝汤解肌发表，调和营卫，主治外感风寒表虚证		
不同点	为治疗外感风寒表虚证的基础方，以恶风、发热、汗出、脉浮缓为特点	因兼太阳经气不舒，津液不布，经脉失濡之项背强而不舒，故加葛根解肌发表，升津舒经	因兼肺失肃降之喘逆，故加厚朴、杏仁降气平喘

	桂枝汤	桂枝加桂汤	桂枝加芍药汤
相同点	均以桂枝汤调阴阳，主治气血阴阳失调证		
不同点	调营卫、调阴阳法之代表方，凡营卫、阴阳不和所致之证皆可用之	因心阳不足，不能下蛰于肾，肾中寒水之气上犯而致奔豚病，故加桂枝二两温通心阳，平冲降逆	腹痛因太阳病误下伤中，邪陷太阴，土虚木乘所致，故用桂枝汤通阳温脾，倍芍药以柔肝缓急止痛

小青龙汤

【出处】《伤寒论》。

【组成】麻黄去节，三两（9g）　芍药三两（9g）　细辛三两（6g）　干姜三两（9g）　甘草炙，三两（9g）　桂枝去皮，三两（9g）　半夏汤洗，半升（9g）　五味子半升（9g）

【用法】上八味，以水一斗，先煮麻黄，减二升，去上沫，内诸药，煮取三升，去滓，温服一升（现代用法：水煎服）。

【功用】解表散寒，温肺化饮。

【主治】外寒内饮证。恶寒发热，头身疼痛，无汗，喘咳，痰涎清稀而量多，胸痞，或干呕，或痰饮喘咳，不得平卧，或身体疼重，头面四肢浮肿，舌苔白滑，脉浮。

【证治机理】本方主治外感风寒，寒饮内停之证。恶寒、发热、无汗、身体疼重乃风寒表证。素有水饮之人，一旦感受外邪，每致表寒引动内饮。水寒相搏，饮动不居，寒饮射肺，肺失宣降，则咳喘痰多而稀；饮停心下，阻滞气机，则胸痞；胃气上逆，则干呕；饮溢肌肤，则浮肿身重；舌苔白滑、脉浮为外寒内饮之征。法当解表散寒，温肺化饮。

【方解】方中麻黄发汗宣肺，干姜温肺化饮，二药合用，表里同治，顾及风寒与水饮，共为君药。桂枝协麻黄解表散寒，兼开腠理以助行水；细辛助干姜温化寒饮，且助麻桂发散表邪，共为臣药。佐用半夏燥湿化痰，和胃降逆。然素有痰饮，纯用辛温发散，恐辛散耗气，温燥伤津，故入五味子敛肺止咳，芍药和营养血，二药与辛散之品相配，散中有收，以利肺气开合而增止咳平喘之功，亦为佐药。炙甘草益气和中，调和药性，为使药。本方为治外感风寒，寒饮内停证之常用方。

【配伍特点】辛散与酸收相配，散中有收；温化与敛肺相伍，开中有合。

【现代运用】本方常用于慢性阻塞性肺病、支气管哮喘、急性支气管炎、肺炎、过敏性鼻炎等中医辨证属外寒内饮者。

【附方】

	射干麻黄汤	小青龙加石膏汤
出处	《金匮要略》	《金匮要略》
组成	射干三两（9g）　麻黄　生姜各四两（各9g）　细辛　紫菀　款冬花各三两（各6g）　五味子半升（6g）　大枣七枚（3枚）　半夏大者，洗，半升（9g）	麻黄去节，三两（9g）　芍药三两（9g）　细辛三两（6g）　干姜三两（9g）　甘草炙，三两（9g）　桂枝去皮，三两（9g）　半夏汤洗，半升（9g）　五味子半升（9g）　石膏二两（9g）
用法	上九味，以水一斗二升，先煮麻黄两沸，去上沫，内诸药，煮取三升，分温三服	上九味，以水一斗，先煮麻黄，去上沫，内诸药，煮取三升。强人服一升，羸者减之，　日三服，小儿服四合
功用	宣肺祛痰，下气止咳	解表化饮，清热除烦
主治	寒饮郁肺，气逆喘咳。咳而上气，喉中水鸡声者	外寒内饮，郁而化热之肺胀。咳而上气，烦躁而喘，脉浮

【鉴别】

方名	小青龙汤	射干麻黄汤	小青龙加石膏汤
相同点	皆用麻黄、细辛、五味子、半夏，俱能解表化饮，主治外寒里饮证		
不同点	以麻黄配桂枝发汗解表，故解表散寒之力大，功偏治表，宜于风寒表证较重者	以麻黄配射干、款冬花、紫菀等宣肃肺气，止咳平喘，故祛痰降气之力强，功偏治里，宜于风寒较轻，痰饮郁肺较重者	寒饮化热，但热势较轻，故加少量石膏以清热

九味羌活汤

【出处】张元素方，录自《此事难知》。

【组成】羌活（9g） 防风（9g） 苍术（9g） 细辛（3g） 川芎（6g） 香白芷（6g） 生地黄（6g） 黄芩（6g） 甘草（6g）（原著本方无用量）

【用法】上㕮咀，水煎服。若急汗，热服，以羹粥投之；若缓汗，温服，而不用汤投之（现代用法：水煎服）。

【功用】发汗祛湿，兼清里热。

【主治】外感风寒湿邪，内有蕴热证。恶寒发热，无汗，头痛，肢体酸楚疼痛，口苦微渴，舌苔白或微黄，脉浮。

【证治机理】本证由外感风寒湿邪，兼内有蕴热所致。风寒湿邪侵犯肌表，郁遏卫阳，闭塞腠理，阻滞经络，气血运行不畅，故恶寒发热、无汗、头痛项强、肢体酸楚疼痛；里有蕴热，故口苦微渴；苔白或微黄、脉浮为表寒兼里热之佐证。治当以发散风寒湿邪为主，清泄里热为辅。

【方解】方中羌活散表寒，祛风湿，利关节，止痹痛，为君药。防风功善祛风，并可胜湿止痛；苍术功善燥湿，且可祛风解表，共助君药祛风散寒，除湿止痛，为臣药。细辛、白芷、川芎祛风散寒，其中细辛尤擅止痛；白芷兼可燥湿；川芎功能行气活血。此三味资君臣药物祛风寒湿邪，畅行气血以解疼痛，共为佐药。生地黄、黄芩清泄里热，并防诸辛温燥烈之品助热伤津，亦为佐药。甘草调和诸药为使。本方为治外感风寒湿邪而兼里热证之常用方。

【配伍特点】主以辛温，少佐寒凉，六经分治。

【现代运用】本方常用于感冒、急性肌炎、风湿性关节炎、偏头痛、腰肌劳损等中医辨证属外感风寒湿邪，兼有里热者。

【使用注意】当据感邪轻重调整用法，若寒邪较甚，表证较重，宜热服，且应啜粥以助药力，以便酿汗祛邪；若邪不甚，表证较轻，则不必啜粥，温服即可。本方药备六经，当据病位的侧重，用药相应进退，正如原书强调："视其经络前后左右之不同，从其多少大小轻重之不一，增损用之。"

【附方】

大羌活汤
出处　《此事难知》
组成　防风三钱（9g）　羌活三钱（9g）　独活三钱（9g）　防己三钱（9g）　黄芩三钱（9g） 黄连三钱（9g）　苍术三钱（9g）　炙甘草三钱（9g）　白术三钱（9g）　细辛三钱（5g） 知母一两（30g）　川芎一两（30g）　生地黄一两（30g）
用法　上㕮咀，每服半两（15g），水二盏，煎至一盏半，去滓，得清药一大盏，热饮之； 不解，再服三四盏，解之亦可，病愈则止。若有余证，并依仲景随经法治之
功用　发散风寒，祛湿清热
主治　外感风寒湿邪兼有里热。头痛身重，发热恶寒，口干烦满而渴，舌苔白腻，脉浮 数

【鉴别】

	九味羌活汤	大羌活汤
相同点	均能发汗祛湿清热，主治外感风寒湿邪兼里热之证，组成中皆有羌、防、苍、辛、 芎、地、芩等	
不同点	风寒较重，配白芷解表散寒，故发汗 散寒之功较强，主治风寒夹湿而里热 不重者	湿热较重，配黄连、知母、防己、独活、 白术，故清热祛湿之功较强，主治外 感风寒而湿热较明显者

止嗽散

【出处】《医学心悟》。

【组成】桔梗炒　荆芥　紫菀蒸　百部蒸　白前蒸，各二斤（各12g）　甘草炒，十二两（4g）　陈皮水洗，去白，一斤（6g）

【用法】上为末。每服三钱（9g），食后、临卧开水调下；初感风寒，生姜汤调下（现代用法：作汤剂，水煎服）。

【功用】宣利肺气，疏风止咳。

【主治】风邪犯肺之咳嗽。咳嗽咽痒，咳痰不爽，或微恶风发热，舌苔薄白，脉浮缓。

【证治机理】本方证为外感风邪咳嗽，或治不如法，经服解表方药而咳仍不止者。风邪犯肺，肺失清肃，或虽经发散，但表解不彻，其邪未尽，故咽痒咳嗽、咳痰不爽；微恶风发热、舌苔薄白、脉浮是表邪尚存之征。此时外邪十去八九，而肺气失于宣降，治之之法，宣肺止咳为主，兼以解表。

【方解】方中紫菀、百部功擅止咳化痰，新久咳嗽皆可伍用，故共用为君。桔梗善于宣肺止咳；白前长于降气化痰。二药合用，一宣一降，以复肺气之宣降，增君药止咳化痰之力，为臣药。荆芥疏风解表；陈皮行气化痰，为佐药。使以甘草调和诸药，合桔梗利咽止咳。本方为治风邪犯肺而致咳嗽之常用方。

【配伍特点】温而不燥，润而不腻，散寒不助热，解表不伤正。

【现代运用】本方常用于上呼吸道感染、支气管炎、百日咳等中医辨证属表邪未尽，肺气失宣者。

香苏散

【出处】《太平惠民和剂局方》。

【组成】香附子炒香，去毛 紫苏叶各四两（各12g） 甘草炙，一两（3g） 陈皮不去白，二两（6g）

【用法】上为粗末，每服三钱，水一盏，煎七分，去滓，热服，不拘时候，日三服；若作细末，只服二钱，入盐点服（现代用法：水煎服）。

【功用】疏散风寒，理气和中。

【附方】

【主治】外感风寒，内有气滞证。恶寒身热，头痛无汗，胸脘痞闷，不思饮食，舌苔薄白，脉浮。

【证治机理】本方为外感风寒，内有气滞证而设。风寒客表，故见恶寒身热、头痛无汗；气机郁滞，故胸脘痞闷，或不思饮食；舌苔薄白是外感风寒之征。治当疏散风寒，理气化滞。

【方解】方中君以紫苏叶发表散寒，理气宽中。臣以香附行气解郁。君臣相伍，苏叶得香附则调气之功益著；香附借苏叶升散以达邪。陈皮为佐药，理气醒脾以行气滞，燥湿和胃以除痞闷。炙甘草和中调药为使药。本方为治外感风寒而兼气滞之常用方。

【配伍特点】辛温疏表与理气行滞相伍，表里同治，重在解表。

【现代运用】本方常用于胃肠型感冒等中医辨证属外感风寒兼气机郁滞者。

	加味香苏散	香苏葱豉汤
出处	《医学心悟》	《重订通俗伤寒论》
组成	紫苏叶一钱五分（5g） 陈皮 香附各一钱二分（各4g） 甘草炙，七分（2.5g） 荆芥 秦艽 防风 蔓荆子各一钱（各3g） 川芎五分（1.5g） 生姜三片	制香附一钱半至二钱（4.5～6g） 新会皮一钱半至二钱（4.5～6g） 鲜葱白二三枚（3枚） 紫苏一钱半至三钱（4.5～9g） 清炙草六分至八分（2～2.5g） 淡香豉三钱至四钱（9～12g）
用法	上锉一剂。水煎，温服。微覆似汗	水煎服
功用	发汗解表，理气解郁	发汗解表，调气安胎
主治	外感风寒，兼有气滞。头痛项强，鼻塞流涕，身体疼痛，发热恶寒或恶风，无汗，胸脘痞闷，苔薄白，脉浮	妊娠伤寒。恶寒发热，无汗，头身痛，胸脘痞闷，苔薄白，脉浮

【鉴别】

	香苏散	加味香苏散	香苏葱豉汤
相同点	均以香苏散解表行气，主治恶寒发热，胸痞等表寒而兼气滞之证		
不同点	为疏散风寒、理气和中之基础方，主治外感风寒，兼气机阻滞之证	风寒较重，头身疼痛明显，故加防风、秦艽、川芎、蔓荆子等，以助发汗解表、宣痹止痛之功	主治妊娠外感，且风寒较重，为解表不伤胎，故合葱豉汤（葱白、淡香豉）以助发散之力

正柴胡饮

【出处】《景岳全书》。

【组成】柴胡一至三钱（3～9g）防风一钱（3g）陈皮一钱半（4.5g）芍药二钱（6g）甘草一钱（3g）生姜三五片（3～5片）

【用法】水一盅半，煎七八分，热服（现代用法：水煎服）。

【功用】解表散寒。

【主治】外感风寒轻证。微恶风寒，发热，无汗，头疼身痛，舌苔薄白，脉浮。

【证治机理】风寒束表，毛窍闭塞，卫阳被遏，因感邪较轻，故微恶风寒、发热、无汗、头身痛；舌、脉皆为风寒表证之征。即属外感风寒轻证，治当轻疏肌表，微发其汗。

【方解】方中柴胡疏散表邪，并能退热，为君药。防风散寒解表，祛风止痛，为臣药。生姜发散风寒，助君臣药解表透邪；陈皮疏畅气机，以助祛邪外出；芍药益阴和营，且防辛散伤阴，共为佐药。甘草调和诸药，为使药。本方为张介宾所创平散风寒之代表方。

【配伍特点】辛寒与辛温相伍，解表与养阴相配，则药性平和，汗不伤正。

【现代运用】本方常用于感冒、流行性感冒、疟疾初起，以及妇女经期、妊娠、产后感冒等，中医辨证属外感风寒而气血不虚者。

第二节　辛凉解表剂

辛凉解表剂，适用于风热表证，代表方如银翘散、桑菊饮、麻黄杏仁甘草石膏汤等。

银翘散

【出处】《温病条辨》。

【组成】连翘一两（30g）银花一两（50g）苦桔梗六钱（18g）薄荷六钱（18g）竹叶四钱（12g）生甘草五钱（15g）芥穗四钱（12g）淡豆豉五钱（15g）牛蒡子六钱（18g）

【用法】上为散，每服六钱（18g），鲜苇根汤煎，香气大出，即取服，勿过煮。肺药取轻清，过煮则味厚而入中焦也。病重者，约二时一服，日三服，夜一服；轻者，三时一服，日二服，夜一服；病不解者，作再服（现代用法：作汤剂，加芦根18g，水煎服）。

【功用】辛凉透表，清热解毒。

【主治】温病初起。发热，微恶风寒，无汗或有汗不畅，头痛口渴，咳嗽咽痛，舌尖红，苔薄白或薄黄，脉浮数。

【证治机理】温病初起，邪在卫分，卫气被郁，开合失司，故发热、微恶风寒、无汗或有汗不畅；温邪犯肺，肺气失宣，故咳嗽；风热搏结气血，蕴结成毒，热毒侵袭肺系门户，故咽喉红肿疼痛；温邪伤津，故口渴；舌尖红、苔薄白或微黄、脉浮数均为温病初起之佐证。治当辛凉透表，清热解毒。

【方解】方中金银花、连翘既能疏散风热、清热解毒，又可辟秽化浊，故重用为君。薄荷、牛蒡子疏散风热，清利头目，且可解毒利咽；荆芥穗、淡豆豉辛而微温，解表散邪，助君药开皮毛以助祛邪，均为臣药。芦根、竹叶清热生津；桔梗开宣肺气而止咳利咽，同为佐药。生甘草合桔梗利咽止咳，兼可调和药性，是为佐使。本方为治风温初起之常用方。

【配伍特点】辛凉与辛温相伍，主以辛凉；疏散与清解相配，疏清兼顾。

【现代运用】本方常用于急性发热性疾病的初起阶段，如感冒、流行性感冒、急性扁桃体炎、上呼吸道感染、肺炎、流行性脑脊髓膜炎、流行性腮腺炎等中医辨证属温病初起，邪郁肺卫者。

桑菊饮

【出处】《温病条辨》。

【组成】桑叶二钱五分（7.5g） 菊花一钱（3g） 杏仁二钱（6g） 连翘一钱五分（5g） 薄荷八分（2.5g） 苦桔梗二钱（6g） 生甘草八分（2.5g） 苇根二钱（6g）

【用法】水二杯，煮取一杯，日二服（现代用法：水煎温服）。

【功用】疏风清热，宣肺止咳。

【主治】风温初起，邪客肺络证。但咳，身热不甚，口微渴，脉浮数。

【证治机理】本证属风温初起之轻证。温热病邪从口鼻而入，邪犯肺络，肺失清肃，故以咳嗽为主症；邪浅病轻，则身不甚热、口渴亦微。治当从"辛凉微苦"立法，即疏风清热，宣肺止咳。

【方解】方中桑叶甘苦性凉，善走肺络，疏散风热，又清宣肺热而止咳嗽；菊花辛甘性寒，疏散风热，又清利头目而肃肺。二药相须，直走上焦，协同为用，以疏散肺中风热见长，共为君药。杏仁苦降，肃降肺气；桔梗辛散，开宣肺气，相须为用，一宣一降，以复肺之宣降功能而止咳，共为臣药。薄荷辛凉解表，助君药疏散风热之力；连翘透邪解毒；芦根清热生津，为佐药。甘草调和诸药为使。诸药相伍，使上焦风热得以疏散，肺气得以宣降，则表证解，咳嗽止。本方为治风热犯肺咳嗽之常用方。

【配伍特点】轻清疏风以解表，辛苦宣肃以止咳。

【现代运用】本方常用于感冒、急性支气管炎、上呼吸道感染、肺炎、急性结膜炎、角膜炎等中医辨证属风热犯肺或肝经风热者。

【鉴别】

	银翘散	桑菊饮
相同点	均有连翘、桔梗、甘草、薄荷、芦根五药，功能辛凉解表而治温病初起	
不同点	以金银花伍荆芥、淡豆豉、牛蒡子、竹叶，解表清热之力强，为"辛凉平剂"	以桑叶、菊花配杏仁，肃肺止咳之力大，而解表清热之功逊，为"辛凉轻剂"

麻黄杏仁甘草石膏汤

【出处】《伤寒论》。

【组成】麻黄去节，四两（9g） 杏仁去皮尖，五十个（9g） 甘草炙，二两（6g） 石膏碎、绵裹，半斤（18g）

【用法】上四味，以水七升，先煮麻黄，减二升，去上沫，内诸药，煮取二升，去滓，温服一升（现代用法：水煎服）。

【功用】辛凉疏表，清肺平喘。

【主治】外感风邪，邪热壅肺证。身热不解，咳逆气急，甚则鼻扇，口渴，有汗或无汗，舌苔薄白或黄，脉浮而数者。

【证治机理】本证是由表邪入里化热，壅遏于肺，肺失宣降所致。风寒之邪郁而化热入里，或风热袭表，表邪不解而入里，热邪充斥内外，故身热不解、汗出、口渴、苔黄、脉数；热邪壅肺，肺失宣降，则咳逆气喘，甚则鼻扇；若表邪未尽，或肺气闭郁，

【附方】

则毛窍闭塞而无汗；苔薄白、脉浮是表证未尽之象。治宜清肺热、止咳喘，兼以疏表透邪。

【方解】方中麻黄宣肺平喘，解表散邪；石膏清泄肺热，兼能透邪，共为君药。麻黄性虽温，得石膏则宣肺平喘而不助热；石膏性虽寒，得麻黄则清解肺热而不凉遏。石膏倍于麻黄，相制为用，全方主以辛凉。杏仁降肺气以平喘咳，是为臣药。炙甘草既能益气和中，又防石膏寒凉伤中，更能调和于寒温宣降之间，为佐使药。本方为治表邪未解，邪热壅肺而致喘咳之基础方。

【配伍特点】辛温与寒凉并用，共成辛凉之剂，宣肺而不助热，清肺而不凉遏。

【现代运用】本方常用于感冒、上呼吸道感染、急性支气管炎、肺炎、支气管哮喘、麻疹合并肺炎等中医辨证属表证未尽，热邪壅肺者。

越婢汤	
出处	《金匮要略》
组成	麻黄六两（9g） 石膏半斤（12g） 生姜三两（9g） 甘草二两（6g） 大枣十五枚（5枚）
用法	上五味，以水六升，先煮麻黄，去上沫，内诸药，煮取三升，分温三服
功用	发汗利水
主治	风水夹热。恶风，一身悉肿，脉浮不渴

【鉴别】

麻黄杏仁甘草石膏汤		越婢汤
相同点	皆以麻黄配石膏宣肺疏表，清泄热邪	
不同点	主治表证未尽，热邪壅肺之咳喘，故配杏仁、甘草宣降肺气，止咳平喘	主治风水夹热之一身悉肿，故加大麻黄用量以发汗、宣肺、利水；生姜助麻黄发汗祛湿；枣、草益气健脾以培土制水

麻黄杏仁甘草石膏汤		麻黄汤
相同点	皆用麻黄、杏仁、甘草宣降肺气，以平喘咳	
不同点	咳逆气急系表邪未尽，热壅于肺所致，故以麻黄配石膏，清热宣肺为主，兼以解表祛邪	喘系风寒束表，肺气失宣所致，故以麻黄配桂枝，发汗解表为主，兼以宣肺平喘

柴葛解肌汤

【出处】《伤寒六书》。

【组成】柴胡（6g） 干葛（9g） 甘草（3g） 黄芩（6g） 羌活（3g） 白芷（3g） 芍药（6g） 桔梗（3g）（原著本方无用量）

【用法】水二盅，加生姜三片，大枣二枚，槌法加石膏末一钱，煎之热服（现代用法：加生姜 3 片，大枣 2 枚，石膏 3g，水煎温服）。

【功用】解肌清热。

【主治】外感风寒，郁而化热证。恶寒渐轻，身热增盛，无汗头痛，目痛鼻干，心烦不眠，咽干耳聋，眼眶痛，舌苔薄黄，脉浮微洪。

【证治机理】本证乃太阳风寒未解，化热入里。外感风寒，本应恶寒较甚，而此恶寒渐轻，身热增盛者，为寒郁肌腠逐渐化热所致。因表寒未解，故恶寒仍在，并见头痛、无汗等。阳明经脉起于鼻，经眼眶下行；少阳经脉行于耳后，经面颊到眶下。入里之热初犯阳明、少阳，故目疼鼻干、眼眶痛、咽干、耳聋；热扰心神，故心烦不眠；脉浮而微洪是外有表邪，里有热邪之佐证。法当辛凉解肌，兼清里热。

【方解】方中葛根外散表邪，内清郁热；柴胡祛邪解表，尤擅退热。二药相须，解肌清热之力著，共用为君。羌活、白芷助君药辛散发表，并止诸痛；黄芩、石膏清泄里热，俱为臣药。其中葛根配白芷、石膏，清透阳明之邪热；柴胡配黄芩，透解少阳之邪热；羌活发散太阳之风寒，如此三阳兼治，以治阳明为主。桔梗宣畅肺气以利祛邪；芍药、大枣益阴养血，既防热邪伤阴，又制疏散太过；生姜发散风寒，均为佐药。甘草调和药性，为使药。本方为治太阳风寒未解，入里化热，初犯阳明或三阳合病之常用方。

【配伍特点】温清并用，三阳同治，表里兼顾，重在疏泄透散。

【常用加减】本经无汗，恶寒甚者，去黄芩，加麻黄，冬月宜加，春宜少，夏、秋去之，加苏叶。

【附方】

柴葛解肌汤

出处	《医学心悟》
组成	柴胡一钱二分（5g）　葛根一钱五分（5g）　甘草五分（1.5g）　赤芍一钱（3g）　黄芩一钱五分（5g）　知母一钱（3g）　生地二钱（6g）　丹皮一钱五分（5g）　贝母一钱（3g）
用法	水煎服。心烦，加淡竹叶十片（6g）；谵语，加石膏三钱（10g）
功用	解肌清热
主治	外感风热，里热亦盛。不恶寒而口渴，舌苔黄，脉浮数

【现代运用】本方常用于感冒、流行性感冒、牙龈炎、急性结膜炎等中医辨证属外感风寒，邪郁化热者。

【鉴别】

方名	柴葛解肌汤（《伤寒六书》）	柴葛解肌汤（《医学心悟》）
相同点	均能解肌清热，主治表证而兼里热者，皆以柴胡、葛根为君	
不同点	表寒未解，配羌活、白芷解表散寒；虽用石膏，其量尤轻，故功用以疏泄透散为主，主治外感风寒，郁而化热者	证系外感风热，里热较重，阴伤亦明显，故减辛温之羌活、白芷等，配既助清热，尚兼滋阴之知母、生地黄、贝母、牡丹皮

升麻葛根汤

【出处】《太平惠民和剂局方》。

【组成】升麻　白芍药　甘草炙，各十两（各6g）　葛根十五两（9g）

【用法】上为粗末。每服三钱（9g），用水一盏半，煎取一中盏，去滓，稍热服，不拘时候，一日二三次。以病气去，身清凉为度（现代用法：作汤剂，水煎服）。

【功用】解肌透疹。

【主治】麻疹初起。疹发不出，身热头痛，咳嗽，目赤流泪，口渴，舌红，苔薄而干，脉浮数。

【证治机理】麻疹由肺胃蕴热，又感麻毒时疫之邪所致。若麻疹初起，又遇外邪袭表，抑遏疹毒外达之机，以致疹发不出，或疹出不畅。麻毒、外邪侵犯肺卫，邪正相争，清肃失调，故身热头痛、咳嗽、脉浮数等；风邪疹毒上攻头面，故目赤流泪；热邪伤津，则口渴、舌红苔干。治当辛凉解肌，透疹解毒。

【方解】方中升麻为透疹要药，既可辛

散透疹，又能清热解毒，为君药。葛根解肌透疹，生津除热，为臣药。二药轻扬升散，通行肌表内外，对疹毒欲透未透，病势向外者，能因势利导，为透达疹毒的常用药对。白芍益阴，并制君臣药物之升散太过，为佐药。炙甘草调和药性，为使药。本方为治麻疹未发，或发而不透之基础方。

【配伍特点】辛凉与酸甘合法，主以升散清解，少佐酸敛益阴。

【现代运用】本方常用于麻疹、带状疱疹、单纯性疱疹、水痘、腹泻、急性细菌性痢疾等中医辨证属邪郁肌表，肺胃有热者。

第三节 扶正解表剂

扶正解表剂，适用于正气不足而又感受外邪所致的表证，代表方如败毒散、再造散、葱白七味饮、加减葳蕤汤等。

败毒散（人参败毒散）

【出处】《太平惠民和剂局方》。

【组成】柴胡去苗 甘草炒 桔梗 人参去芦 川芎 茯苓去皮 枳壳去瓤，麸炒 前胡去苗，洗 羌活去苗 独活去苗，各三十两（各9g）

【用法】为粗末，每服二钱（6g），水一盏，入生姜、薄荷各少许，同煎七分，去滓，不拘时候，寒多则热服，热多则温服（现代用法：加生姜3g，薄荷2g，水煎服）。

【功用】散寒祛湿，益气解表。

【主治】气虚外感风寒湿证。憎寒壮热，头项强痛，肢体酸痛，无汗，鼻塞声重，咳嗽有痰，胸膈痞满，舌苔白腻，脉浮而重按无力。

【证治机理】本方证系正气素虚，又感风寒湿邪所致。风寒湿邪束于肌表，客于经络，气血运行不畅，故憎寒壮热、无汗、头项强痛、肢体酸痛；脾胃气虚，湿痰内生，加之风寒犯肺，肺失宣降，故咳嗽有痰、鼻塞声重、胸膈痞闷、舌苔白腻；脉浮重按无力为正虚外感之征。气虚外感风寒，若独取发汗解表，不仅使已虚之气再随汗泄而重伤，且因正虚不能抗邪外出而致邪恋不解，故当散寒祛湿，益气解表。

【方解】方中羌活、独活祛风散寒，除湿止痛，共为君药。柴胡发散退热，协君解表祛邪；川芎行气活血，助君宣痹止痛，同为臣药。桔梗宣肺、枳壳降气、前胡化痰、茯苓渗湿，四药相伍，升降相合，宽胸畅气，祛痰止咳，俱为佐药。佐人参益气扶正，既助正祛邪，又防邪复入，并使祛邪而不伤正。生姜、薄荷为引，以助解表之力；甘草益气和中，调和药性，俱为佐使之品。本方为治气虚外感风寒湿证之代表方。

用本方治疗外邪陷里而成之痢疾，使陷里之邪还从表出，意即表邪疏散，里滞亦除，其痢自止，此谓"逆流挽舟"法。

【配伍特点】主辛温以解表，辅宣肃以止咳，佐益气以祛邪。

【现代运用】本方常用于感冒、流行性感冒、支气管炎、风湿性关节炎、痢疾、过敏性皮炎、湿疹等中医辨证属外感风寒湿邪兼气虚者。

【附方】

	荆防败毒散	参苏饮	仓廪散
出处	《摄生众妙方》	《太平惠民和剂局方》	《普济方》
组成	羌活　柴胡　前胡　独活　枳壳　茯苓　荆芥　防风　桔梗　川芎各一钱五分（各6g）甘草五分（3g）	人参　紫苏叶　干葛洗　半夏汤洗七次，姜汁制，炒　前胡去苗　茯苓去皮，各三分（各9g）木香　枳壳去瓤，麸炒　陈皮去白　桔梗去芦　甘草炙，各半两（各6g）	人参　茯苓　甘草　前胡　川芎　羌活　独活　桔梗　枳壳　柴胡　陈仓米各等分（各9g）
用法	水煎，温服	上㕮咀，每服四钱（12g），水一盏半，姜七片，枣一个，煎六分，去滓，微热服，不拘时候	每服二钱（6g），加生姜、薄荷煎，热服
功用	发汗解表，消疮止痛	益气解表，理气化痰	益气解表，祛湿和胃
主治	疮肿初起。红肿疼痛，恶寒发热，无汗不渴，舌苔薄白，脉浮。又治外感风寒湿邪之表证	虚人外感风寒，内有痰湿。恶寒发热，无汗，头痛，鼻塞，咳嗽痰白，胸脘满闷，倦怠无力，气短懒言，舌苔白，脉弱	噤口痢。下痢，呕逆不食，食入则吐，恶寒发热，无汗，肢体酸痛，苔白腻，脉浮濡

【鉴别】

	败毒散	荆防败毒散
相同点	均能散寒祛湿，主治恶寒发热、肢体酸痛等外感风寒湿证	
不同点	证属正气素虚外感，故配人参扶助正气以鼓邪外出，为益气解表的代表方	原治风寒束表，寒滞经络，气血津液运行不畅之疮痈。此系败毒散去参、姜、薄，加荆、防而成，解表发散之功较强而无益气扶正之效，后世多用治外感风寒湿邪而正气不虚者

	败毒散	参苏饮
相同点	俱以解表药配参、苓、草、枳、桔、前胡等，功能益气解表，宣肺止咳，主治气虚外感风寒，兼肺气失宣证	
不同点	风寒夹湿证较重，故以羌活、独活配川芎、柴胡散寒祛湿、宣痹止痛为主	风寒表证较轻，痰湿与气滞较重，故以苏叶、葛根解表散寒，并配半夏、木香、陈皮化痰行气

	败毒散	仓廪散
相同点	均能散寒祛湿，益气健脾，适用于脾胃气虚而外感风寒湿邪之下痢	
不同点	主治脾胃本虚，风寒湿邪陷里而成之痢疾，但脾虚较轻	于败毒散中加陈仓米，则健脾和胃之功增强，宜于脾胃素弱而外感邪气之噤口痢

再造散

【出处】《伤寒六书》。

【组成】黄芪（6g）人参（6g）桂枝（6g）甘草（6g）熟附子（6g）细辛（3g）羌活（6g）防风（6g）川芎（6g）煨生姜（6g）（原著本方无用量）

【用法】水二盅，枣二枚，煎至一盅，槌法再加炒白芍一撮，煎三沸，温服（现代用法：水煎服）。

【功用】解表散寒，助阳益气。

【主治】阳气虚弱，外感风寒证。恶寒发热，热轻寒重，头痛项强，无汗肢冷，倦怠嗜卧，面色苍白，语声低微，舌淡苔白，脉沉无力，或浮大无力。

【证治机理】本方证为素体阳气虚弱，复感风寒所致。恶寒发热，无汗，是风寒束表之征。素体阳虚，四肢失于温煦，故肢冷嗜卧；阳气衰微，故见倦怠、语声低微、面色苍白、脉沉细无力。热轻寒重与肢冷嗜卧、倦怠、语声低微、面色苍白并见，则是素体阳气虚弱，又感风寒之象。此阳虚外感，表里俱寒之证，唯有助阳益气与解表散寒兼顾，方为两全。

【方解】方中桂枝、羌活发散风寒，为君药。细辛、防风、川芎增君药解表逐邪之力，为臣药。佐附子、黄芪、人参助阳气、

补元气，既能助解表散寒药鼓邪外出，又可防阳随汗脱；加白芍敛阴和营，合桂枝有调和营卫之意，并制约诸药温燥之性；煨姜温胃，大枣滋脾，合用以助脾胃升发之气，资汗源以助解表。甘草调和诸药，为使药。本方为治阳气虚弱，复感风寒证之常用方。

【配伍特点】辛温与甘温合法，助阳气以散表邪。

【现代运用】本方常用于老年人感冒、风湿性关节炎等中医辨证属阳气虚弱，外感风寒者。

葱白七味饮

【出处】《外台秘要》引许仁则方。

【组成】葱白连须切，一升（9g）干葛切，六合（9g）新豉绵裹，一合（6g）生姜切，二合（6g）生麦门冬去心，六合（9g）干地黄六合（9g）

【用法】劳水八升，以杓扬之一千过。上药用劳水煎之三分减二，去滓，分温三服。相去行八九里，如觉欲汗，渐渐覆之（现代用法：水煎服）。

【功用】解表散寒，养血补阴。

【主治】血虚外感风寒证。头痛身热，微恶风寒，无汗。

【证治机理】本证系阴血亏虚，或失血之后，感受风寒所致。风寒束表，邪正相

争，故头痛身热、无汗；表寒较轻则微恶寒。风寒在表，法当发汗解表。然津血同源，今血虚之人外感，只发表难以取汗，汗出又重伤阴血，故拟养血解表之法。

【方解】方中葱白、葛根解表散寒，为君药。干地黄、麦冬养血滋阴，为臣药。淡豆豉、生姜协君药发散表邪，为佐药。原方用千扬劳水煎之，取味甘体轻以养脾胃。本方为治血虚外感风寒证之代表方。

【配伍特点】发散解表与养血滋阴合法，温而不燥，汗不伤血。

【现代运用】本方常用于妇女产后或经净后，或失血后感冒等中医辨证属阴血亏虚，外感风寒者。

【使用注意】服法中有药后"相去行八九里，如觉欲汗，渐渐覆之"，意为不可温覆过早，以免汗出过多。

加减葳蕤汤

【出处】《重订通俗伤寒论》。

【组成】生葳蕤二钱至三钱（6～9g）生葱白二枚至三枚（6～9g）桔梗一钱至钱半（3～5g）东白薇五分至一钱（1.5～3g）淡豆豉三钱至四钱（9～12g）苏薄荷一钱至钱半（3～5g）炙甘草五分（1.5g）红枣二枚

【附方】

【用法】水煎，分温再服。

【功用】辛凉解表，滋阴清热。

【主治】阴虚外感风热证。头痛身热，微恶风寒，无汗或有汗不多，咳嗽，心烦，口渴，咽干，舌红，脉数。

【证治机理】本证系素体阴虚，外感风热所致。风热袭表，故见身热头痛、微恶风寒；风热犯肺，肺气失宣，则咳嗽；素体阴虚，作汗无源，故无汗或汗出不多；阴虚液损，加之热灼津液，故口渴；素体阴虚，易生内热，或阴虚之体，感受外邪，易于化热，故尚有咽干、心烦、舌红、脉数之症。阴虚外感，单用发汗，表邪不仅难为汗解，反有涸竭阴液之虞，治宜辛凉解表，滋阴清热。

【方解】方中葳蕤（即玉竹）养阴生津；薄荷疏散风热、清利咽喉，合用滋阴解表，共为君药。葱白、淡豆豉助薄荷发散表邪，是为臣药。白薇清热益阴，桔梗宣肺止咳，大枣甘润养血，均为佐药。使以甘草调和药性。本方为治阴虚外感风热证之代表方。

【配伍特点】辛凉与甘寒合法，汗不伤阴，滋不碍邪。

【现代运用】本方常用于老年人及产后感冒、急性扁桃体炎、咽炎等中医辨证属阴虚外感风热者。

葳蕤汤		
出处	《备急千金要方》	
组成	葳蕤 白薇 麻黄 独活 杏仁 川芎 甘草 青木香各二两（各6g） 石膏三两（9g）	
用法	上九味，㕮咀。以水八升，煮取三升，去滓，分三服，取汗。若一寒一热，加朴硝一分及大黄三两下之	

续表

葳蕤汤	
功用	解表宣肺，滋阴清热
主治	素体阴虚，风热夹湿，肺气失宣。发热头痛，身重痛，口渴，咽干，咳喘汗出，但欲眠，苔白，舌红，脉浮者

【鉴别】

	加减葳蕤汤	葳蕤汤
相同点	均能解表滋阴清热，主治阴虚外感风热证，皆配葳蕤、白薇	
不同点	风热侵袭肺卫，但证偏于表，且里热较轻，故以葳蕤、白薇配薄荷、葱白、淡豆豉、桔梗等以辛凉解表，滋阴清热	风热侵袭肺卫，但证偏于肺，且里热较重，故以葳蕤、白薇合麻杏石甘汤滋阴解表，宣肺清热；兼夹湿邪，配独活、川芎、木香祛风胜湿，行气活血

复习思考题

1. 麻黄汤、桂枝汤均治外感风寒证，其组成、功用、主治、配伍特点有何不同？

2. 九味羌活汤主治什么病证？它的配伍特点是什么？为什么配伍生地黄、黄芩？

3. 小青龙汤主治外寒内饮之咳喘，为何配伍收敛之五味子、白芍？

4. 银翘散治疗温病初起，方中为何伍用辛温的荆芥、淡豆豉？

5. 败毒散中用人参的意义何在？败毒散"逆流挽舟"的原理是什么？

第二章

泻下剂

凡以通便、泄热、攻积、逐水等作用为主，用于治疗里实证的方剂，统称为泻下剂。本类方剂属于"八法"中的"下法"。

泻下剂适用于有形实邪内结之里实证。形成里实证的病因有因热而结、因寒而结、因燥而结、因水而结的区别，同为里实证，患者体质又有虚实的差异，故立法、用药有别。热结者当寒下；寒结者当温下；燥结者当润下；水结者当逐水；里实而兼见正气不足者，当攻补兼施。因此，泻下剂相应地分为寒下剂、温下剂、润下剂、逐水剂、攻补兼施剂五类。

泻下剂是为里实证而设，如表证未解，里未成实者，不宜使用泻下剂。若表证未解而里实已成，宜用表里双解法；泻下剂多由药力迅猛之品组方，易伤胃气，故应得效即止，慎勿过剂。对年老体虚、孕妇、产妇或月经期，病后伤津，以及亡血者，均应慎用或禁用；如兼有瘀血、痰浊、虫积者，宜配伍活血、祛痰、驱虫等药治之；服药期间，不宜进食油腻及不易消化的食物，以防重伤胃气。

第一节　寒下剂

寒下剂，适用于里热积滞实证，代表方如大承气汤、大黄牡丹汤、大陷胸汤等。

大承气汤

【出处】《伤寒论》。

【组成】大黄酒洗，四两（12g）　厚朴去皮，炙，半斤（24g）　枳实炙，五枚（12g）　芒硝三合（9g）

【用法】上四味，以水一斗，先煮二物，取五升，去滓，内大黄，更煮取二升，去滓，内芒硝，更上微火一两沸，分温再服。得下，余勿服（现代用法：水煎服。先煎枳实、厚朴，后下大黄，芒硝溶服）。

【功用】峻下热结。

【主治】

1.阳明腑实证。大便不通，频转矢气，脘腹痞满，腹痛拒按，按之硬，甚或潮热谵语，手足濈然汗出，舌苔黄燥起刺，或焦黑燥裂，脉沉实。

2.热结旁流证。下利清水，色纯青，其气臭秽，脐腹疼痛，按之坚硬有块，口舌干燥，脉滑实。

3.里实热证而见热厥、痉病、发狂等。

【证治机理】本证由伤寒邪传阳明之腑，入里化热，并与肠中燥屎结滞、腑气不通所致。实热与积滞内结于肠胃，腑气不通，气机不畅，热盛津伤。热结、气滞、津伤相互影响，故见大便不通、频转矢气、脘腹痞满、腹痛拒按、按之硬、潮热谵语、舌苔黄燥起刺或焦黑燥裂、脉沉实等。前人将其归纳为"痞、满、燥、实"四字。"痞"，即自觉胸脘有闷塞压重感；"满"，是指脘腹胀满，按之有抵抗感；"燥"，是指肠中燥屎，干结不下；"实"，是指腹痛拒按，大便不通或下利清水而腹痛不减，苔黄、脉实有力等。实热燥屎结于肠胃，热盛而津液耗伤。治当峻下热结，以救阴液，即"釜底抽薪""急下存阴"之法。

"热结旁流"之证，乃腑热炽盛，燥屎内结不出，迫肠中津液从旁而下所致。"热结"是本质，"旁流"是现象。治当寒下通之，即"通因通用"之法。

邪热积滞，闭阻于内，阳盛格阴于外，而成厥逆，其中"厥"是表象，里实热是本质，故在四肢厥逆的同时，必有里热实证，当以寒下剂治之，即"寒因寒用"之法。

里实热证而见痉病、发狂者，因热盛伤津劫液，筋脉失养则痉，热扰神明，心神浮越则狂。上述诸证虽异，病机相同，皆因实热积滞内结肠胃，腑气不通所致，故均当以峻下热结之法治之。

【方解】方中大黄苦寒，泄热通便，荡涤肠胃邪热积滞，用为君药。芒硝咸苦而寒，泄热通便，润燥软坚为臣药。芒硝、大黄合用，既可苦寒泻下，又能软坚润燥，泻下热结之力尤彰，为寒下法之基本配伍。积滞内阻，致使腑气不通，气滞不行，故重用厚朴行气消胀除满，亦为君药。枳实下气开痞散结为臣，二药调畅气机，助大黄、芒硝推荡实热积滞，攻下热结，为行气除满之常用配伍。诸药合用，大黄、芒硝治燥实，厚朴、枳实除痞满，峻下热结，承顺胃气下行，故名曰"大承气"。本方为治阳明腑实证之基础方，又是峻下热结法之代表方。

【配伍特点】苦辛通降与咸寒合法，泻下与行气并重，相辅相成。

【现代运用】本方常用于急性单纯性肠梗阻、粘连性肠梗阻、蛔虫性肠梗阻、急性胆囊炎、急性胰腺炎、幽门梗阻及诸般温热病证见大便不通等中医辨证属阳明腑实证者。

【使用注意】原方煎药时，先煮枳实、厚朴，后下大黄，芒硝溶服，是因大黄煎煮过久，则减缓泻下之力。《伤寒来苏集》云："生者气锐而先行，熟者气钝而和缓。"原方厚朴用量，倍于大黄，"是气药为君"（《伤寒来苏集》），临证可视痞满轻重，酌情掌握。本方药力峻猛，应中病即止，慎勿过剂。

【附方】

	小承气汤	调胃承气汤
出处	《伤寒论》	《伤寒论》
组成	大黄酒洗，四两（12g）　厚朴去皮，炙，二两（6g）　枳实炙，三枚大者（9g）	大黄去皮，清酒洗，四两　（12g）　甘草炙，二两（6g）　芒硝半升（12g）
用法	以水四升，煮取一升二合，去滓，分温二服。初服汤，当更衣，不尔者，尽饮之。若更衣者，勿服之	以水三升，煮二物至一升，去滓，内芒硝，更上微火一二沸，温顿服之，以调胃气

续表

	小承气汤	调胃承气汤
功用	轻下热结	缓下热结
主治	阳明腑实证。谵语，便秘，潮热，胸腹痞满，舌苔老黄，脉滑而疾；或痢疾初起，腹中胀痛，里急后重等	阳明病，胃肠燥热证。大便不通，口渴心烦，蒸蒸发热，或腹中胀满，舌苔黄，脉滑数；以及胃肠热盛而致发斑吐衄、口齿咽喉肿痛等

【鉴别】

	大承气汤	小承气汤	调胃承气汤
相同点	均以大黄（四两）泄热通便为君，主治阳明腑实之证		
不同点	大黄、芒硝、枳实、厚朴同用，厚朴用量倍于大黄，共为君药，泻下与行气并重，且大黄后下，芒硝溶服，其功峻下，主治痞、满、燥、实具备之阳明腑实重证	不用芒硝，且厚朴用量较大承气汤减四分之三，大黄倍厚朴，枳实亦少二枚，更三味同煎，其功轻下，主治以痞、满、实为主之阳明腑实轻证	用大黄、芒硝而不用枳实、厚朴，且大黄与甘草同煎，取其和中调胃，下不伤正，其功缓下，主治以燥实为主之阳明热结证

大黄牡丹汤

【出处】《金匮要略》。

【组成】大黄四两（12g）　丹皮一两（3g）　桃仁五十个（9g）　瓜子半升（30g）　芒硝三合（9g）

【用法】以水六升，煮取一升，去滓，内芒硝，再煎沸，顿服之，有脓当下，如无脓，当下血（现代用法：水煎服）。

【功用】泄热破瘀，散结消肿。

【主治】湿热瘀滞之肠痈初起。右下腹疼痛拒按，或右足屈伸痛甚，甚则局部肿痞，小便自调，或时时发热，自汗恶寒，舌苔薄腻而黄，脉滑数。

【证治机理】本方所治肠痈初起为湿热郁蒸，气血凝聚，结于肠中，肠络不通所致。湿热与气血互结于大肠，壅而成痈，不通则痛，故见右下腹疼痛拒按，或右足屈伸痛甚，甚则局部肿痞；病变在肠，不在膀胱或肾，故小便自调；肠中气血凝滞，营卫失和，故见时时发热、自汗恶寒；舌苔薄腻而黄、脉滑数是湿热内蕴之象。治宜泄热破瘀，散结消肿。

【方解】方中大黄苦寒攻下，泄热逐瘀，荡涤肠中湿热瘀毒；桃仁苦平，破血散瘀，与大黄相伍，破瘀泄热，通降下行，共为君药。芒硝咸寒，清热泻下，软坚散结，助大黄通腑泄热；丹皮辛苦微寒，清热凉血，活血化瘀，助君药消散瘀肿以疗痈疮，共为臣药。冬瓜仁甘寒滑利，清肠利湿，排脓散结，用以为佐。诸药合用，使湿热得下，瘀滞得散，肠腑得通，则痈消而痛止，诸症自平。本方为治湿热瘀滞，肠痈初起之常用方。

【配伍特点】下消之中寓清利之能，以通为用。

【现代运用】本方常用于急性单纯性阑尾炎、急性单纯性肠梗阻、急性胆道感染、急性胰腺炎、急性盆腔炎等中医辨证属湿热瘀滞者。

大陷胸汤

【出处】《伤寒论》。

【组成】大黄去皮，六两（10g）　芒硝一升（10g）　甘遂一钱匕（1g）

【用法】上三味，以水六升，先煮大黄，取二升，去滓，内芒硝，煮一二沸，内甘遂末，温服一升。得快利，止后服（现代用法：水煎，溶芒硝，冲服甘遂末）。

【功用】泄热逐水。

【主治】大结胸证。心下疼痛、拒按，按之硬，或心下至少腹硬满而痛不可近，大

【附方】

便秘结，日晡潮热，或短气烦躁，舌上燥而渴，脉沉紧，按之有力。

【证治机理】本证由太阳病误治，邪热内陷，水热互结于胸腹所致。水热互结，气机不通，轻者心下疼痛拒按，甚者心下至少腹硬满而痛不可近；里热成实，腑气不通，故见大便秘结；水热互结，津液不能上承，故舌燥而口渴；由于邪热内陷，燥热累及阳明，故日晡潮热；邪气盛而正气未虚则脉沉紧，按之有力。治宜泄热逐水。

【方解】方中以苦寒之甘遂为君药，泄热散结，尤善峻下泻水逐饮。热结不通，用大黄苦寒通下，荡涤胸腹之邪热为臣；水热胶结，以芒硝咸寒，泄热涤饮，软坚散结，助甘遂以泻水，助大黄以通下，为佐药。三药相伍，共奏峻下逐水泄热之功。本方为治水热互结之大结胸证的代表方。

【配伍特点】寒下峻逐并用，前后分消，药简效宏。

【现代运用】本方常用于急性胰腺炎、急性肠梗阻、渗出性胸膜炎、胆囊炎、胆石症等中医辨证属水热互结之大结胸证者。

大陷胸丸	
出处	《伤寒论》
组成	大黄半斤（15g）　葶苈子熬，半升（9g）　芒硝半升（9g）　杏仁去皮尖，熬黑，半升（9g）
用法	上四味，捣筛二味，内杏仁、芒硝，合研如脂，和散，取如弹丸一枚，别捣甘遂末一钱匕，白蜜二合，水二升，煮取一升，温顿服之。一宿乃下，如不下，更服，取下为效
功用	泄热逐水
主治	结胸证。胸中硬满而痛，项强如柔痉状

【鉴别】

	大陷胸汤	大陷胸丸
相同点	同属泄热逐水之剂，均治水热互结之结胸证	
不同点	从心下至少腹硬满而痛不可近为主，水热互结较重，取峻攻之法	以胸中硬满而痛，项强如柔痉状为主，邪结部位偏上，故在大陷胸汤基础上加葶苈子、杏仁以泻肺，并将汤剂改作丸，用白蜜煎服，取缓攻之意

第二节 温下剂

温下剂，适用于里寒积滞证，代表方如大黄附子汤、温脾汤等。

大黄附子汤

【出处】《金匮要略》。

【组成】大黄三两（9g） 附子炮，三枚（12g） 细辛二两（3g）

【用法】以水五升，煮取二升，分温三服。若强人煮取二升半，分温三服。服后如人行四五里，进一服（现代用法：水煎服）。

【功用】温里散寒，通便止痛。

【主治】寒积里实证。腹痛便秘，胁下偏痛，发热，手足不温，舌苔白腻，脉弦紧。

【证治机理】本证为里寒积滞内结于肠，阳气不运所致。阴寒凝滞，寒积内结，腑气不通，故腹痛便秘、胁下偏痛；积滞阻结，阳气被郁，故见发热；阳郁不布四肢，则手足不温；舌苔白腻、脉弦紧是寒实之征。治宜温里散寒，通便止痛。

【方解】方中重用辛热之附子温里助阳，散寒止痛，为君药。大黄通导大便，荡涤肠道积滞，为臣药。大黄性虽寒凉，与大辛大

热之附子相伍，其寒性制而走泄之用存，为"制性存用"之法。附子、大黄合用，制性存用，散寒通积，是温下法的常用配伍。佐以细辛辛温宣通，除寒散结止痛，助附子温里散寒。本方为温下法之代表方，又是治疗寒积里实证之基础方。

【配伍特点】苦寒辛热合法，相反相成，共成温下之法。

【现代运用】本方常用于急性阑尾炎、急性肠梗阻、睾丸肿痛、慢性痢疾、尿毒症等中医辨证属寒积里实者。

温脾汤

【出处】《备急千金要方》卷十三。

【组成】当归 干姜各三两（各9g） 附子 人参 芒硝各二两（各6g） 大黄五两（15g） 甘草二两（6g）

【用法】上七味，㕮咀，以水七升，煮取三升，分服，日三（现代用法：水煎服，大黄后下）。

【功用】攻下寒积，温补脾阳。

【主治】阳虚寒积证。便秘腹痛，脐周绞痛，手足欠温，苔白不渴，脉沉弦而迟。

【证治机理】本证为脾阳不足，寒积中阻所致。脾阳不足，运化失常，寒邪积滞，内停肠道，腑气不通，故便秘腹痛、脐周绞

痛；脾主四肢肌肉，脾阳不足，不能布达四肢，故手足欠温；寒湿内结，则苔白不渴、脉沉弦而迟。治宜攻下寒积，温补脾阳。

【方解】方中附子辛温大热，温脾阳以散寒凝；大黄苦寒沉降，荡涤泻下而除积滞，二药相配，温下以攻逐寒积，共为君药。芒硝软坚，助大黄泻下攻积；干姜温中助阳，增附子温阳祛寒，均为臣药。脾阳虚弱，脾气亦急，运化无力，故佐入人参、甘草补益脾气，且二者与附子、干姜相伍，有助阳须先益气之意。当归养血润燥，亦为佐

药，既润肠以资泻下，又与人参、甘草同用使泻下而不伤正。甘草尚能调和诸药，又兼使药之能。诸药协力，使寒邪去、积滞行、脾阳复，则诸症得除。本方为治脾阳不足，寒积内停证之常用方。

【配伍特点】辛热甘温咸寒合法，寓补于攻，温下相成。

【现代运用】本方常用于急性单纯性肠梗阻或不全梗阻等中医辨证属脾阳不足，寒积中阻者。

【附方】

温脾汤	
出处	《备急千金要方》卷十五
组成	大黄四两（12g）　附子大者一枚（12g）　干姜　人参　甘草各二两（各6g）
用法	上五味，㕮咀，以水八升，煮取二升半，分三服。临熟下大黄
功用	温补脾阳，攻下冷积
主治	下利赤白，连年不止，及霍乱，脾胃冷积不消，手足欠温，苔白不渴，脉沉弦而迟

【鉴别】

	大黄附子汤	温脾汤（卷十三）	温脾汤（卷十五）
相同点	均以大黄、附子温阳泻下，主治寒积腹痛便秘之证		
不同点	以大黄、附子配细辛，通便止痛，辛温宣通力强，主治寒积腹痛之里实证	伍以当归、干姜、人参、芒硝、甘草，寓温补于攻下之中，下不伤正，主治脾阳不足、冷积阻滞之便秘腹痛	较"卷十三"少芒硝、当归，大黄减至四两，且附子用量大于干姜。该方所治为久利赤白，虽有寒积，但其证大便自利，故只用大黄，并减其用量，且去芒硝之助泻，当归之润下，同时重用附子，意在温阳为主

第三节 润下剂

润下剂，适用于肠燥便秘证，代表方如麻子仁丸、济川煎等。

麻子仁丸（脾约丸）

【出处】《伤寒论》。

【组成】麻子仁二升（20g） 芍药半斤（9g） 枳实炙，半斤（9g） 大黄去皮，一斤（12g） 厚朴炙，去皮，一尺（9g） 杏仁去皮尖，熬，别作脂，一升（10g）

【用法】上六味，蜜和丸，如梧桐子大，饮服十丸，日三服，渐加，以知为度（现代用法：药研为末，炼蜜为丸，每次9g，每日1～2次，温开水送服；亦可作汤剂，水煎服）。

【功用】润肠泄热，行气通便。

【主治】脾约证。大便干结，小便频数，脘腹胀痛，舌红苔黄，脉数。

【附方】

【证治机理】本证为肠胃燥热，脾津不足，肠道失于濡润所致。脾主为胃行其津液，今胃肠燥热，脾受约束而失去布津功能，津液但输膀胱导致肠失濡润，故大便干结、小便频数；燥屎内结，气机受阻，则脘腹胀痛；舌红苔黄、脉数皆为肠胃燥热之征。治宜润肠泄热，行气通便。

【方解】方中重用麻子仁质润多脂，滋脾润肠通便，为君药。大黄苦寒泄热通便以通腑；杏仁上肃肺气，下润大肠；白芍养阴敛津，柔肝理脾，共为臣药。枳实、厚朴行气破结除满，加强降泄通便之力，为佐药。蜂蜜润燥滑肠，调和诸药，用为使药。诸药合用，使燥热去，阴液复，脾津布，而大便自调。本方为治胃热肠燥脾约证之常用方，也是润下法之代表方。

【配伍特点】纳泻下于润下之中，泻而不峻，下不伤正。

【现代运用】本方常用于习惯性秘结、老人与产后便秘、痔疮手术后便秘等中医辨证属肠胃燥热，脾津不足者。

	五仁丸	润肠丸
出处	《世医得效方》	《脾胃论》
组成	桃仁 杏仁麸炒，去皮尖，各一两（各15g） 松子仁一钱二分半（9g） 柏子仁半两（5g） 郁李仁炒，一钱（5g） 陈皮另研末，四两（15g）	大黄去皮 当归梢 羌活各五钱（各6g） 桃仁汤浸，去皮尖，一两（9g） 麻子仁去皮，取仁，一两二钱五分（15g）
用法	将五仁别研为膏，再入陈皮末研匀，炼蜜为丸，如梧桐子大，每服五十丸，空心米饮送下	上除麻仁另研如泥外，余为细末，炼蜜为丸，如梧桐子大。每服五十丸，空心用白汤送下
功用	润肠通便	润肠通便，活血祛风
主治	津枯便秘。大便干燥，艰涩难出，以及年老或产后血虚便秘	饮食劳倦，风结血结，大便秘涩，或干燥闭塞不通，全不思食

【鉴别】

	麻子仁丸	五仁丸	润肠丸
相同点	均具润肠通便之功，主治肠燥便秘之证		
不同点	以润肠药配伍小承气汤组成，润下之中兼能泄热导滞，用于津液不足兼肠胃燥热之便秘	以润燥滑肠为主，主治肠燥津枯之便秘	以润肠药配伍活血祛风药组成，主治风热入大肠与血燥而结所致的肠燥便秘

济川煎

【出处】《景岳全书》。

【组成】当归三至五钱（9～15g）　牛膝二钱（6g）　肉苁蓉酒洗去咸，二至三钱（6～9g）　泽泻一钱半（4.5g）　升麻五分至七分或一钱（1.5～3g）　枳壳一钱（3g）

【用法】水一盅半，煎七分，食前服（现代用法：水煎服）。

【功用】温肾益精，润肠通便。

【主治】肾虚便秘。大便秘结，小便清长，腰膝酸软，舌淡苔白，脉沉迟。

【证治机理】本证为肾虚精亏，开阖失司所致。肾司气化而主二便之开阖，肾阳虚弱，气化失司，津液不布，肠失濡润，传导不利，故大便秘结、小便清长；腰为肾之府，肾主骨生髓，肾虚精亏，髓海不充，故腰膝酸软；舌淡苔白、脉沉迟为肾虚精亏之征。治宜温肾益精，润肠通便。

【方解】方中肉苁蓉咸温，温肾益精，暖腰润肠，为君药。当归养血和血，润肠通便；牛膝补肾壮腰，善行于下，均为臣药。枳壳宽肠下气助通便；泽泻性降，渗利泻浊，上泽下泻以益肾精，共为佐药。少加升麻升举清阳，使清升浊降以助通便，为佐使药。诸药合用，犹如资助河川以行舟车，故

名"济川"。本方为治肾虚便秘之常用方。

【配伍特点】寓润下于温补之中，寄升清于降浊之内，为寓通于补之剂。

【现代运用】本方常用于习惯性秘结、老人便秘、产后便秘等中医辨证属肾虚精亏，开阖失司者。

第四节　逐水剂

逐水剂，适用于水饮壅盛之实证，代表方如十枣汤、舟车丸、禹功散等。

十枣汤

【出处】《伤寒论》。

【组成】芫花熬　甘遂　大戟各等分

【用法】三味等分，各别捣为散。以水一升半，先煮大枣肥者十枚，取八合去滓，内药末。强人服一钱匕，羸人服半钱，温服之，平旦服。若下后病不除者，明日更服，加半钱。得快下利后，糜粥自养（现代用法：三药研细末，或装入胶囊，每次服0.5～1g，每日1次，以大枣10枚煎汤送服，清晨空腹服，得快下利后，糜粥自养）。

【功用】攻逐水饮。

【主治】

1.悬饮。咳唾胸胁引痛，心下痞硬，干

呕短气，头痛目眩，或胸背掣痛不得息，舌苔白滑，脉沉弦。

2. 水肿。一身悉肿，尤以身半以下为重，腹胀喘满，二便不利，脉沉实。

【证治机理】本证系水饮壅盛于里，内外泛溢所致。饮停胸胁，上迫于肺，气机阻滞，则咳唾引胸胁疼痛，甚或胸背掣痛不得息；水饮停于心下，胃失和降，则心下痞硬、干呕短气；饮邪上扰清阳，则头痛目眩；水饮泛溢肢体，则一身悉肿；水阻气滞，饮邪不得下泄，则腹胀喘满、二便不利。此水饮壅盛之实证，非一般化饮渗利之品所能胜任，治当峻剂攻逐，方可去其水饮。

【方解】方中甘遂善行经隧之水湿；大戟善泻脏腑之水邪；芫花善消胸胁伏饮痰癖。三药峻烈，各有所长，合而用之，攻逐水饮功效甚强，可使经隧脏腑胸胁积水迅速逐出体外，共为君药。大枣煎汤送服，取其益脾缓中，防止逐水伤及脾胃，并兼补土制水之能，更缓和诸药峻烈之性，使邪去而不伤正，用为佐使。本方为峻下逐水法之基础方，是治悬饮、水肿实证之代表方。

【配伍特点】主以峻下逐水，佐以甘缓补中。

【现代运用】本方常用于渗出性胸膜炎、肝硬化腹水、肾炎水肿、血吸虫病所致的腹水等中医辨证属水饮壅盛，形气俱实者。

【使用注意】本方服法乃"三药"为末，枣汤送服；"平旦"空腹服之；从小剂量始，据证递加；"得快下利后"，停后服，"糜粥自养"。因其逐水之力峻猛，只宜暂用，不可久服；孕妇忌服。

舟车丸

【出处】《太平圣惠方》录自《袖珍方》。

【组成】黑丑头末，四两（120g） 甘遂面裹煮 芫花 大戟俱醋炒，各一两（各30g） 大黄二两（60g） 青皮去白 陈皮去白 木香 槟榔各五钱（各15g） 轻粉一钱（3g）

【用法】上为末，水糊丸如小豆大，空心温水下，初服五丸，日三服，以快利为度（现代用法：研末为丸，每服3～6g，每日1次，清晨空腹温开水送下）。

【功用】攻逐水饮，行气导滞。

【主治】水热内壅，气机阻滞证。水肿水胀，口渴，气粗，腹坚，二便秘涩，脉沉数有力。

【证治机理】本证为水饮壅盛，郁滞化热，水热壅实，胃肠气机受阻所致。水饮壅盛于脘腹经隧，则水肿水胀，按之坚满；水阻气滞，则二便秘涩；水热互结，气不化水，津液不布，加之邪热伤津，则口渴；肺气不得肃降，则气粗；脉沉数有力是水热壅实而正气不虚之象。此时邪气壅盛，形气俱实。治当峻下攻逐，泄热逐水，调畅气机。

【方解】方中甘遂、大戟、芫花合用攻逐胸胁脘腹经隧之水，共为君药。以大黄、黑丑荡涤肠胃，泄水泄热为臣药。君臣相配，相辅相成，通利二便，使水热之邪从二便分消。水热互结，气机阻滞，故佐以青皮破气散结，陈皮理气燥湿，槟榔下气行水，木香调气导滞，舒畅三焦之气机，使气畅水行，则肿胀可消。更加轻粉辛燥大寒有毒，取其走而不守，逐水通便，协助诸药，分消下泄，为佐使药。诸药相伍，逐水之力峻猛，能使水热壅实之邪如"顺水之舟，下坡之车"畅通无阻，顺势而下，故名"舟车"丸。本方为治水热内壅，气机阻滞，阳水实证之代表方。

【配伍特点】峻下逐水药与行气药、通便泄热药并用，药力峻猛，使水热邪气从二便分消。

【现代运用】本方常用于肝硬化腹水、肾炎水肿等中医辨证属水热壅实者。

禹功散

【出处】《儒门事亲》。

【组成】黑牵牛头末，四两（12g）茴香炒，一两（3g），或加木香一两（3g）

【用法】上为细末，以生姜自然汁调一二钱，临卧服（现代用法：二药为散，每服3g，食后临卧，以生姜汁或温开水送服；亦可作汤剂，水煎服）。

【功用】逐水通便，行气消肿。

【鉴别】

【主治】阳水。遍身浮肿，腹胀喘满，大便秘结，小便不利，脉沉有力。

【证治机理】本证系水湿壅盛泛溢所致。水湿之邪泛溢肌肤，则遍身水肿；内聚脏腑，气机阻滞，则大便秘结、小便不利；壅遏经脉则脉沉有力。治宜逐水通便，行气消肿。

【方解】方中牵牛子苦寒，通利二便，逐水消痰，为君药。小茴香辛温芳香，行气除满，与牵牛相伍，可增其逐水之功而无寒凝之弊，为臣药。用法中加姜汁调服以行水而和胃为佐药。诸药配伍，逐水消肿，其效如大禹治水，故名"禹功散"。本方为治水湿泛溢阳水证之常用方。

【配伍特点】逐水通便之中，佐辛散行气之品，方简药专。

【现代运用】本方常用于肝硬化腹水、肾炎水肿、睾丸鞘膜积液等中医辨证属水湿壅盛，二便不利者。

	十枣汤	舟车丸	禹功散
相同点	均攻逐水饮，主治水饮壅盛之实证		
不同点	逐水之中兼培土扶正之品，为攻逐水饮之通用剂，尤善治悬饮	即十枣汤去大枣，加诸多破气之品，行气逐水，尤加黑丑、大黄、轻粉，其逐水之力峻猛，故易剂为丸，适用于水肿实证而病情急重者	由黑牵牛、小茴香、生姜汁组成，逐水行气兼以温化，方虽简而药专，适用于阳水便秘实证

第五节　攻补兼施剂

攻补兼施剂，适用于里实正虚便秘证，代表方如黄龙汤、增液承气汤等。

黄龙汤

【出处】《伤寒六书》。

【组成】大黄（9g）　芒硝（6g）　枳实（9g）　厚朴（9g）　甘草（3g）　人参（9g）　当归（6g）（原著本方无用量）

【用法】水二盅，姜三片，枣子二枚，煎之后，再入桔梗一撮，热沸为度（现代用法：上药加桔梗3g、生姜3片、大枣2枚，水煎，芒硝溶服）。

【功用】攻下热结，益气养血。

【主治】阳明腑实，气血不足证。心下硬痛，下利清水，色纯青，或大便秘结，脘腹胀满，腹痛拒按，身热口渴，神倦少气，谵语甚或循衣撮空，神昏肢厥，舌苔焦黄或焦黑，脉虚。

【证治机理】本证系阳明热结腑实，兼气血两虚所致。燥热内结肠中，腑气不通，故大便秘结，或下利清水，色纯青（即"热结旁流"），脘腹胀满，腹痛拒按；里热炽盛，故身热；邪热伤津，故身热口渴、舌苔焦黄或焦黑；气血两伤，则见神倦少气，脉虚；余如神昏谵语、肢厥、循衣撮空等皆为热结于里，上扰神明之危重证候。治当攻下

【附方】

热结，益气养血。

【方解】方中大黄泄热通便，荡涤积滞，为君药。配伍芒硝、枳实、厚朴为臣药，合取大承气汤之意，荡涤胃肠实热积滞，急下以存阴。佐以人参、当归益气养血，使攻下而不伤正。桔梗开宣肺气而通肠腑，与承气性降相伍，使气机升降复常，寓"欲降先升"之妙。生姜、大枣、甘草和中益胃，用为佐使。诸药相伍，热结得去，气血得复，诸症自除。方名"黄龙"者，乃喻本方之功效，有龙能兴云致雨而润燥土之意。本方为治阳明腑实，兼血不足证之代表方。

【配伍特点】峻下热结与补益气血并用，攻补兼施，以攻为主。

【现代运用】本方常用于伤寒、副伤寒、乙型脑炎、流行性脑脊髓膜炎、肠梗阻等中医辨证属阳明腑实，兼气血不足者。

新加黄龙汤

出处	《温病条辨》
组成	细生地五钱（15g） 生甘草二钱（6g） 人参另煎，一钱五分（4.5g） 生大黄三钱（9g） 芒硝一钱（3g） 玄参五钱（15g） 麦冬连心，五钱（15g） 当归一钱五分（4.5g） 海参洗，二条（2条） 姜汁六匙（6匙）
用法	以水八杯，煮取三杯。先用一杯，冲参汁五分、姜汁二匙，顿服之。如腹中有响声，或转矢气者，为欲便也；候一二时不便，再如前法服一杯；候二十四刻，不便，再服第三杯。如服一杯即得便，止后服。酌服益胃汤（沙参、麦冬、细生地、玉竹、冰糖）一剂，余参或可加入
功用	泄热通便，滋阴益气
主治	热结里实，气阴不足证。大便秘结，腹中胀满而硬，神倦少气，口干咽燥，唇裂舌焦，苔焦黄或焦黑燥裂，脉沉细

【鉴别】

	黄龙汤	新加黄龙汤
相同点	同属攻补兼施之剂，均治里实正虚便秘证	
不同点	含大承气汤之意，泻下热结之力强，适用于热结较甚，兼气血不足者	以调胃承气汤缓下热结，滋阴增液之力强，适用于热结里实，气阴不足者

增液承气汤

【出处】《温病条辨》。

【组成】玄参一两（30g）　麦冬连心，八钱（24g）　细生地八钱（24g）　大黄三钱（9g）　芒硝一钱五分（4.5g）

【用法】水八杯，煮取二杯，先服一杯，不知，再服（现代用法：水煎服，芒硝溶服）。

【功用】滋阴增液，泄热通便。

【主治】阳明温病，热结阴亏证。燥屎不行，或下之不通，口干唇燥，舌红苔黄，脉细数。

【证治机理】本证由温病热邪入里，阴津亏虚，燥屎内结所致。热结阳明，阴津亏损，则燥屎不行；津亏便秘乃"津液不足，无水舟停"（《温病条辨》）；口干唇燥、舌红苔黄、脉细数皆为热伤津亏之象。证乃热结阴亏，唯取攻下，则"无水行舟"，故治当滋阴增液，泄热通便。

【方解】方中重用玄参甘咸性寒，滋阴清热，润肠通便，为君药。麦冬、生地黄甘寒质润，助君药滋阴增液，泄热降火，共为臣药。三药并用（增液汤），取滋养阴津，"增水行舟"之意。热结既结，故以大黄、芒硝泄热通便，软坚润燥，共为佐药。诸药合用，阴液得复，热结得除，诸症可愈。本方为增液汤加大黄、芒硝而成，故名增液承气汤，为治热结阴亏，肠燥便秘证之基础方。

【配伍特点】重用甘寒，佐以苦寒，寓攻下于增水行舟之中，攻补兼施。

【现代运用】本方常用于痔疮便秘、习惯性便秘、产后便秘、痤疮等中医辨证属热结津亏者。

【使用注意】津液不足，无水舟停者，《温病条辨》主张先服增液汤，不下者，再服增液承气汤。方中玄参、生地黄、麦冬用量宜重，否则难达"增水行舟"之功。本方虽攻补兼施，但含大黄、芒硝克伐之品，不宜久服，中病即止。

复习思考题

1.试结合大承气汤的主治证候，分析其药物的配伍意义。

2.鉴别三承气汤组成、主治证、功用及用法之异同。

3.请分析说明十枣汤、舟车丸和禹功散在配伍用药及适应证方面之异同。

第三章

和解剂

凡以和解少阳、调和肝脾、调和寒热等作用为主，用于治疗伤寒邪在少阳、肝脾不和、寒热错杂的方剂，统称为和解剂。本类方剂属于"八法"中的"和法"。

和方之制，和其不和也，故凡病兼虚者，补而和之；兼滞者，行而和之；兼寒者，温而和之；兼热者，凉而和之；兼表者，散而和之；兼里者，攻而和之。本章所选之方主要适用于伤寒邪入少阳证。少阳属胆，位于半表半里，既不宜发汗，又不宜吐下，唯有和解一法最为适宜。然胆附于肝，互为表里，胆病及肝，肝病及胆，且肝胆疾病又可累及脾胃，致肝脾不和；若中气虚弱，寒热相搏，又可致寒热互结。因此，和解剂除和解少阳以治少阳病证以外，尚包括调和肝脾以治肝郁脾虚证，调和寒热以治寒热互结证。本章方剂分为和解少阳剂、调和肝脾剂、调和寒热剂三类。

和解剂以祛邪为主，故纯虚者不宜用。凡外感疾病邪在肌表，未入少阳，或邪已入里，阳明热盛者，均不宜使用和解剂。

第一节 和解少阳剂

和解少阳剂，适用于邪在少阳的病证，代表方如小柴胡汤、蒿芩清胆汤等。

小柴胡汤

【出处】《伤寒论》。

【组成】柴胡半斤（24g） 黄芩三两（9g） 人参三两（9g） 甘草炙，三两（9g） 半夏洗，半升（9g） 生姜切，三两（9g） 大枣擘，十二枚（4枚）

【用法】上七味，以水一斗二升，煮取六升，去滓，再煎，取三升，温服一升，日三服（现代用法：水煎服）。

【功用】和解少阳。

【主治】

1.伤寒少阳证。往来寒热，胸胁苦满，默默不欲饮食，心烦喜呕，口苦，咽干，目眩，舌苔薄白，脉弦。

2.妇人中风，热入血室。经水适断，寒热发作有时。

3.疟疾、黄疸等病而见少阳证。

【证治机理】本证由伤寒邪入少阳所致。少阳经脉循胸布胁，位于太阳、阳明表里之间。伤寒邪犯少阳，病在半表半里，邪正相争，正胜欲拒邪出于表，邪胜欲入里并于阴，故往来寒热。邪在少阳，经气不利，郁而化热，胆火上炎，而致胸胁苦满、心烦、口苦、咽干、目眩；胆热犯胃，胃失和降，气逆于上，故默默不欲饮食而喜呕。若妇人月经适断，感受风邪，邪热内传血室，肝胆疏泄失常，故寒热发作有时。治宜和解之法，切忌汗、吐、下。

【方解】方中柴胡辛苦，入肝胆经，透泄少阳之邪，并能疏泄气机之郁滞，使少阳之邪得以疏散，为君药。黄芩苦寒，清泄少阳之热，为臣药。柴胡、黄芩相伍，一散一清，共解少阳之邪，为治疗邪入少阳的基本配伍。胆气犯胃，胃失和降，佐以半夏、生姜和胃降逆止呕；邪从太阳传入少阳，缘于正气本虚，故又佐以人参益气健脾，一者取其扶正以祛邪，一者取其益气以御邪内传，俾正气旺盛，则邪无内向之机。炙甘草助参、枣扶正，且能调和诸药，用为佐使药。生姜与大枣配伍，调营卫，和表里。诸药合用，和解少阳，兼和胃气。本方为治少阳病证之基础方，又是和解少阳法之代表方。

【配伍特点】柴芩相伍，和解少阳；升降并用，邪正兼顾。

【常用加减】若胸中烦而不呕，为热聚于胸，去半夏、人参，加瓜蒌清热理气宽胸；渴者，是热伤津液，去半夏，加天花粉生津止渴；腹中痛，是肝气乘脾，宜去黄

芩，加芍药柔肝缓急止痛；胁下痞硬，是气滞痰凝，去大枣，加牡蛎软坚散结；心下悸，小便不利，是水气凌心，宜去黄芩，加茯苓利水宁心；不渴，外有微热，是表邪仍在，宜去人参，加桂枝以解表；咳者，是素有肺寒留饮，宜去人参、大枣、生姜，加五味子、干姜温肺止咳。

【现代运用】本方常用于感冒、流行性感冒、疟疾、慢性肝炎、肝硬化、急慢性胆囊炎、胆结石、中耳炎、急性乳腺炎、胆汁反流性胃炎、胃溃疡等中医辨证属少阳证者。

【使用注意】原方"去滓再煎"，使药性更为醇和。小柴胡汤服后，一般不经汗出而病解，但亦可见药后得汗而愈者，此乃正复邪却，胃气调和之征。正如《伤寒论》所云："上焦得通，津液得下，胃气因和，身濈然汗出而解。"若少阳病证经误治损伤正气，或患者素体正气不足，服用本方，亦可见先寒战后发热而汗出之"战汗"之象，属正胜邪却之征。

【附方】

	柴胡桂枝干姜汤	柴胡加龙骨牡蛎汤
出处	《伤寒论》	《伤寒论》
组成	柴胡半斤（24g）　桂枝去皮，三两（9g）　干姜二两（6g）　栝蒌根四两（12g）　黄芩三两（9g）　牡蛎熬，二两（6g）　甘草炙，二两（6g）	柴胡四两（12g）　龙骨　牡蛎熬　生姜切　人参　桂枝去皮　茯苓各一两半（各4.5g）　半夏洗，二合半（9g）　黄芩一两（3g）　铅丹一两半（1g）　大黄二两（6g）　大枣擘，六枚（2枚）
用法	上七味，以水一斗二升，煮取六升，去滓，再煎，取三升，温服一升，日三服。初服微烦，复服，汗出便愈	上十二味，以水八升，煮取四升，内大黄，切如棋子，更煮一两沸，去滓，温服一升

续表

	柴胡桂枝干姜汤	柴胡加龙骨牡蛎汤
功用	和解少阳，温化水饮	和解少阳，通阳泄热，重镇安神
主治	伤寒邪入少阳，兼有寒饮。胸胁满微结，小便不利，渴而不呕，但头汗出，往来寒热，心烦；亦治疟疾寒多微有热，或但寒不热者	伤寒少阳兼痰热扰心证。胸满烦惊，小便不利，谵语，一身尽重，不可转侧

【鉴别】

	小柴胡汤	柴胡桂枝干姜汤	柴胡加龙骨牡蛎汤
相同点	均能和解少阳，主治往来寒热等少阳证，皆以柴胡为君		
不同点	乃伤寒邪入少阳之主方，主治少阳证邪在半表半里者	兼内有寒饮，故以桂枝、干姜温阳化饮；渴而不呕，故去半夏，加天花粉生津止渴；胸胁满微结，加牡蛎软坚散结	兼有痰热，且见谵语，故以大黄泄热；小便不利加茯苓利水而化痰；心烦惊恐，加铅丹、龙骨、牡蛎镇心安神

大柴胡汤

【出处】《金匮要略》。

【组成】柴胡半斤（24g） 黄芩三两（9g） 芍药三两（9g） 半夏洗，半升（9g） 枳实炙，四枚（9g） 大黄二两（6g） 大枣擘，十二枚（4枚） 生姜切，五两（15g）

【用法】上八味，以水一斗二升，煮取六升，去滓，再煎。温服一升，日三服（现代用法：水煎服）。

【功用】和解少阳，内泄热结。

【主治】少阳、阳明合病。往来寒热，胸胁苦满，呕不止，郁郁微烦，心下痞硬，或心下急痛，大便不解或协热下利，舌苔黄，脉弦数有力。

【证治机理】本证乃少阳之邪内传阳明，化热成实而致。少阳病未解，故见往来寒热、胸胁苦满；邪入阳明，化热成实，气机被阻，腑气不通，故见心下痞硬，或心下急痛、大便不解、苔黄、脉数；里热较甚，心烦加重而表现为郁郁微烦；胆热犯胃，加之阳明热结，胃气上逆更甚，故由少阳证之"喜呕"而成"呕不止"；若阳明积热下迫，大肠传导失司，又可见协热下利。此少阳与阳明合病，亦为表里同病。伤寒少阳证治当和解，禁用下法，否则伤及气血或引邪入里，但兼阳明腑实，则又当下，故治宜和解少阳为主，辅以内泻阳明热结。

【方解】本方以小柴胡汤与小承气汤合方加减而成。方中重用柴胡为君，疏解少阳之邪，臣以黄芩清泄少阳郁热，二药合用，和解清热，以解少阳之邪。轻用大黄、枳实泄热通腑，行气破结，以内泻阳明热结，亦为臣药。芍药缓急止痛，与大黄相配可治腹中实痛，合枳实能调和气血，以除心下急痛；半夏和胃降逆，辛开散结；配伍大量生姜，既增止呕之功，又解半夏之毒，共为佐药。大枣和中益气，与生姜相配，调脾胃、和营卫，并调和诸药，为佐使药。本方为治少阳阳明合病之代表方。

【鉴别】

	小柴胡汤	大柴胡汤
相同点	均主治往来寒热等少阳证；皆用柴胡、黄芩、半夏、生姜和大枣，以柴胡为君、黄芩为臣，具和解少阳之功	
不同点	主治少阳证邪在半表半里者。方中尚有人参、甘草，祛邪扶正	主治少阳阳明合病。因少阳之邪渐次传里，阳明实热已结，且见呕不止，故重用生姜以增止呕之力而不用人参、甘草之甘壅；加大黄、枳实，意在泄热除结，入芍药则具缓急止痛之功

【配伍特点】和下并用，主以和解少阳，辅以内泄热结，佐以缓急降逆。

【现代运用】本方常用于急性胆囊炎、急性胰腺炎、胆石症、胃及十二指肠溃疡、阑尾炎、细菌性痢疾、肠系膜淋巴结炎等中医辨证属少阳、阳明合病者。

蒿芩清胆汤

【出处】《重订通俗伤寒论》。

【组成】青蒿脑钱半至二钱（4.5～6g）　淡竹茹三钱（9g）　仙半夏钱半（4.5g）　赤茯苓三钱（9g）　青子芩钱半至三钱（4.5～9g）　生枳壳钱半（4.5g）　陈广皮钱半（4.5g）　碧玉散（滑石、甘草、青黛）包，三钱（9g）

【用法】水煎服。

【功用】清胆利湿，和胃化痰。

【主治】少阳湿热痰浊证。寒热如疟，寒轻热重，口苦膈闷，吐酸苦水，或呕黄涎而黏，甚则干呕呃逆，胸胁胀痛，小便黄少，舌红苔白腻，间现杂色，脉数而右滑左弦。

【证治机理】本证为少阳胆热偏重，兼有湿热痰浊内阻之候。湿遏热郁，阻于少阳胆与三焦，三焦之气机不畅，胆中之相火乃炽，以致少阳枢机不利。胆经郁热偏重，故寒热如疟、寒轻热重、口苦膈闷、胸胁胀痛。胆热犯胃，液郁为痰，胃气上逆，故吐酸苦水，或呕黄涎而黏，甚则干呕呃逆。湿阻三焦，水道不畅，以致小便短少，其色黄赤。病在少阳，湿热痰浊为患，故舌红苔白腻，或间现黄灰等杂色；脉数主热，右滑主痰，左弦主少阳气郁。治宜清胆利湿，和胃化痰。

【方解】方中青蒿脑（即青蒿之嫩芽）苦寒芳香，既清透少阳邪热，又辟秽化湿；黄芩苦寒，善清胆热，并能燥湿，两药相合，既可清少阳之热，又能祛少阳之湿，共为君药。竹茹善清胆胃之热，化痰止呕；赤茯苓利湿健脾，二者为臣药。枳壳下气宽中，除痰消痞；半夏燥湿化痰，和胃降逆；陈皮理气化痰，宽胸利膈，三药相伍，理气化痰，共为佐药。碧玉散清热利湿，导湿热从小便而去，为佐使药。本方为治少阳湿热痰浊证之常用方。

【配伍特点】芳香清透以畅少阳之枢机，苦燥降利以化湿郁之痰浊。

【现代运用】本方常用于急性胆囊炎、急性黄疸性肝炎、胆汁返流性胃炎、肾盂肾炎、盆腔炎等中医辨证属少阳湿热痰浊者。

【鉴别】

	小柴胡汤	蒿芩清胆汤
相同点	均能和解少阳，用于邪在少阳，往来寒热、胸胁苦满者	
不同点	以柴胡、黄芩配人参、大枣、炙甘草，和解中兼有益气扶正之功，宜于邪犯少阳、胆胃不和者	以青蒿、黄芩配赤茯苓、碧玉散，和解之中兼有化痰清热利湿之效，宜于少阳胆热偏重，且有湿热痰浊者

达原饮

【出处】《温疫论》。

【组方】槟榔二钱（6g） 厚朴一钱（3g）草果仁五分（1.5g） 知母一钱（3g） 芍药一钱（3g） 黄芩一钱（3g） 甘草五分（1.5g）

【用法】用水二盅，煎八分，午后温服（现代用法：水煎服）。

【功用】开达膜原，辟秽化浊。

【主治】温疫或疟疾，邪伏膜原证。憎寒壮热，或一日三次，或一日一次，发无定时，胸闷呕恶，头痛烦躁，脉数，舌边深红，舌苔垢腻，或苔白厚如积粉。

【证治机理】本证由温疫秽浊毒邪伏于膜原所致。温疫邪入膜原，邪正相争，故见憎寒壮热；温疫热毒内侵入里，导致呕恶、头痛烦躁、苔白厚如积粉等秽浊之症。此为温疫秽浊毒邪伏于膜原，邪不在表，忌用发汗，法以开达膜原，辟秽化浊。

【方解】方中槟榔为君药，破滞气，消痰癖。厚朴芳香化浊，理气祛湿；草果辛香化浊，辟秽止呕，共为臣药。以上三药气味辛烈，可直达膜原，逐邪外出。凡温疫毒邪，最易化火伤阴，故用白芍、知母清热滋阴，并可防诸辛燥药之耗散阴津；黄芩苦寒，清热燥湿，共为佐药。配以甘草生用为使，既能清热解毒，又可调和诸药。全方合用，可使秽浊得化，热毒得清，则邪气溃散，速离膜原，故以"达原饮"名之。本方为治温疫秽浊毒邪伏于膜原证之主方。

【配伍特点】苦温芳化与苦寒清热之中少佐酸甘之法，透达膜原则湿去热清而不伤阴。

【现代运用】本方常用于疟疾、流行性感冒、病毒性脑炎等中医辨证属温热疫毒伏于膜原者。

第二节 调和肝脾剂

调和肝脾剂，适用于肝脾不和的病证，代表方如四逆散、逍遥散、痛泻要方等。

四逆散

【出处】《伤寒论》。

【组成】甘草炙 枳实破，水渍，炙干 柴胡 芍药各十分（各6g）

【用法】上四味，捣筛，白饮和，服方寸匕，日三服（现代用法：水煎服）。

【功用】透邪解郁，疏肝理脾。

【主治】

1. 阳郁厥逆证。手足不温，或腹痛，或泄利下重，脉弦。

2. 肝脾不和证。胁肋胀痛，脘腹疼痛，脉弦。

【证治机理】本方在《伤寒论》中原治"少阴病，四逆"。四逆者，手足不温也。其证缘于外邪循经入里，气机为之郁遏，致阳气内郁，不能达于四末，而见手足不温。此"四逆"与阳衰阴盛之四肢厥逆有别。肝气郁结，疏泄失常，木郁乘土，故见胁肋胀痛，或见脘腹疼痛，或见泄利下重等症；脉弦亦主肝郁。治宜透邪解郁，调畅气机。

【方解】方中柴胡入肝胆经，升发阳气，疏肝解郁，透邪外出，为君药。白芍敛阴，养血柔肝，为臣药，与柴胡合用，以补养肝血，条达肝气，可使柴胡升散而无耗伤阴血之虞。佐以枳实理气解郁散结，与柴胡相伍，一升一降，加强调畅气机之功，并奏升清降浊之效，与白芍相配，又能理气和血，使气血调和。佐使以甘草，调和诸药，益脾和中；与白芍配伍，则酸甘化阴，缓急止痛。原方用白饮（米汤）和服，白饮和中气，则阴阳之气自相顺接。本方原治阳郁厥逆证，现为疏肝理脾法之基础方。

【配伍特点】疏柔相合，以适肝性；升降同用，气血并调。

【现代运用】本方常用于慢性肝炎、胆囊炎、胆石症、肋间神经痛、胃溃疡、胃炎、附件炎、输卵管阻塞、急性乳腺炎等中医辨证属肝胆气郁，肝脾（或胆胃）不和者。

逍遥散

【出处】《太平惠民和剂局方》。

【组成】甘草微炙赤，半两（4.5g）当归去苗，锉，微炒 茯苓去皮，白者 白芍药 白术 柴胡去苗，各一两（各9g）

【用法】上为粗末，每服二钱（6g），水一大盏，烧生姜一块切破，薄荷少许，同煎至七分，去渣热服，不拘时候（现代用法：加生姜3片、薄荷3g，水煎服；或为丸剂，每服6～9g，日2次）。

【功用】疏肝解郁，养血健脾。

【主治】肝郁血虚脾弱证。两胁作痛，头痛目眩，口燥咽干，神疲食少，或往来寒热，或月经不调，乳房胀痛，舌苔薄白，脉弦而虚。

【证治机理】本证由肝郁血虚脾弱所致。肝性喜条达，恶抑郁，为藏血之脏，体阴而用阳。若情志不畅，肝木不能条达，则肝体失于柔和，以致肝郁血虚。肝郁血虚则两胁作痛、头痛目眩；郁而化火，故口燥咽干；肝木为病易于传脾，脾胃虚弱，故神疲食少；脾胃虚弱则营卫受损，失于调和而致往来寒热；肝藏血，主疏泄，肝郁血虚脾弱，妇女多见月经不调、乳房胀痛。治宜疏肝解郁，养血健脾。

【方解】方中柴胡疏肝解郁，使肝郁得

以条达，为君药。白芍养血敛阴，柔肝缓急；当归养血和血，乃血中气药；归、芍与柴胡同用，补肝体而助肝用，使血和而肝气柔，共为臣药。肝病易传脾，木郁则土衰，故以白术、茯苓、甘草健脾益气，非但实土以御木乘，且使营血生化有源，共为佐药。用法中加薄荷少许，疏散郁遏之气，透达肝经郁热；烧生姜降逆和中，且能辛散达郁，亦为佐药。甘草健脾益气，调和诸药，用为佐使。本方为治肝郁血虚脾弱证之代表方。

本方治肝郁血虚脾弱证，其中柴胡疏肝、当归养血、术苓健脾。原方以疏肝为主，君以柴胡，臣佐养血、健脾之品。临证使用本方时，当视病机之主次，变化君臣配伍，以确定方中药物用量。若以血虚为主者，君以当归、白芍，臣佐健脾、疏肝之品；脾气虚为著者，君以白术，臣以茯苓，佐以疏肝、养血之品；脾虚湿盛者，君以茯苓，臣以白术，佐以疏肝、养血之品。临证执此一方，圆机活法，方效无穷，乃窥得"方之精，变也"之一斑。

【配伍特点】肝脾同调，气血兼顾，疏柔合法。木郁达之，则脾弱得复，血虚得养。

【现代运用】本方常用于慢性肝炎、肝硬化、胆石症、胃及十二指肠溃疡、慢性胃炎、胃肠神经官能症、经前期紧张综合征、乳腺小叶增生、围绝经期综合征、盆腔炎、不孕症等中医辨证属肝郁血虚脾弱者。

【附方】

	加味逍遥散（丹栀逍遥散）	黑逍遥散
出处	《内科摘要》	《医略六书》
组成	当归　芍药　茯苓　白术炒　柴胡各一钱（各6g）　牡丹皮　山栀炒　甘草炙，各五分（各3g）	逍遥散加生地或熟地（6g）
用法	水煎服	水煎，去渣，微温服
功用	养血健脾，疏肝清热	疏肝健脾，养血调经
主治	肝郁血虚内热证。烦躁易怒，或自汗盗汗，或头痛目涩，或颊赤口干，或月经不调，少腹胀痛，或经期吐衄，舌红苔薄黄，脉弦虚数	肝脾血虚，临经腹痛，脉虚弦

【鉴别】

	逍遥散	加味逍遥散	黑逍遥散
相同点	均能疏肝解郁，养血健脾，主治肝郁血虚脾弱证，组成中皆有柴胡、芍药、当归、茯苓、白术和甘草等		
不同点	主治肝郁血虚脾弱证	因肝郁血虚日久，则生热化火，故加丹皮以清血中之伏火，炒山栀善清肝热。多用于肝郁血虚有热所致的月经不调，经量过多，日久不止，以及经期吐衄等	在逍遥散的基础上加地黄，主治逍遥散证而血虚较甚者。若血虚兼内热者，宜加生地黄；血虚无热象者，应加熟地黄

痛泻要方

【出处】《丹溪心法》。

【组成】白术炒，三两（9g） 芍药炒，二两（6g） 陈皮炒，两半（4.5g） 防风一两（3g）

【用法】上锉，分八贴，水煎或丸服（现代用法：水煎服）。

【功用】补脾柔肝，祛湿止泻。

【主治】脾虚肝郁之痛泻。肠鸣腹痛，大便泄泻，泻必腹痛，舌苔薄白，脉两关不调，左弦而右缓者。

【证治机理】痛泻之证系由土虚木乘，肝脾不和，脾运失常所致。《医方考》曰：“泻责之脾，痛责之肝；肝责之实，脾责之虚，脾虚肝实，故令痛泻。”其特点是泻必腹痛。肝脾脉在两关，肝脾不和，故其脉两关不调，左关弦主肝郁，右关缓主脾虚；舌苔薄白亦为脾虚之征。治宜补脾柔肝，祛湿止泻。

【方解】方中白术苦甘而温，补脾燥湿以治土虚，为君药。白芍酸寒，柔肝缓急止痛，与白术相配，于土中泻木，为臣药。陈皮辛苦而温，理气燥湿，醒脾和胃，为佐药。防风具升散之性，与白芍相伍，以助疏散肝郁；与白术相伍，以鼓舞脾之清阳，且有祛湿以助止泻之功，又为脾经引经药，故兼具佐使之用。本方为治脾虚肝郁痛泻之常用方。

【配伍特点】补脾柔肝，寓疏于补，扶土抑木。

【现代运用】本方常用于急性肠炎、慢性结肠炎、肠易激综合征等中医辨证属脾虚肝郁者。

第三节　调和寒热剂

调和寒热剂，适用于寒热互结于中焦，升降失常，而致心下痞满等证，代表方如半夏泻心汤等。

半夏泻心汤

【出处】《伤寒论》。

【组成】半夏洗，半升（12g） 黄芩干姜 人参各三两（各9g） 黄连一两（3g） 大枣擘，十二枚（4枚） 甘草炙，

三两（9g）

【用法】上七味，以水一斗，煮取六升，去滓，再煎，取三升，温服一升，日三服（现代用法：水煎服）。

【功用】寒热平调，散结除痞。

【主治】寒热互结之痞证。心下痞，但满而不痛，或呕吐，肠鸣下利，舌苔腻而微黄。

【证治机理】本方所治之痞，原系小柴胡汤证误用攻下，损伤中阳，少阳邪热乘虚内陷，以致寒热互结，而成心下痞。痞者，痞塞不通，上下不能交泰之谓。心下即胃脘，病属脾胃。脾胃居中焦，为阴阳升降之枢纽，因中气虚弱，寒热互结，遂成痞证。脾为阴脏，其气主升，胃为阳腑，其气主降，中气既伤，升降失常，清浊不分，故在上则见呕吐，在下则肠鸣下利。治宜调其寒热，益气和胃，散结除痞。

【方解】方中以辛温之半夏为君，散结除痞，又善降逆止呕。干姜之辛热以温中散

寒，黄芩、黄连之苦寒以泄热开痞，为臣。四药相伍，为寒热平调、辛开苦降法之常用配伍。然寒热互结，又缘于中虚失运、升降失常，故佐以人参、大枣甘温益气，以补脾虚。佐使以甘草补脾和中而调诸药。本方为治中气虚弱、寒热互结痞证之常用方，又是体现寒热平调、辛开苦降法之代表方。

本方即小柴胡汤去柴胡、生姜，加黄连、干姜而成。因无半表证，故去解表之柴胡、生姜；痞因寒热互结而成，故加寒热平调之黄连、干姜，变和解少阳之剂，而为调和寒热之方。后世师其法，随证加减，广泛应用于中焦寒热互结、升降失调诸证。

【配伍特点】寒热平调以和阴阳，辛开苦降以调气机，补泻兼施以顾虚实。

【现代运用】本方常用于急慢性胃肠炎、慢性结肠炎、慢性肝炎、早期肝硬化等中医辨证属中气虚弱，寒热互结，症见痞、呕、下利者。

【附方】

	生姜泻心汤	甘草泻心汤	黄连汤
出处	《伤寒论》	《伤寒论》	《伤寒论》
组成	生姜切，四两（12g）甘草炙，三两（9g）人参三两（9g）干姜一两（3g）黄芩三两（9g）半夏洗，半升（9g）黄连一两（3g）大枣十二枚（4枚）	甘草炙，四两（12g）黄芩人参干姜各三两（各9g）黄连一两（3g）大枣十二枚（4枚）半夏洗，半升（9g）	黄连甘草炙干姜桂枝去皮，各三两（各9g）人参二两（6g）半夏洗，半升（9g）大枣擘，十二枚（4枚）
用法	上八味，以水一斗，煮取六升，去滓，再煎，取三升，温服一升，日三服	上七味，以水一斗，煮取六升，去滓，再煎，取三升，温服一升，日三服。	上七味，以水一斗，煮取六升，去滓，温服一升，日三服，夜二服
功用	和胃消痞，宣散水气	和胃补中，降逆消痞	寒热并调，和胃降逆

续表

	生姜泻心汤	甘草泻心汤	黄连汤
主治	水热互结痞证。心下痞硬，干噫食臭，腹中雷鸣下利者	胃气虚弱痞证。下利日数十行，谷不化，腹中雷鸣，心下痞硬而满，干呕，心烦不得安	胸中有热，胃中有邪气，腹中痛，欲呕吐者

【鉴别】

	半夏泻心汤	生姜泻心汤	甘草泻心汤	黄连汤
相同点	均能寒热并治，散结除痞，主治痞证，组成中皆有半夏、干姜、黄连、人参、甘草和大枣			
不同点	辛开苦降，寒热平调以治寒热交结之痞证	即半夏泻心汤减干姜二两，加生姜四两而成。重用生姜，取其和胃降逆、宣散水气而消痞满，配合辛开苦降、补益脾胃之品，主治水热互结、脾胃升降失常所致之痞证	即半夏泻心汤加重炙甘草一两而成，重用炙甘草调中补虚，配合辛开苦降之品，主治胃气虚弱、寒热互结所致之痞证	即半夏泻心汤加黄连二两，去黄芩加桂枝而成。本方证为上热下寒，上热则欲呕，下寒则腹痛，故用黄连清上热，干姜、桂枝温下寒，配伍半夏和胃降逆，参、草、大枣补虚缓急，故主治上热下寒之腹痛欲呕证

复习思考题

1. 小柴胡汤中人参的配伍意义如何？

2. 大、小柴胡汤在主治证、功用和配伍上有何异同？

3. 痛泻要方中配伍防风的意义是什么？

第四章

清热剂

凡以清热、泻火、凉血、解毒等作用为主，用于治疗里热证的方剂，统称为清热剂。本类方剂属于"八法"中的"清法"。

清热剂适用于里热证。此时表证已解而热已入里，或里热已盛但尚未结实。里热证多由外感六淫之邪化热入里所致，亦有因五志化火而热从内生者。由于里热证的发生发展有阶段、病位、虚实、季节的差异，故临证有气分热、营分热、血分热、温疫、温毒、疮疡疔毒、脏腑火热、虚热、暑热等不同，遂本章方剂分为清气分热、清营凉血、清热解毒、清脏腑热、清虚热、清热祛暑六类。

里热证尤应分辨热证之真假。真寒假热证者，不可误用本类方剂；亦应辨别热证之虚实。凡实热证者，当以寒凉清热方剂直折其热；若为虚热证，当以甘凉养阴之剂以清退其热。如屡用清热泻火方剂而热不退者，为阴虚之象，应改投滋阴降火之方治疗，所谓"壮水之主，以制阳光"。对邪热炽盛，服凉药即吐者，可凉药热服或于方中加用少量热药以为反佐，消除寒热格拒之象。在辨治热证时，应根据病情配伍养阴药，以达到顾护阴液的目的。清热剂属寒凉之品，易伤胃阳，故宜中病即止，不宜久服。亦可配伍健脾和胃之品，以顾护中州。

第一节　清气分热剂

清气分热剂，适用于热入气分病证，或热病后余热未清、气阴两伤证，代表方如白虎汤、竹叶石膏汤等。

白虎汤

【出处】《伤寒论》。

【组成】石膏碎，一斤（50g）　知母六两（18g）　粳米六合（9g）　甘草炙，二两（6g）

【用法】上四味，以水一斗，煮，米熟汤成，去滓，温服一升，日三服（现代用法：以水煎煮至米熟汤成，去滓，温服，日三服）。

【功用】清热生津。

【主治】气分热盛证。壮热面赤，烦渴饮冷，汗出恶热，脉洪大有力。

【证治机理】本方证原为治疗伤寒化热内传阳明经证之主方，后世沿用治疗温病邪热传入气分证，二者虽感邪不同，但皆为里热炽盛、充斥内外之征。邪热内传，里热炽盛，故见壮热面赤；热灼津伤，而见烦渴引饮；里热蒸腾，逼津外泄，则致汗出；邪热盛于经，气血动于脉，故脉洪大有力。其病机为热盛伤津，治宜清热生津之法。

【方解】方中重用生石膏，辛甘大寒，

主入阳明经，大清气分之热，除烦生津而不伤阴，为君药。知母苦寒质润，既助石膏以清热，又能润燥生津，为臣药。君臣相须，其清热生津之力倍增，为清气分热盛之常用配伍。炙甘草、粳米和中益胃，防君臣药大寒伤及脾胃，为佐药。炙甘草兼以调和诸药，为使药。本方是治疗阳明经证和气分热证之代表方剂。

【配伍特点】重用辛寒清气，伍以苦寒质润，少佐甘温和中，则清不伤阴，寒不伤中。

【现代运用】本方常用于感染性疾病，如大叶性肺炎、流行性乙型脑炎、流行性出血热、牙龈炎、牙髓炎等中医辨证属气分热盛者。

【使用注意】本方为大寒之剂，热退后不宜久服。若表证未解之无汗发热，或口不渴者，或脉见浮细或沉者，或脉洪不胜重按者，以及阴盛格阳之假热等证，均不可使用本方。

【附方】

	白虎加人参汤	白虎加桂枝汤	白虎加苍术汤	白虎承气汤
出处	《伤寒论》	《金匮要略》	《类证活人书》	《重订通俗伤寒论》
组成	知母六两（18g）石膏碎，绵裹，一斤（50g）甘草炙，二两（6g）粳米六合（9g）人参三两（10g）	知母六两（18g）石膏一斤（50g）甘草炙，二两（6g）粳米二合（6g）桂枝去皮，三两（9g）	知母六两（18g）甘草炙，二两（6g）石膏一斤（50g）苍术　粳米各三两（9g）	生石膏细研，八钱（24g）　生锦纹三钱（9g）　生甘草八分（2.4g）　知母四钱（12g）　元明粉二钱（6g）　陈仓米荷叶包，三钱（9g）
用法	上五味，以水一斗，煮米熟汤成，去滓，温服一升，日三服	为粗末，每服五钱（15g），水一盏半，煎至八分，去滓温服，汗出愈	上锉如麻豆大，每服五钱（15g），水一盏半，煎八分，去滓，取六分清汁，温服	水煎，元明粉冲服
功用	清热益气生津	清热通络和营卫	清热祛湿	清热泻火，通便
主治	阳明气分热盛并气津两伤证。汗、吐、下后，高热汗出，烦渴引饮，背微恶寒，神疲，舌红苔黄干，脉芤	温疟。其脉如平，身无寒但热，骨节烦痛，时呕；或风湿热痹，壮热气粗，关节红肿热痛，口渴苔白，脉弦数	湿温病热重于湿证。身热胸痞，汗多，舌红苔黄腻而干，以及风湿热痹，身大热，关节肿痛	伤寒阳明病。邪火壅闭，昏不识人，谵语发狂，大热大烦，大渴大汗，大便燥结，小便赤涩

【鉴别】

	白虎汤	白虎加人参汤	白虎加桂枝汤	白虎加苍术汤	白虎承气汤
相同点	均能清热生津，主治身热烦渴等气分证，皆以石膏为君，知母为臣				
不同点	乃伤寒邪入阳明经之主方，主治伤寒阳明热盛或温病热入气分证	兼气津两伤证，故佐以人参补益气津，清热与益气生津并重	兼治经脉不通所致骨节疼烦，故加桂枝温通经络，清中有透	主治湿温病热重于湿，因兼有湿邪为患，故加苍术燥湿，清热与燥湿并用	主治伤寒经腑两病，故加大黄、元明粉通腑泄热，经腑两清

竹叶石膏汤

【出处】《伤寒论》。

【组成】竹叶二把（6g） 石膏一斤（50g） 半夏洗，半升（9g） 麦门冬一升，去心（20g） 人参二两（6g） 甘草二两，炙（6g） 粳米半升（10g）

【用法】上七味，以水一斗，煮取六升，去滓，内粳米，煮米熟汤成，去米温服一升，日三服（现代用法：水煎服）。

【功用】清热生津，益气和胃。

【主治】伤寒、温病、暑病余热未清，气阴两伤证。身热多汗，心胸烦闷，气逆欲呕，口干喜饮，虚羸少气，或虚烦不寐，舌红苔少，脉虚数。

【证治机理】本证为热病之后，余邪留恋，里热未清而气津已伤，胃气不和所致。温病后期，里热虽除但余热未清，留恋气分，故见身热汗多；余热内扰，气津渐耗，故口干喜饮、心胸烦闷；胃失和降，故气逆欲呕；上扰于心，致虚烦不寐；虚羸少气、舌红苔少、脉细数为热伤气津之象。其病机为余热未清，气津两伤，治宜清热生津、益气和胃之法。

【方解】方中重用石膏，辛甘大寒，清热生津，除烦止渴，为君药。竹叶清热除烦，人参、麦冬益气生津，三味共为臣药。半夏降逆和胃，其性虽温，但配于清热生津之中，则温燥之性去而降逆之用存，且有助于输转津液，使人参、麦冬补而不滞；粳米益胃和中，同为佐药。甘草益气并调和诸药而为佐使。本方是治疗热病后期余热未清，致气津两伤证之常用方。

【配伍特点】辛甘大寒与甘寒甘温合为清补之剂，清而不寒，补而不滞。

【现代运用】本方常用于中暑、夏季热、流脑后期、糖尿病等中医辨证属余热未清而气津两伤者。

【鉴别】

	白虎汤	白虎加人参汤	竹叶石膏汤
相同点	均能清热生津，主治身热烦渴之里热证，皆以石膏为君		
不同点	乃伤寒邪入阳明经之主方，主治伤寒阳明热盛或温病热入气分证，故重用石膏、知母清气分邪热	兼气津两伤证，故佐以人参补益气津，清热与益气生津并重	主治温病后期，余热未清所致气津两伤证，故去知母，加竹叶以助石膏清热除烦，加人参、麦冬益气生津，半夏和胃降逆，而成清补之剂

第二节　清营凉血剂

清营凉血剂，适用于邪热传营或热入血分证，代表方如清营汤、犀角地黄汤等。

清营汤

【出处】《温病条辨》。

【组成】犀角（水牛角代，镑片先煎）三钱（30g）　生地五钱（15g）　元参三钱（9g）　竹叶心一钱（3g）　麦冬三钱（9g）　丹参二钱（6g）　金银花三钱（9g）　连翘连心用，二钱（6g）　黄连一钱五分（4.5g）

【用法】上药，水八杯，煮取三杯，日三服（现代用法：水煎服，水牛角镑片先煎，后下余药）。

【功用】清营解毒，透热养阴。

【主治】热入营分证。身热夜甚，神烦少寐，时有谵语，目常喜开或喜闭，口渴或不渴，斑疹隐隐，舌绛而干，脉数。

【证治机理】本方证为温病邪热内传营分，耗伤营阴所致。热邪传入营分，灼伤营阴，且入夜阳气内归营阴则与热相合，故身热夜甚、口渴、脉数；邪热蒸腾营阴上潮于口，故亦可见口反不渴；营气通于心，热扰心营，故神烦少寐、时有谵语；火热欲从外泄，阴阳不相既济，故目喜开或喜闭；营分之热波及血分，则见斑疹隐隐、舌绛。其病机为热扰心营，灼伤营阴，热近于血分，治宜清营解毒、透热养阴之法。

【方解】方中犀角为君（现用水牛角代），咸寒直入营血，以清解营分热毒。生地黄凉血滋阴，麦冬清热养阴生津，玄参滋阴降火解毒，三药共用，甘寒养阴保津，并助君药清营凉血解毒，共为臣药。君臣相使，咸寒配伍甘寒，清营热而滋营阴，扶正祛邪兼顾。金银花、连翘、竹叶心轻宣透邪，使营分之邪透出气分而解，此即叶天士"入营犹可透热转气"之法；黄连苦寒清心解毒；丹参清心凉血，活血散瘀，既消已成之瘀，又防热与血结成瘀，此五味共助君药清热凉血，并皆入心经，共为佐药。本方是治疗温病热邪传入营分证之代表方剂。

【配伍特点】咸苦甘寒以滋养清解，透热转气以入营清散。

【现代运用】本方常用于流行性乙型脑炎、流行性脑脊髓膜炎、败血症、肠伤寒、钩端螺旋体病等中医辨证属热入营分者。

【使用注意】临证应用本方以舌绛而干为要。原著"舌白滑者，不可与也"，并在该条自注中云："舌白滑，不唯热重，湿亦重　矣，湿重忌柔润药"，以防滋腻助湿留邪。

【附方】

清宫汤

出处　　《温病条辨》

组成　　元参心三钱（9g）　莲子心五分（2g）　竹叶卷心二钱（6g）　连翘心二钱（6g）　犀角（水牛角代，镑片先煎）二钱（20g）　连心麦冬三钱（9g）

用法　　水煎服

功用　　清心解毒，养阴生津

主治　　温病阴伤，邪陷心包证。发热，神昏谵语

犀角地黄汤

【出处】《外台秘要》。

【组成】芍药三分（9g）　地黄半斤（24g）　丹皮一两（12g）　犀角屑一两（水牛角代，30g）

【用法】上四味切，以水一斗，煮取四升，去滓，温服一升，日二三服（现代用法：作汤剂，水煎服，水牛角镑片先煎，余药后下）。

【功用】清热解毒，凉血散瘀。

【主治】

1. 热入血分证。身热谵语，斑色紫黑，舌绛起刺，脉细数；或善忘如狂，漱水不欲咽，大便色黑易解等。

2. 热伤血络证。斑色紫黑，或见吐血、衄血、便血、尿血等，舌红绛，脉数。

【证治机理】本方主治乃热毒深入血分所致。心主血，主神明，热入血分则扰乱心神，故身热谵语，甚则善忘如狂；热盛入血，迫血妄行，可致血不循经而外溢，故肌肤发斑、斑色紫黑，甚则吐血、衄血、便血、尿血；血渗肠道，故大便色黑易解；热蒸阴液上乘，则漱水不欲咽；舌绛起刺、脉细数为血分热盛之象。其病机为温热邪毒深入血分，扰心迫血，叶天士云："入血就恐耗血动血，直须凉血散血。"治宜清热解毒、凉血散瘀之法。

【方解】方中犀角为君药（现用水牛角代），其性咸寒，直入血分，凉血清心而解热毒。生地甘苦性寒，既助君药清热凉血，又可养阴生津复已伤之阴血，为臣药。芍药养血敛阴，以助生地之功；丹皮清热凉血散瘀，可收化斑之效，共为佐药。本方是治疗热入血分证之代表方剂。

【配伍特点】咸甘苦寒合法，直入血分，清中有养无耗血之弊，凉血散血无留瘀之患。

【常用加减】有热如狂者，加黄芩二两；其人脉大来迟，腹不满，自言满者，为无热，不用黄芩。

【现代运用】本方常用于急性黄色肝萎缩、肝昏迷、弥漫性血管内凝血、尿毒症、过敏性紫癜、急性白血病、败血症等中医辨

证属热入血分者。

【附方】

	神犀丹	化斑汤
出处	《医效秘传》	《温病条辨》
组成	水牛角六两（180g）　生地熬膏，一斤（500g）　香豉熬膏，八两（240g）　连翘十两（300g）　黄芩六两（180g）　板蓝根九两（270g）　银花一斤（500g）　金汁十两（300g）　元参七两（210g）　花粉四两（120g）　石菖蒲六两（180g）　紫草四两（120g）	石膏一两（30g）　知母四钱（12g）　生甘草三钱（9g）　玄参三钱（9g）　水牛角磨冲，二钱（60g）　白粳米二合（6g）
用法	用生地、香豉、金汁捣丸，每丸重三钱（9g），凉开水送下	水八杯，煮取三杯，日三服。滓再煮一盅，夜一服
功用	清热开窍，凉血解毒	清气凉血
主治	温热暑疫，邪入营血，热深毒重，耗液伤阴。高热神昏，谵语，斑疹色紫，口咽糜烂，目赤烦躁，舌紫绛等	温病热入气血证。发热烦躁，斑疹色赤，口渴，脉数

【鉴别】

	清营汤	犀角地黄汤	神犀丹	化斑汤	清宫汤
相同点	均能清营凉血，主治身热、烦躁等热入营血证，方中皆有犀角（水牛角代）				
不同点	主治热入营分证。方中配伍养阴生津、透热转气之品，使营分之热转出气分而解	主治热入血分之动血耗血证。方中配伍泄热散瘀之芍药、丹皮以凉血散血	主治温热暑疫，邪入营血，热深毒重，耗液伤阴证。方中配伍解毒养阴、开窍醒神药	主治温病热入气血之发热发斑证。方中配伍辛寒清气、清热生津之品，功在清气凉血	主治温病阴伤，邪陷心包证。方中配伍清心养阴解毒药

第三节　清热解毒剂

清热解毒剂，适用于温疫、温毒及疮痈疔毒等证，代表方为黄连解毒汤、普济消毒饮、仙方活命饮等。

黄连解毒汤

【出处】《外台秘要》。

【组成】黄连三两（9g）　黄芩　黄柏各二两（6g）　栀子擘，十四枚（9g）

【用法】上四味切，以水六升，煮取三

升，分二服（现代用法：水煎服）。

【功用】泻火解毒。

【主治】三焦火毒热盛证。大热烦躁，口燥咽干，错语不眠；或热病吐衄；或热甚发斑，身热下痢，湿热黄疸；外科痈疡疔毒，小便黄赤，舌红苔黄，脉数有力。

【证治机理】本方证为火毒充斥三焦所致。火热毒盛，充斥三焦，波及上下内外，上扰心神，故大热烦躁、错语不眠；热邪灼伤津液，故口燥咽干；热邪迫血妄行，血溢脉外，故见发斑、吐衄；邪热熏蒸脏腑，故可见身热下痢，或见黄疸；热壅肌肉，气血腐败，故可发痈肿疔毒；小便黄赤、舌红苔黄、脉数有力为火热壅盛之象。其病机为火

热毒盛充斥三焦，治宜泻火解毒之法。

【方解】方中黄连苦寒，清热泻火解毒，其尤善清心，兼顾清泻中焦之火，为君药。黄芩清泻上焦之火，黄柏清泻下焦之火，共为臣药，三者配伍，为清热泻火解毒之常用配伍。栀子清泻三焦之火，并能导热下行，为佐药。本方是治疗三焦火毒热盛证之代表方。

【配伍特点】苦寒直折，泻火解毒，三焦并清。

【现代运用】本方常用于败血症、脓毒血症、痢疾、肺炎、泌尿系感染、流行性脑脊髓膜炎、乙型脑炎、急性黄疸性肝炎及感染性炎症等中医辨证属热毒为患者。

【附方】

泻心汤	
出处	《金匮要略》
组成	大黄二两（6g）　黄连一两（6g）　黄芩一两（3g）
用法	上三味，以水三升，煮取一升。顿服之
功用	泻火消痞
主治	邪热壅滞，气机痞塞证。心下痞满，按之柔软，心烦口渴，小便黄赤，大便不爽或秘结，或吐血衄血，舌红苔薄黄，脉数

【鉴别】

	黄连解毒汤	泻心汤
相同点	方中均用黄连、黄芩苦寒直折，泻火解毒，主治里热病证	
不同点	主治三焦火毒证。方中配伍栀子、黄柏而成三焦并清之剂	主治邪热壅滞，气机痞塞证。方中配伍大黄以泻代清而成泻火消痞之剂

凉膈散

【出处】《太平惠民和剂局方》。

【组成】川大黄　朴硝　甘草炙，各二十两（12g）　山栀子仁　薄荷叶去梗　黄芩各十两（6g）　连翘二斤半（25g）

【用法】上药为粗末，每服二钱（6g），水一盏，加竹叶七片，蜜少许，煎至七分，去滓，食后温服。小儿可服半钱，更随岁数加减服之。得利下，住服（现代用法：上药共为粗末，每服6～12g，加竹叶3g，蜜少许，水煎服；亦作汤剂，加竹叶3g，水煎服）。

【功用】泻火通便，清上泄下。

【主治】上、中二焦火热证。烦躁口渴，面热头昏，舌肿目赤，口舌生疮，咽痛鼻衄，或睡卧不宁，谵语狂妄，便秘溲赤，或大便不畅，舌红苔黄，脉滑数。

【证治机理】本方证由上、中二焦郁热聚积所致。热聚心胸，故烦躁口渴；火热上炎，故其面热头昏、舌肿目赤、口舌生疮、咽痛鼻衄；火热扰心，故睡卧不宁、谵语狂妄；邪热内结，故便秘溲赤或大便不畅、舌红苔黄、脉滑数。其病机为邪热聚积胸膈、火热上冲，治宜泻火通便、清上泄下之法。

【方解】方中连翘苦微寒，归心、肺、小肠经，轻清透散，长于清热解毒，透散上焦之热，故重用为君药。大黄、芒硝泻火通便，荡涤中焦燥热内结，以助君药清解上焦之邪热，共为臣药。配黄芩以清胸膈郁热；山栀通泻三焦，以引火下行；薄荷清头目，利咽喉，竹叶清上焦之热，二药轻清疏散，助连翘、黄芩清泄上焦的郁热，均为佐药。甘草、白蜜既能缓和硝、黄峻泻之力，

又能生津润燥，调和诸药，为佐使药。全方配伍，共奏泻火通便、清上泄下之功。本方是治疗上中二焦火热证之常用方剂。

【配伍特点】清上之中寓泻下之法，合为以泻代清之剂。

【现代运用】本方常用于急性扁桃体炎、咽炎、口腔炎、胆道感染、急性黄疸性肝炎等中医辨证属上、中焦火热盛者。

普济消毒饮

【出处】《东垣试效方》。

【组成】黄连酒炒，五钱（15g）　黄芩酒炒，五钱（15g）　人参三钱（9g）　牛蒡子一钱（3g）　连翘一钱（3g）　薄荷一钱（3g）　僵蚕七分（2g）　玄参二钱（6g）　马勃一钱（3g）　板蓝根一钱（3g）　桔梗二钱（6g）　甘草生用，二钱（6g）　陈皮去白，二钱（6g）　升麻七分（2g）　柴胡二钱（6g）

【用法】上药为末，汤调，时时服之，或蜜拌为丸，嚼化（现代用法：水煎服）。

【功用】清热解毒，疏风散邪。

【主治】风热疫毒，壅于头面之大头瘟。恶寒发热，头面红肿焮痛，目不能开，咽喉不利，舌燥口渴，舌红苔黄，脉浮数有力。

【证治机理】大头瘟乃由感受风热疫毒、壅于上焦头面所致。风热疫毒上攻头面，气血壅滞，故头面红肿焮痛、目不能开；疫毒郁于肌表，卫阳被遏，正邪相争，故恶寒发热；热毒壅滞咽喉，故咽喉不利；热毒炽盛，津液被灼，故舌燥口渴；舌红苔黄、脉浮数有力均为风热疫毒之象。其病机为风热疫毒壅发于头面，治宜清热解毒、疏风散邪之法。

【方解】方中重用黄连、黄芩清热泻火解毒，祛上焦头面热毒，为君药。升麻、柴胡疏散风热，并引药达上，使壅于头面的风热疫毒之邪得以散泄，寓有"火郁发之"之意，共为臣药。黄芩、黄连得升麻、柴胡之引，直达病所，清泄头面热毒；升麻、柴胡得黄芩、黄连之苦降，可防其升散太过，一升一降，相互制约，清泄疫毒无凉遏，升散邪热不助焰。牛蒡子、连翘、僵蚕辛凉疏散头面风热，兼清热解毒，助君臣清头面之热；玄参、马勃、板蓝根清热解毒利咽，甘草、桔梗清利咽喉，且桔梗载药上行以助升柴之力；玄参滋阴，又可防苦燥升散之品伤阴；陈皮理气疏壅，以利散邪消肿；人参补气，扶正以祛邪，共为佐药。甘草调和药性，兼用为使。诸药配伍，共收清热解毒、疏风散邪之功。本方是治疗大头瘟证之代表方。

【配伍特点】苦寒清泻与辛凉升散合法，清疏并用，升降相宜，药至病所，火郁发之。

【现代运用】本方常用于腮腺炎、急性扁桃体炎、淋巴结炎伴淋巴管回流障碍等中医辨证属风热毒邪为患者。

清瘟败毒饮

【出处】《疫疹一得》。

【组成】生石膏大剂六两至八两（180～240g）；中剂二两至四两（60～120g）；小剂八钱至一两二钱（24～36g）　小生地大剂六钱至一两（18～30g）；中剂三钱至五钱（9～15g）；小剂二钱至四钱（6～12g）　乌犀角（水牛角代）大剂六钱至八钱（18～24g）；中剂三钱至四钱（9～12g）；小剂二钱至四钱（6～12g）　真川连大剂四钱至六钱（18～24g）；中剂二钱至四钱（6～12g）；小剂一钱至钱半（3～4.5g）　生栀子　桔梗　黄芩　知母　赤芍　玄参　连翘　竹叶　甘草　丹皮（各6g）（以上十味，原著本方无用量）

【用法】先煎石膏数十沸，后下诸药，犀角（用水牛角代）磨汁和服（现代用法：水煎服）。

【功用】清热解毒，凉血泻火。

【主治】温疫热毒，气血两燔证。大热渴饮，头痛如劈，干呕狂躁，谵语神昏，甚则发斑，或吐血、衄血，或四肢抽搐，或厥逆，唇焦舌绛，脉沉数或沉细而数，或浮大而数。

【证治机理】本方证为温疫热毒，气血两燔所致。热毒火盛，伤津耗液，故大热渴饮、舌绛唇燥；热毒上攻清窍，内扰神明，故头痛如劈、干呕狂躁、神昏谵语；气血两燔，迫血妄行，故见发斑，或吐血衄血；热深毒重，阴阳之气不相顺接，热深厥深，故四肢厥逆；热极伤津，筋脉失养，故抽搐；脉沉细而数，或沉数，或浮大而数，为温病气血两燔重、中、轻的程度不同。其病机为热毒炽盛，气血两燔，治宜清热解毒、凉血泻火之法。

【方解】方中重用石膏配知母、竹叶、甘草大清气分之热而保津，取法白虎汤之意；黄连、黄芩、栀子通泻三焦火毒，取法黄连解毒汤之意；用犀角（现用水牛角代）配伍生地黄、牡丹皮、赤芍清热解毒、凉血散瘀，取法犀角地黄汤之意。再配连翘、竹叶以助清气分之热；玄参滋阴解毒清热；桔梗载药上行。本方是治疗气血两燔证之常用方。

【配伍特点】法取白虎汤、黄连解毒汤和犀角地黄汤三方之义,气血两清,泻火解毒,以辛寒大清气分为主。

【现代运用】本方常用于乙型脑炎、流行性脑脊髓膜炎、败血症等热性病等中医辨证属气血两燔者。

仙方活命饮

【出处】《校注妇人良方》。

【组成】金银花三钱(18g) 陈皮三钱(18g) 当归尾一钱(6g) 赤芍药一钱(6g) 乳香一钱(6g) 没药一钱(6g) 白芷六分(3g) 防风一钱(6g) 贝母一钱(6g) 天花粉一钱(6g) 穿山甲炙,一钱(6g) 皂角刺炒,一钱(6g) 甘草节一钱(6g)

【用法】用酒一大碗,煎五七沸服(现代用法:水煎或水酒各半煎服)。

【功用】清热解毒,消肿溃坚,活血止痛。

【主治】痈疡肿毒初起。红肿热痛,或身热微恶寒,舌苔薄白或黄,脉数有力。

【证治机理】本方主治痈疡初起属于阳证者,为热毒内壅,气滞血瘀痰凝所致。热

【附方】

毒壅聚,气滞血瘀痰结,聚而成形,故局部发为疮疡、红肿热痛;正邪相争,故身热微恶寒;疮疡初起,正邪俱盛,相搏于经,故脉数有力。其病机为热毒壅盛,气滞血瘀痰结而成,治宜清热解毒、消肿溃坚、活血止痛之法。

【方解】方中金银花性味甘寒,最善清热解毒,乃"疮疡圣药",故为君药。当归尾、赤芍、乳香、没药、陈皮行气通络,活血散瘀,消肿止痛,是为臣药。白芷、防风透营达卫,疏风解表,又可散结消肿;穿山甲、皂角刺通行经络,溃坚消痈,花粉、贝母清热化痰排脓,六味共为佐药。甘草清热解毒,并调和诸药为使药;酒辛散而行周身以助药力直达病所。诸药合用,共奏清热解毒、消肿溃坚、活血止痛之功。本方被誉为"疮疡之圣药,外科之首方",是治疗痈疡肿毒初起病证之常用方。

【配伍特点】消清并举,清解之中寓活血祛瘀之法,佐辛透散结之品消未成之脓,以消坚之物溃已成之脓。

【现代运用】本方常用于多种化脓性炎症,如多发性疖肿、蜂窝织炎、化脓性扁桃体炎、急性乳腺炎、脓疱疮、深部脓肿等中医辨证属阳证、实证者。

如意金黄散		
出处	《外科正宗》	
组成	天花粉上白,十斤(1000g) 黄柏 大黄 姜黄 白芷各五斤(各500g) 厚朴 陈皮 甘草 苍术 天南星各二斤(各200g)	
用法	上药晒极干燥研细末,瓷器密贮,勿令泄气。发热未成脓者,及夏月火令时,俱用茶汤同蜜调敷;如微热微肿及大疮已成,欲作脓者,俱用葱汤同蜜调敷	

续表

如意金黄散
功用	清热解毒，消肿定痛
主治	痈疽、发背、诸般疔肿、跌扑损伤、湿痰流毒、大头时肿、漆疮、火丹、风热天泡、肌肤赤肿、干湿脚气、妇女乳痈、小儿丹毒，凡外科一切诸般顽恶肿毒，随手用之，无不应效，诚为疮家良便方也

【鉴别】

	仙方活命饮	普济消毒饮
相同点	均能清热解毒，主治热毒壅盛，发为肿毒之证	
不同点	通治一切阳证肿毒，于清热解毒中配伍行气活血、散结消肿之品，针对疮疡痈肿初起更适宜	主治肿毒发于头面之大头瘟，故以清热解毒、疏风散邪为法，方中以清热解毒药配伍升阳散火、发散郁热之品

五味消毒饮

【出处】《医宗金鉴》。

【组成】金银花三钱（18g）　野菊花　蒲公英　紫花地丁　紫背天葵各一钱二分（各9g）

【用法】水二盅，煎八分，加无灰酒半盅，再滚二三沸时热服。去滓，如法再煎服，被盖出汗为度（现代用法：水煎服，加酒一二匙和服，取汗）。

【功用】清热解毒，消散疔疮。

【主治】火毒结聚之疔疮初期。疔疮初起，发热恶寒，疮形如粟，坚硬根深，状如铁钉，以及痈疡疖肿，红肿热痛，舌红苔黄，脉数。

【证治机理】本证因感热毒邪气或恣食辛热炙煿，火毒蕴结肌肤，气血凝滞所致。因此，疔疮除局部红肿热痛以外，有疮形如粟、坚硬根深、状如铁钉之征；舌红苔黄、脉数为热毒火盛之象。其病机为火毒蕴结肌肤，治宜清热解毒、消散疔疮之法。

【方解】方中金银花，其性味甘寒，最善清热解毒，可谓"疮疡圣药"，故重用为君药。蒲公英长于清热解毒，兼能消痈散结，是一切疔疮痈疡红肿热毒病证的要药；紫花地丁清热解毒，凉血消痈，二者相须为用，清热解毒、消散痈肿之力大增，共为臣药。野菊花、紫背天葵清热解毒，善消痈肿疔毒，为佐药。加酒少量同煎，煎后热服，服后盖被，是借酒辛散而行周身以助药力直达病所。本方是治疗疔疮初起病证之常用方，亦是治疗疔毒之良方。

【配伍特点】独取苦寒清热解毒之品以同类相须，药力专一。

【现代运用】本方常用于多种化脓性炎症，如蜂窝织炎、化脓性扁桃体炎、乳腺炎、疖肿、脓疱疮、深部脓肿等中医辨证属　阳证、实证者。

【附方】

犀黄丸

出处	《外科证治全生集》
组成	犀黄三分（1g）　麝香一钱半（4.5g）　乳香　没药各一两（30g）　黄米饭一两（30g）
用法	上药用黄米饭捣烂为丸，忌火烘，晒干，陈酒送下三钱（9g）。患生上部，临卧服；患生下部，空心服
功用	活血行瘀，解毒消痈
主治	乳岩、横痃、瘰疬、痰核、流注、肺痈、肠痈等

四妙勇安汤

【出处】《验方新编》。

【组成】金银花　玄参各三两（各90g）　当归二两（60g）　甘草一两（30g）

【用法】水煎服，一连十剂，药味不可少，减则不效，并忌抓擦为要（现代用法：水煎服，连服十剂。药味减则不效，并忌抓擦为要）。

【功用】清热解毒，活血止痛。

【主治】热毒炽盛之脱疽。患肢暗红，微肿灼热，久则溃烂腐臭，疼痛剧烈，或发热口渴，舌红，脉数。

【证治机理】本方主治之脱疽，乃由热毒内蕴，或过食膏粱厚味、辛辣炙煿导致热毒内生，气血瘀阻，阴血亏损，肢末失于濡养所致。热毒内生，血行不畅，故患肢暗红、微肿、灼热、疼痛剧烈；热盛则肉腐，故溃烂腐臭；热毒内扰，伤及津液，故烦热口渴、舌红、脉数。本证病机为热毒内炽，瘀血内阻，治宜清热解毒、活血止痛之法。

【方解】方中重用金银花清热解毒，为君药。玄参泻火解毒，养阴散结，与金银花合用，既清气分邪热，又解血分热毒；用当归养血活血止痛，共为臣药。甘草生用，清热泻火以助金银花，并调和诸药，为佐使药。本方是治疗热毒炽盛、血瘀阻滞所致脱疽之代表方。

【配伍特点】清热解毒之中寓活血养血之法，气血兼顾，药少量大效宏。

【现代运用】本方常用于血栓闭塞性脉管炎、下肢丹毒和多种原因所致血管栓塞等中医辨证属热毒炽盛而有血瘀者。

【使用注意】本方服法独特，要求连服10剂，药味不可减缺。

【鉴别】

	四妙勇安汤	仙方活命饮	五味消毒饮	犀黄丸	如意金黄散
相同点	均能清热解毒，治疗阳证疮疡，均以清热解毒、活血祛瘀之品组方				
不同点	主治热毒炽盛之脱疽证。配伍活血养血、养阴解毒之品，药少量大力专，连服10剂，服法独特	主治痈肿疮疡初起之要方。配伍疏风活血、软坚溃脓之品	配伍功专清热解毒，清解热毒力强，尤善消散疔毒	主治火郁、痰瘀、热毒壅滞所致病证。配伍活血行瘀、解毒消痈之品	主治外科一切诸般顽恶肿毒，配伍行气化痰散结之品，为疮家外用良方

第四节　清脏腑热剂

清脏腑热剂，适用于邪热偏盛于某一脏腑所产生的火热证候，代表方如导赤散、龙胆泻肝汤、泻白散等。

导赤散

【出处】《小儿药证直诀》。

【组成】生地黄　木通　生甘草梢各等分（各6g）

【用法】上药为末，每服三钱（9g），水一盏，入竹叶同煎至五分，食后温服（现代用法：加竹叶3g，水煎服）。

【功用】清心养阴，利水通淋。

【主治】心经火热证。心胸烦热，口渴面赤，意欲冷饮，以及口舌生疮；或心火移热于小肠，小便赤涩刺痛，舌红，脉数。

【证治机理】本方主治系心经火热或心移热于小肠所致。心经火热循经上炎，故见心胸烦热、面赤；舌为心之苗，心火上炎，故见口舌生疮；火热内灼，阴液被耗，故见渴欲冷饮；心与小肠互为表里，心热下移小肠，则小便赤涩刺痛；舌红、脉数均为心经火热之象。其病机为心经火热，治宜清心利水养阴之法。

【方解】方中生地甘寒而润，能入心肾，清热养阴以制心火；木通苦寒，入心与小肠，清心降火，利水通淋，二者合用，清心养阴而不恋邪，利水通淋而不伤阴，共为君药。竹叶甘淡，清心除烦，引热下行为臣药。生甘草梢泻火解毒，直达茎中以止淋痛，调和诸药，为佐使之用。本方是治疗心经火热证或心火下移小肠证之基础方。

【配伍特点】甘寒与苦寒相合，利水不伤阴，滋阴不恋邪，泻火不伐胃。

【现代运用】本方常用于口腔炎、鹅口疮、小儿急性泌尿系感染、病毒性心肌炎等中医辨证属心经火热者。

【附方】

清心莲子饮

出处	《太平惠民和剂局方》
组成	黄芩　麦门冬去心　地骨皮　车前子　甘草炙，各半两（各9g）　石莲肉　白茯苓　黄芪蜜炙　人参各七钱半（各12g）
用法	上锉散，每服三钱（9g），水一盏半，煎取八分，去滓，水中沉冷，空心，食前服
功用	清心火，益气阴，止淋浊
主治	心火偏旺，气阴两虚，湿热下注证。遗精淋浊，血崩带下，遇劳则发；或肾阴不足，口舌干燥，烦躁发热等

【鉴别】

方名	导赤散	清心莲子饮
相同点	均能清心热，用于心火偏盛所致小便淋痛等症	
不同点	主治心经火热证，以清心利水养阴为法，用生地、木通、竹叶、甘草梢配伍成方	主治心火偏旺，气阴两虚，湿热下注所致遗精淋浊诸证，方具清心火而益气阴、利湿热而止淋浊之功

龙胆泻肝汤

【出处】《医方集解》。

【组成】龙胆草酒炒（6g）　黄芩炒（9g）　栀子酒炒（9g）　泽泻（12g）　木通（6g）　车前子（9g）　当归酒炒（3g）　柴胡（6g）　生地黄酒炒（6g）　甘草生用（6g）（原著本方无用量）

【用法】水煎服。亦可制成丸剂，每服6～9g，日2次，温开水送下。

【功用】清泻肝胆实火，清利肝经湿热。

【主治】

1. 肝胆实火上炎证。头痛目赤，胁痛口苦，耳聋耳肿，舌红苔黄，脉弦数有力。

2. 肝经湿热下注证。阴肿，阴痒，阴汗，小便淋浊，或妇女带下黄臭等，舌红苔黄腻，脉弦数有力。

【证治机理】本方证是由肝胆实火上炎或肝经湿热循经下注所致。足厥阴肝经布胁肋，连目系，上出额，会于颠；足少阳胆经起于目内眦，下耳后入耳中，出走耳前。肝胆实火上炎，故见头痛、目赤、胁痛、口苦、耳聋、耳肿；肝脉绕阴器，湿热循经下注，故见阴肿、阴痒、阴汗、小便淋浊，或妇女带下黄臭；舌红苔黄腻、脉弦数有力均为火盛湿热之象。其病机为肝胆实火上炎或肝经湿热下注所致，治宜清肝胆实火、泻下焦湿热之法。

【方解】方中龙胆草清肝胆实火，泻肝胆湿热，为君药。黄芩、栀子清热燥湿为臣药。佐入车前子、木通、泽泻清热利湿，导湿热下行。生地黄、当归养阴血，以适肝之体；柴胡舒畅肝胆，以适肝之用，二者相伍，恰似肝体阴用阳之性。甘草调和诸药为使。诸药合用，共奏清肝胆实火、泻下焦湿热之功。本方为治肝胆实火上炎、肝经湿热下注之常用方。

【附方】

	泻青丸	当归龙荟丸
出处	《小儿药证直诀》	《黄帝素问宣明论方》
组成	当归去芦头，切，焙，秤　龙脑焙，秤　川芎　山栀子仁　川大黄湿纸裹煨　羌活　防风去芦头，切，焙，各等分（各3g）	当归焙，一两（30g）　龙胆草　栀子　黄连　黄柏　黄芩各一两（各30g）　芦荟　青黛　大黄各半两（各15g）　木香一分（4.5g）　麝香五分（1.5g）
用法	上药为末，炼蜜为丸，鸡头大（1.5g），每服半丸至一丸，竹叶煎汤，同砂糖温开水化下	上为末，炼蜜为丸，如小豆大，小儿如麻子大，每服二十丸，生姜汤下
功用	清肝泻火	清泻肝胆实火
主治	肝经火郁证。目赤肿痛，烦躁易怒，不能安卧，尿赤便秘，脉洪实；以及小儿急惊，热盛抽搐等	肝胆实火证。头晕目眩，神志不宁，谵语发狂，或大便秘结，小便赤涩

【配伍特点】苦寒清利，泻中寓补，降中寓升，以适肝性。

【现代运用】本方常用于顽固性偏头痛、高血压、急性结膜炎、虹膜睫状体炎、外耳道疖肿、急性黄疸性肝炎、急性胆囊炎、急性膀胱炎、睾丸炎、腹股沟淋巴腺炎、急性盆腔炎、外阴炎、尿道炎、带状疱疹等中医辨证属肝经实火湿热者。

【鉴别】

	龙胆泻肝汤	泻青丸	当归龙荟丸
相同点	同为泻肝胆实火之剂，治疗肝胆实火证		
不同点	主治肝胆实火上炎或湿热下注证，方中龙胆草伍栀子、木通、泽泻、车前子等清利湿热	主治肝火内郁证，方中尚配伍大黄釜底抽薪以内清肝火，又用羌活、防风辛散火郁以疏散肝胆郁火	主治肝胆实火盛实证，龙胆草配伍栀子、大黄、黄连、黄柏、芦荟等一派清火攻滞降泻之品，使之从二便分消

左金丸

【出处】《丹溪心法》。

【组成】黄连六两（18g）　吴茱萸一两（3g）

【用法】上药为末，水为丸或蒸饼为丸，白汤下五十丸（6g）（现代用法：为末，水泛为丸，每服3～6g，一日2次，温开水送服；亦可作汤剂，水煎服）。

【功用】清泻肝火，降逆止呕。

【主治】肝火犯胃证。胁肋疼痛，嘈杂吞酸，呕吐口苦，舌红苔黄，脉弦数。

【证治机理】本方证由肝郁化火，横逆犯胃所致。肝经火旺，横逆犯胃，故胁肋疼痛、嘈杂吞酸、呕吐口苦；舌红、脉弦数为肝经火郁之象。其病机为肝经火旺，横逆犯胃，治宜清泻肝火、降逆止呕之法。

【附方】

【方解】方中重用黄连为君，一则与吴茱萸相伍，亦可入肝经而清肝火；二则善清胃热；三则泻心火，寓"实则泻其子"之意。然气郁化火之证，纯用大苦大寒之品，既恐郁结不开，又虑折伤中阳，故又少佐辛热之吴茱萸，主入肝经，辛开肝郁，苦降胃逆，既可助黄连和胃降逆，又能制黄连之寒，使泻火而不凉遏，苦寒而不伤胃，并可引黄连入肝经，是为佐使药。二药配伍，共奏清泻肝火、降逆止呕之功。本方又名回令丸，《医方集解》名萸连丸。本方为治肝火犯胃，肝胃不和证之常用方。

【配伍特点】辛开苦降，肝胃同治；寒热并用，主以苦寒。

【现代运用】本方常用于食管炎、胃炎、胃及十二指肠溃疡等中医辨证属肝火犯胃者。

	戊己丸	大香连丸
出处	《太平惠民和剂局方》	《太平惠民和剂局方》
组成	黄连去须　吴茱萸去梗，炒　白芍药各五两（各15g）	黄连去芦、须，二十两（20g），用萸十两（10g）同炒令赤，去茱萸不用　木香不见火，四两八钱八分（5g）
用法	上为细末，面糊为丸，如梧桐子大。每服二十丸，浓煎米饮下，空心，日三服	为细末，醋糊为丸，如梧桐子大，每次二十丸，米汤吞服
功用	疏肝理脾，清热和胃	清热燥湿，行气化滞
主治	肝火横逆犯脾胃，肝脾胃不和证。胃痛吞酸，腹痛泄泻	湿热痢疾之轻证。下痢，脓血相兼，腹痛，里急后重等

【鉴别】

	左金丸	戊己丸	大香连丸
相同点	同为辛开苦降之剂，组方皆含有黄连、吴茱萸组方		
不同点	主治肝火犯胃证，黄连六倍于吴茱萸，重在清泻肝火、和胃降逆	主治肝胃不和证，黄连与吴茱萸等量，取其清热与开郁并重，配伍白芍和中缓急	主治湿热痢疾证，黄连、吴茱萸同炒后，去吴茱萸，以清热燥湿为主，加木香行气化滞止痛

泻白散

【出处】《小儿药证直诀》。

【组成】地骨皮　桑白皮炒，各一两（各9g）　甘草炙，一钱（3g）

【用法】上药锉散，入粳米一撮，水二小盏，煎七分，食前服（现代用法：共为粗末，每用9g，加粳米3g，水煎服）。

【功用】泻肺清热，止咳平喘。

【主治】肺热咳喘证。气喘咳嗽，皮肤蒸热，日晡尤甚，舌红苔黄，脉细数。

【证治机理】本方主治火热郁伏肺中失于清肃所致咳嗽气喘证。火热郁伏肺中，肺失清肃之功，故发咳嗽气喘；肺合皮毛，火热内伏伤阴，外蒸于皮毛，则皮肤蒸热，日晡尤甚；舌红脉数乃火热之征。其病机为肺有伏火郁热，肺失清肃，肺气上逆所致喘咳，治宜泻肺清热、止咳平喘之法。

【方解】方中桑白皮甘寒性降，专入肺经，清泻肺热，下气平喘，为君药。地骨皮甘寒入肺，助君药以泻肺中伏火，并有养阴之功而为臣药。炙甘草、粳米养胃和中，培土生金以扶肺气，共为佐使药。本方是治疗肺中伏火郁热喘咳证之代表方。

【配伍特点】甘寒清降，清中有润，泻中寓补，培土生金。

【现代运用】本方常用于支气管炎、小儿麻疹初期、百日咳、肺炎后期哮喘、肺气肿合并感染等中医辨证属肺中伏火郁热者。

【附方】

葶苈大枣泻肺汤

出处	《金匮要略》
组成	葶苈子熬令色黄，捣丸如弹子大（9g）　大枣十二枚（4枚）
用法	上先以水三升，煮枣取二升，去枣，内葶苈，煮取一升，顿服
功用	泻肺行水，下气平喘
主治	痰涎壅肺咳喘证。咳喘胸满，痰多

【鉴别】

	泻白散	葶苈大枣泻肺汤
相同点	均能泻肺平喘，主治肺中有邪、肺气不降所致之咳喘证	
不同点	主治火热郁伏肺中失于清肃之咳嗽气喘证，故以桑白皮、地骨皮泻肺中伏火而平喘，配伍粳米、炙甘草养胃和中，培土生金	主治痰涎壅肺咳喘证，故以葶苈子配伍大枣以泻肺中痰水而平喘

苇茎汤

【出处】《外台秘要》引《古今录验方》。

【组成】苇根锉，一升（60g） 薏苡仁半升（30g） 桃仁去皮尖、两仁者，五十枚（9g） 瓜瓣半升（24g）

【用法】上㕮咀，以水一斗，先煮苇根令得五升，去滓，悉内诸药，煮取二升，分二次服，当吐如脓（现代用法：水煎服）。

【功用】清肺化痰，逐瘀排脓。

【主治】热毒壅滞，痰瘀互结之肺痈。身有微热，咳嗽痰多，甚则咳吐腥臭脓血痰，胸中隐隐作痛，舌红苔黄腻，脉滑数。

【证治机理】本方主治热毒壅肺、痰瘀互结之肺痈。热壅于肺，失于清肃，则身有微热、咳嗽气逆；热壅血瘀，伤及血络，久则血败肉腐，阻于胸中，肺络不通，故见咳

【鉴别】

吐腥臭脓血痰、胸中隐隐作痛；舌红苔黄腻、脉滑数为痰热瘀结之象。治宜清肺化痰、逐瘀排脓之法。

【方解】方中重用苇茎甘寒轻浮，善清肺热，乃治肺痈要药，为君药。瓜瓣清热化痰，利湿排脓，能清上彻下，肃降肺气，助君药清肺宣壅、涤痰排脓之力；薏苡仁甘淡微寒，上清肺热而排脓，下利肠胃而渗湿，共为臣药。桃仁活血逐瘀，且润燥滑肠，使瘀痰从大便而解，瘀去则痛消，是为佐药。本方是治疗肺痈之代表方。

【配伍特点】药性平和，清化于上，降渗于下，凉而不寒。

【现代运用】本方常用于肺脓肿、大叶性肺炎、支气管炎、百日咳等中医辨证属肺热痰瘀互结者。

	苇茎汤	泻白散
相同点	均能清肺止咳，用于肺热咳嗽之证	
不同点	主治热毒壅肺、痰瘀互结所致肺痈，配伍清热化痰止咳、逐瘀利湿排脓之品，功善消除肺中热毒痰瘀所成之痈	主治火热郁伏肺中失于清肃所致咳嗽气喘证。故以桑白皮、地骨皮泻肺中伏火而平喘，配伍粳米、炙甘草养胃和中，培土生金

清胃散

【出处】《脾胃论》。

【组成】生地黄 当归身各三分（各6g） 牡丹皮半钱（6g） 黄连六分（9g），夏月倍之，大抵黄连临时增减无定 升麻一钱（6g）

【用法】上药为细末，都作一服，水一盏半，煎至七分，去滓，放冷服之（现代用法：水煎服）。

【功用】清胃凉血。

【主治】胃火牙痛证。牙痛牵引头疼，面颊发热，其齿喜冷恶热，或牙宣出血，或牙龈红肿溃烂，或唇舌颊腮肿痛，口气热臭，口干舌燥，舌红苔黄，脉滑数。

【证治机理】本方主治阳明经热盛所致胃火牙痛证。足阳明胃经循鼻外入上齿，分布于耳前、前额，绕口唇。胃中热邪内蓄，蕴而化火，循经上炎，则牙痛牵引头疼、面颊发热、口气热臭、唇舌颊腮肿痛；胃为多气多血之腑，胃火伤及血络，则牙宣出血，甚则牙龈红肿溃烂；口干舌燥、舌红苔黄、脉滑数为胃热津伤之候。其病机为胃火上炎，波及血分，治宜清胃凉血之法。

【方解】方用苦寒泻火之黄连为君，直折胃腑之热。臣以甘辛微寒之升麻，一取其清热解毒，以治胃火牙痛；一取其轻清升散透发，可宣达郁遏之伏火，取"火郁发之"之意。黄连得升麻，降中寓升，则泻火而无凉遏之弊；升麻得黄连，则散火而无升焰之虞。臣以丹皮凉血清热。佐以生地凉血滋阴；当归养血活血，合生地滋阴养血，合丹皮消肿止痛。升麻兼以引经为使。诸药合用，共奏清胃凉血之效，以使上炎之火得降，血分之热得除，热毒内彻而解。本方是治疗胃火牙痛之代表方。

【配伍特点】苦寒与辛散并用，降中有升，火郁发之，升中有降，凉而不遏。

【现代运用】本方常用于口腔炎、牙周炎、三叉神经痛等中医辨证属胃火上攻者。

【使用注意】方后云："放冷服之"，以增清热之力。

【附方】

泻黄散				
出处	《小儿药证直诀》			
组成	藿香叶七钱（5g） 山栀子仁一钱（3g） 石膏五钱（5g） 甘草三两（9g） 防风去芦，切，焙，四两（12g）			
用法	上药锉，同蜜、酒微炒香，为细末，每服一至二钱（3～6g），水一盏，煎至五分，温服清汁，无时			
功用	泻脾胃伏火			
主治	脾胃伏火证。口疮口臭，烦渴易饥，口燥唇干，舌红脉数，以及因脾热弄舌等			

【鉴别】

	清胃散	泻黄散
相同点	均能清泻胃热，治疗胃火证	
不同点	主治胃热所致牙痛牙衄、颊腮肿痛等症，方以清胃凉血为主，兼以升散解毒	主治脾胃伏火所致口疮口臭、脾热弄舌等症，方以泻脾胃伏火为主，清泻与发散并用，兼顾脾胃

玉女煎

【出处】《景岳全书》。

【组成】生石膏三至五钱（9～15g）熟地三至五钱或一两（9～30g）麦冬二钱（6g）知母 牛膝各钱半（各4.5g）

【用法】上药以水一盏半，煎七分，温服或冷服（现代用法：水煎服）。

【功用】清胃热，滋肾阴。

【主治】胃热阴虚证。头痛，牙痛，齿松牙衄，烦热干渴，舌红苔黄而干。亦治消渴，消谷善饥等。

【证治机理】本方主治乃阳明胃热而肾阴不足所致。阳明胃经上行头面，入上齿中，阳明胃火有余，胃热循经上攻，故头痛、牙痛；热伤胃经血络，则牙龈出血；肾主骨，齿为骨之余，肾阴不足，则齿松；热伤阴津，则见烦热干渴、舌红苔黄且干。本

方亦治消渴，因胃热炽盛，腐熟水谷之力强盛，则见消谷善饥。其病机为胃火盛而肾水亏，二者相因为病，而以火盛为主，治宜清胃热、滋肾阴之法。

【方解】方中石膏辛甘大寒，清胃火之有余，生津止渴除烦，为君药。熟地甘温，滋肾水之不足，为臣药。君臣合用，清胃热而滋肾阴，泻实补虚，虚实兼顾。知母苦寒质润，滋阴清热以助君臣泻火滋阴；麦冬微苦甘寒，清热养阴以助熟地滋肾水，共为佐药。牛膝导热下行，补益肝肾，为佐使药。本方是清胃滋阴之常用方。

【配伍特点】甘寒清润合法，胃肾同治，泻实补虚，引热下行。

【现代运用】本方常用于急性口腔炎、牙龈炎、牙周炎、糖尿病等中医辨证属胃热阴虚者。

【鉴别】

	清胃散	玉女煎
相同点	均能清胃热，主治胃热所致牙痛，舌红苔黄等	
不同点	主治胃火上攻、血分有热之牙痛证。方中清胃凉血之中兼具升阳散火之力	主治胃火旺而肾阴亏虚证。方中清胃降火之中兼有滋养肾阴之力

芍药汤

【出处】《素问病机气宜保命集》。

【组成】芍药一两（30g） 当归 黄连各半两（各15g） 槟榔 木香 甘草炙，各二钱（各6g） 大黄三钱（6g） 黄芩半两（9g） 官桂二钱半（5g）

【用法】上药㕮咀，每服半钱（15g），水二盏，煎至一盏，食后温服（现代用法：水煎服）。

【功用】清热燥湿，调气和血。

【主治】湿热痢疾。腹痛，里急后重，便下脓血，赤白相兼，肛门灼热，小便短赤，舌红苔黄腻，脉弦数。

【证治机理】本方主治湿热痢疾，乃由湿热疫毒蕴结肠道，肠中气血失调所致。湿热疫毒下注大肠，气机阻滞，则腹痛、里急后重；搏结气血，酿成脓血，故见便脓血，或赤白相兼；湿热下迫大肠，则肛门灼热；小便短赤、舌苔黄腻、脉象弦数等均为湿热内蕴之象。其由湿热壅滞肠道，肠中气血失

【附方】

调所致，治宜清热燥湿、调气和血之法。

【方解】方中黄芩、黄连味苦性寒，入大肠经，功擅清热燥湿，解肠中热毒，为君药。重用芍药养血和营、缓急止痛，与养血活血的当归相配以助行血之力，"行血则便脓自愈"；用木香、槟榔行气导滞，"调气则后重自除"，且可加强行血之功，此四药相配，调气和血，共为臣药。佐入大黄苦寒沉降，泻下肠道湿热积滞以通因通用，合芩、连则清热燥湿之功著，合归、芍则活血行气之力彰；加入少量肉桂，以其辛热之性既助归、芍和营行血之功，又可制芩、连苦寒之性。炙甘草益胃和中，调和诸药，与白芍相伍，又能缓急而止腹痛，用为佐使。本方是治疗湿热痢疾之常用方。

【配伍特点】主以苦燥，辅以甘柔，佐温于寒，气血同调，通因通用。

【现代运用】本方常用于细菌性痢疾、阿米巴痢疾、过敏性结肠炎、急性肠炎等中医辨证属湿热证者。

葛根黄芩黄连汤	
出处	《伤寒论》
组成	葛根半斤（24g） 黄芩三两（9g） 黄连三两（9g） 甘草炙，二两（6g）
用法	上四味，以水八升，先煮葛根，减二升，内诸药，煮取二升，去滓，分温再服
功用	解表清里
主治	协热下利证。身热下利，胸脘烦热，口干作渴，喘而汗出，舌红苔黄，脉浮或促

【鉴别】

	芍药汤	葛根黄芩黄连汤
相同点	均可治热利，组方皆有黄芩、黄连和甘草	
不同点	侧重于清热燥湿，调和气血，主治湿热痢，症见便脓血，赤白相兼，且腹痛里急后重较甚者	有表里双解之功，尤以清里热为主，所治属热利兼太阳表证，症见身热口渴、喘而汗出、下利臭秽、舌红苔黄等表里俱热之征

白头翁汤

【出处】《伤寒论》。

【组成】白头翁二两（15g）　黄连三两（9g）　黄柏三两（9g）　秦皮三两（9g）

【用法】上药四味，以水七升，煮取二升，去滓，温服一升，不愈，再服一升（现代用法：水煎服）。

【功用】清热解毒，凉血止痢。

【主治】热毒血痢。下痢脓血，赤多白少，腹痛，里急后重，肛门灼热，渴欲饮水，舌红苔黄，脉弦数。

【证治机理】本方主治热毒血痢是因热毒深陷血分，下迫大肠所致。热毒深陷血分，血败肉腐，酿为脓血，则下痢脓血、赤

【附方】

多白少；热毒壅滞大肠，气机阻滞，则腹痛、里急后重；下痢与邪热均耗伤津液，则渴欲饮水；舌红、脉弦数皆为热邪内盛之象。其病机为热毒深陷血分，气血与热毒搏击，治宜清热解毒，凉血止痢之法。

【方解】方中白头翁苦寒而入血分，清热解毒，凉血止痢，为君药。黄连清解热毒，燥湿厚肠，为治痢要药；黄柏清下焦湿热，两者助君药清热解毒，尤能燥湿止痢，共为臣药。秦皮苦涩性寒而入大肠经，清热燥湿，解毒止痢，具收涩止痢之功，为佐使药。本方是治疗热毒血痢之常用方。

【配伍特点】苦寒之中含凉血之功，清燥之内存收涩之义。

【现代运用】本方常用于细菌性痢疾、阿米巴痢疾等中医辨证属热毒偏盛者。

	白头翁加甘草阿胶汤	驻车丸
出处	《金匮要略》	《延年秘录》
组成	白头翁二两（15g）　甘草　阿胶各二两（各6g）　秦皮　黄连　黄柏各三两（各9g）	黄连六两（18g）　干姜二两（6g）　当归三两（9g）　阿胶炙，三两（9g）
用法	上六味，以水七升，煮取二升半，内胶令消尽，分温三服	上捣筛，三年酢八合，消胶令熔和，并手丸如豆大。每服三十丸，以引送下，一日两次

白头翁加甘草阿胶汤	驻车丸
功用	清热解毒，凉血止痢，养血滋阴	清热燥湿，养阴止痢
主治	妇人产后血虚热痢。凡血虚痢久伤阴者，心烦不得眠者，皆可运用，不局限于产后热痢	休息痢。久痢赤白，便下脓血，时作时止，里急后重，腹痛绵绵，心中烦热，舌红少苔，脉细数

【鉴别】

	白头翁汤	芍药汤
相同点	均能清热解毒，燥湿止痢，用于痢疾所致腹痛、里急后重、肛门灼热、下痢赤白、舌红苔黄、脉数等，组方均有黄连	
不同点	主治热毒深陷血分，下迫大肠，故兼以凉血止痢，清解中兼有涩止，伍用白头翁、黄柏、秦皮等	主治湿热痢疾，故兼以调气和血，通调中兼有清化，伍用芍药、当归、槟榔、木香、黄芩、甘草、大黄、官桂等

	白头翁汤	白头翁加甘草阿胶汤	驻车丸
相同点	均能清热燥湿止痢，用于痢疾所致腹痛、里急后重、肛门灼热、下痢赤白、舌红苔黄、脉数等，组方均有黄连		
不同点	以苦寒之品组方，功善清热解毒，凉血止痢，属苦寒之剂，主治热毒痢疾	即白头翁汤加阿胶、甘草组成，二者滋养阴血、益胃和中，使止痢与扶正兼顾，且本方非独产后宜之，凡属阴虚血弱而病热痢者，均可用之	方中加入干姜温中，当归、阿胶养阴血，主治休息痢

第五节　清虚热剂

清虚热剂，适用于热病后期，邪留未尽，阴液已伤，出现暮热早凉；或肝肾阴虚，以致骨蒸潮热或久热不退的虚热证，代表方如青蒿鳖甲汤、清骨散、当归六黄汤等。

青蒿鳖甲汤

【出处】《温病条辨》。

【组成】青蒿二钱（6g）　鳖甲五钱（15g）　细生地四钱（12g）　知母二钱（6g）　丹皮三钱（9g）

【用法】上药以水五杯，煮取二杯，日再服（现代用法：水煎服）。

【功用】养阴透热。

【主治】温病后期，邪伏阴分证。夜热早凉，热退无汗，舌红少苔，脉细数。

【证治机理】本方证乃温病后期，阴液已伤，热伏阴分所致。人体卫阳之气，日行于表，夜入于里。阴分本有伏热，夜晚阳气入阴，两阳相加，阴不制阳，则入夜身热；晨起卫气行于表，阳出于阴，则热退身凉；温邪久留，阴液耗伤，无以作汗，则热退无汗；舌红少苔、脉象细数皆为阴虚有热之象。其病机为温病后期伤阴而邪气深伏阴分，治宜养阴透热之法。

【方解】方中鳖甲咸寒，直入阴分，滋阴退热，入络搜邪；青蒿苦辛而寒，其气芬芳，性善清透，清热透络，引邪外出，二者相配，滋阴清热，内清外透，使阴分伏热向外透达而出，共为君药。诚如吴鞠通自释云："此方有先入后出之妙，青蒿不能直入阴分，有鳖甲领之入也；鳖甲不能独出阳分，有青蒿领之出也。"生地甘凉，滋阴凉血；知母苦寒质润，滋阴降火，助君药养阴以退虚热，皆为臣药。丹皮辛苦性凉，泻阴中之伏火，以助君药清透阴分伏热，为佐药。本方是治疗温病后期，邪伏阴分证之常用方。

【配伍特点】滋中有清，清中有透，邪正兼顾，先入后出。

【现代运用】本方常用于肾结核、慢性肾盂肾炎、各种传染病恢复期低热、手术发热、小儿夏季热，以及原因不明发热等中医辨证属邪伏阴分，阴液已伤者。

清骨散

【出处】《证治准绳》。

【组成】银柴胡一钱五分（9g） 知母一钱（6g） 胡黄连一钱（6g） 地骨皮一钱（6g） 秦艽一钱（6g） 青蒿一钱（6g） 鳖甲醋炙，一钱（6g） 甘草五分（3g）

【用法】水二盅，煎八分，食远服（现代用法：水煎服）。

【功用】清虚热，退骨蒸。

【主治】肝肾阴虚，虚火内扰证。骨蒸潮热，或低热日久不退，形体消瘦，唇红颧赤，困倦盗汗，或口渴心烦，舌红少苔，脉细数。

【证治机理】本方主治虚劳发热系由肝肾阴虚，虚火内扰所致。阴虚生内热，虚热蕴蒸，故见骨蒸潮热、心烦口渴；虚火上炎，则唇红颧赤；虚火迫津外泄，故见盗汗；热扰心神，故见心烦；阴液亏虚，不能上承于口，则口渴；真阴亏虚，肌肤失养，日久则致形体消瘦、困倦无力；舌脉均为阴虚内热之征。其病机为肝肾阴虚，虚火内扰，治宜清虚热为主，佐以滋阴退蒸之法。

【方解】方中银柴胡甘苦微寒，退虚热，为君药。知母滋阴泻火而清虚热；胡黄连清阴分之热；地骨皮降伏火，退肝肾虚热，共为臣药。秦艽、青蒿辛散，善透伏热；鳖甲滋阴退热，并引药入阴分，同为佐药。甘草调和诸药，为使药。本方是治疗阴虚骨蒸潮热之常用方。

【配伍特点】集退热除蒸之品，重在清透伏热以治标。

【现代运用】本方常用于结核病、白血病、创伤发热，或其他慢性消耗性疾病的发热骨蒸等中医辨证属阴虚内热者。

【附方】

秦艽鳖甲散		
出处	《卫生宝鉴》	
组成	地骨皮　柴胡　炙鳖甲去裙，酥炙，用九肋者，各一两（各9g）　秦艽　知母　当归各半两（各5g）　青蒿五叶（6g）　乌梅一个（6g）	
用法	上药为粗末，煎至七分，去滓，空心，临卧温服	
功用	清热除蒸，滋阴养血	
主治	风劳病。骨蒸盗汗，肌肉消瘦，午后潮热，唇红颊赤，咳嗽困倦，脉微数	

【鉴别】

	清骨散	青蒿鳖甲汤	秦艽鳖甲散
相同点	均能滋阴清热，用于阴虚发热证，组方皆有鳖甲、青蒿、知母		
不同点	主治肝肾阴虚，虚火内扰证，以清退虚热为主，方由一派清虚热、除骨蒸之品配伍成方	主治温病后期邪伏阴分证，方中养阴与透热并进，故配以生地、丹皮滋阴凉血之品	主治风劳病证，方中滋阴养血与清热除蒸并进，故配以地骨皮、柴胡、秦艽、当归、乌梅

当归六黄汤

【出处】《兰室秘藏》。

【组成】当归　生地黄　熟地黄　黄连　黄芩　黄柏各等分（各6g）　黄芪加一倍（12g）

【用法】上药为粗末，每服五钱，水二盏，煎至一盏，食前服，小儿减半服之（现代用法：水煎服）。

【功用】滋阴泻火，固表止汗。

【主治】阴虚火旺盗汗证。发热盗汗，面赤心烦，口干唇燥，大便干结，小便黄赤，舌红苔黄，脉数。

【证治机理】本方治证由阴虚火旺所致。肾阴亏虚，不能上济心火，则心火独亢，致

虚火伏藏于阴分，寐则卫气行阴，助长阴分伏火，两阳相加，迫使阴液失守而盗汗；虚火上炎，则面赤心烦；火耗阴津，则口干唇燥；舌红苔黄、脉数皆内热之征。其病机为阴虚火旺，阴液不守，治宜滋阴泻火、固表止汗之法。

【方解】方中当归、生地黄、熟地黄入肝肾而滋阴养血，阴血充则水能制火，共为君药。黄连、黄芩、黄柏泻火除烦，是为臣药。黄芪益气实卫、固表止汗，为佐药。本方是治疗阴虚火旺盗汗证之常用方。

【配伍特点】甘润养血滋阴，苦寒坚阴泻火，甘温益气固表，标本兼顾。

【现代运用】本方常用于甲状腺功能亢进症、结核病、糖尿病、围绝经期综合征等

中医辨证属阴虚火旺者。

第六节 清热祛暑剂

清热祛暑剂，适用于夏月暑热证，代表方如香薷散、六一散、清暑益气汤等。

香薷散

【出处】《太平惠民和剂局方》。

【组成】香薷去土，一斤（12g） 白扁豆微炒 厚朴去粗皮，姜汁制熟，各半斤（各6g）

【用法】上为粗末，每服三钱（9g），水一盏，入酒一分，煎七分，去滓，水中沉冷，连吃二服，立有神效，随病不拘时（现代用法：水煎服，或加酒少量同煎）。

【功用】祛暑解表，化湿和中。

【主治】阴暑。恶寒发热，头重身痛，无汗，腹痛吐泻，胸脘痞闷，舌苔白腻，脉浮。

【证治机理】本方所治为夏月乘凉饮冷、外感风寒而内伤于湿所致。夏月感寒，邪滞肌表，故见恶寒发热、头重身痛、无汗、脉浮等风寒表证；过食生冷，则湿伤脾胃，气机阻滞，故见胸脘痞闷、腹痛吐泻；舌苔白腻为寒湿之象。其病机为暑月风寒袭表、湿伤于内，治宜祛暑解表、化湿和中之法。

【方解】方中香薷芳香质轻，辛温发散，为夏月祛暑解表要药，故重用为君药。厚朴苦辛性温，行气除满，燥湿化滞，为臣药。白扁豆甘平，健脾和中，渗湿消暑，为佐药。入酒少许同煎，温通经脉以助药力通达全身。本方是治疗夏月阴暑证之常用方。

【配伍特点】辛温芳香以解表，苦温燥化以和中。

【现代运用】现代常用于夏季胃肠型感冒、急性胃肠炎等中医辨证属外感风寒夹湿证者。

【使用注意】原书服法中要求"水中沉冷"，意在强调本方宜凉服，虽有表证，但不宜温药热服，以防"过汗"。若表证明显而湿滞较轻，可温服以利微汗解表；而暑湿外感以现呕逆、小便不利等里湿较重，宜冷服以助下行利水。正如《本经逢源》云："香薷辛温，先升后降，故热服能发散暑邪，冷饮则解热利小便，治水甚捷。"

【附方】

新加香薷饮

出处	《温病条辨》
组成	香薷二钱（6g） 银花二钱（6g） 鲜扁豆花三钱（9g） 厚朴二钱（6g） 连翘二钱（6g）
用法	水五杯，煮取二杯，先服一杯，得汗，止后服，不汗再服，服尽不汗，更作服
功用	祛暑解表，清热化湿
主治	暑温夹湿，复感于寒证。发热头痛，恶寒无汗，口渴面赤，胸闷不舒，舌苔白腻，脉浮而数者

【鉴别】

	香薷散	新加香薷散
相同点	均能祛暑解表、散寒化湿，用于暑月感寒夹湿证，组方皆有香薷、厚朴	
不同点	主治暑令感寒夹湿证，解表散寒与化湿和中并进，故用白扁豆健脾和中，加酒温通以助药力	主治暑月感寒，暑湿内蕴而暑重寒轻之证，以辛温复辛凉为法组方，故加用金银花、连翘、扁豆花辛凉轻清之品

六一散

【出处】《黄帝素问宣明论方》。

【组成】滑石六两（18g） 甘草一两（3g）

【用法】上为细末，每服三钱（9g），加蜜少许，温水调下，或无蜜亦可，每日三服；欲冷饮者，新汲水调下亦得（现代用法：为细末，每用9～18g，包煎，取药液服，日2～3次）。

【功用】清暑利湿。

【主治】暑湿证。身热烦渴，小便不利，或泄泻。

【证治机理】本方治证乃暑热夹湿所致。暑为阳热之邪，暑性炎上，通于心气，故见

身热心烦；暑热伤津耗气，故见口渴；暑又多夹湿，湿阻于里，膀胱气化不利，故见小便不利；湿邪下注，可见泄泻。其病机为暑热夹湿，"治暑之法，清心利小便最好"（《明医杂著》），治宜清暑利湿。

【方解】方中滑石甘淡性寒，质重而滑，直入膀胱，寒能清热，淡可渗利，重能走下，滑可利窍，善清解暑热，通利水道，令暑热水湿从小便而出，为君药。甘草甘平，清热泻火，益气和中，防止滑石寒凉伐胃之弊，为臣药。本方是治疗暑湿证之基础方。

【配伍特点】药性平和，清热不留湿，利水不伤阴。

【现代运用】本方常用于治疗膀胱炎、尿道炎等中医辨证属湿热者。

【附方】

	益元散	碧玉散	鸡苏散
出处	《奇效良方》	《黄帝素问宣明论方》	《黄帝素问宣明论方》
组成	滑石六两（18g） 甘草一两（3g） 辰砂三两（9g）	滑石六两（18g） 甘草一两（3g） 青黛（9g）（原著本方无用量）	滑石六两（18g） 甘草一两（3g） 薄荷叶末一分（6g）
用法	上为细末。每服二钱（6g），温水送下，灯心汤调服亦可	研为散，每服三钱（9g），开水调下。或水煎服	上为细末。每服三钱（9g），温开水送服
功用	清暑利湿，镇惊安神	祛暑利湿，清热解毒	清暑利湿，辛凉解表

续表

	益元散	碧玉散	鸡苏散
主治	暑湿证。烦渴多汗，心悸怔忡，失眠多梦，小便不利	暑湿证兼肝胆郁热，目赤咽痛，或口舌生疮	暑湿证兼微恶风寒，头痛头胀，咳嗽不爽

【鉴别】

	六一散	益元散	碧玉散	鸡苏散
相同点	均用滑石、甘草，清暑利湿，主治暑湿证			
不同点	为治暑湿证之基础方	加辰砂，兼以安神，其清心之功优于六一散	加青黛，兼以清肝	加薄荷，兼以疏风散热

桂苓甘露散

【出处】《黄帝素问宣明论方》

【组成】茯苓去皮，一两（15g）　甘草炙，二两（6g）　白术半两（12g）　泽泻一两（15g）　官桂去皮，二两（3g）　石膏二两（30g）　寒水石二两（30g）　滑石四两（30g）　猪苓半两（15g）

【用法】上为末，每服三钱（9g），温汤调下，新水亦得，生姜汤尤良。小儿每服一钱（3g），用如上法（现代用法：水煎服）。

【功用】清暑解热，化气利湿。

【主治】暑湿证。发热头痛，烦渴引饮，小便不利，及霍乱吐泻，腹痛满闷。

【证治机理】本方主治为水湿内停而伤暑热所致。暑热伤人，上攻于头，故发热头痛；暑热伤津扰心，故烦渴引饮；水湿内停阻于膀胱，气化失司，故小便不利；若暑湿俱盛，内伤脾胃，致升降失司，清浊相干，则为霍乱吐泻。其病机一是暑热盛于气分，一是水湿阻于中下二焦，治宜祛暑清热、化气利湿之法。

【方解】方中滑石性寒质重，功专清暑利湿，重用为君药。石膏、寒水石大寒而质地重坠，清暑解热以助滑石，为臣药。猪苓、茯苓、泽泻利水渗湿；白术健脾燥湿；官桂助下焦膀胱气化，且防君臣过于寒凉，合诸利尿药取五苓散之义，以使湿从小便而去，共为佐药。炙甘草益气和中，调和诸药，并缓和滑石、石膏、寒水石之大寒重坠，使清利而不伤正，为佐使药。本方是治疗暑热所伤，水湿内停证之常用方。

本方是由六一散合五苓散（祛湿剂）加石膏、寒水石而成。

【配伍特点】甘寒淡渗合法，清利并举，寓温化于渗利。

【现代运用】本方常用于膀胱炎、尿道炎、小儿腹泻等中医辨证属暑湿俱盛者。

【鉴别】

	桂苓甘露散	六一散
相同点	均能清解暑热，用于暑热证，均用滑石、甘草	
不同点	主治暑湿俱盛证，清暑利湿之力强	主治暑湿轻证，药少而清暑利湿力薄

清络饮

【出处】《温病条辨》。

【组成】鲜银花二钱（6g） 鲜扁豆花一支（6g） 西瓜翠衣二钱（6g） 丝瓜皮二钱（6g） 鲜荷叶边二钱（6g） 鲜竹叶心二钱（6g）

【用法】以水二杯，煮取一杯，日二服（现代用法：水煎服）。

【功用】祛暑清热。

【主治】暑伤肺经气分轻证。身热口渴不甚，头目不清，昏眩微胀，舌淡红，苔薄白。

【证治机理】本方主治暑伤肺经气分，暑热轻微，津伤未甚证。暑热袭人，病邪轻浅，故身热口渴不甚；暑热夹湿，湿热上蒙清窍，故头目不清、昏眩微胀；舌淡红、苔薄白为邪浅病轻之象。其病机为暑伤于肺，病邪不重，治宜祛暑清热之法。

【方解】方中鲜金银花辛凉芬芳，清解暑热；鲜扁豆花芳香清散，解暑化湿，共为君药。西瓜翠衣清热解暑，生津止渴；丝瓜皮清肺透络，共为臣药。鲜荷叶用边者，祛暑清热而能舒散；鲜竹叶清心利水，导湿热从小便走，共为佐药。本方是治疗暑伤肺经轻证之常用方。

【配伍特点】六药鲜用，清轻透化，祛暑清热。

【现代运用】本方常用于小儿夏季热、中暑、哮喘夏季发作等中医辨证属暑伤肺经气分轻证者。

清暑益气汤

【出处】《温热经纬》。

【组成】西瓜翠衣（30g） 西洋参（5g） 石斛（15g） 麦冬（9g） 黄连（3g） 竹叶（6g） 荷梗（6g） 知母（6g） 甘草（3g） 粳米（15g）（原著本方无用量）

【用法】水煎服。

【功用】清暑益气，养阴生津。

【主治】暑热气津两伤证。身热汗多，心烦口渴，小便短赤，体倦少气，精神不振，脉虚数。

【证治机理】本方主治暑热耗伤气津证，本方治证乃中暑受热，且津气两伤。暑热内侵，故见身热心烦、尿赤脉数；热蒸于内，腠理开而液外泄，故见多汗；暑为阳邪，最易伤津耗气，加之汗多，津伤气耗更重，故见口渴、体倦少气、精神不振、脉虚等。其病机为夏热暑邪耗气伤津，治宜清暑益气、养阴生津之法。

【方解】方中西瓜翠衣甘凉清热解暑，生津止渴；西洋参甘苦性凉，益气生津，养阴清热，共为君药。荷梗、石斛、麦冬助君药解暑养阴，共为臣药。黄连苦寒清心泻火，知母苦寒质润滋阴清热，竹叶甘淡清热除烦，均为佐药。粳米、甘草益胃和中，调和诸药，为佐使药。本方是治疗暑伤气津证之代表方。

【配伍特点】甘寒苦寒合法，清补并举，气津兼顾。

【现代运用】本方常用于小儿夏季热、中暑、支气管哮喘夏季发作等中医辨证属津气两伤者。

【附方】

清暑益气汤

出处	《内外伤辨惑论》
组成	黄芪汗少，减五分 苍术泔浸，去皮，以上各一钱五分（各4.5g） 升麻一钱（3g） 人参去芦 泽泻 炒曲 橘皮 白术以上各五分（各2g） 麦门冬去心 当归身 炙甘草以上各三分（各2g） 青皮去白，二分半（1.5g） 黄柏酒洗，去皮，二分或三分（2g） 葛根二分（1.5g） 五味子九枚（2g）
用法	水煎服
功用	益气健脾，燥湿祛暑
主治	平素气虚，又感暑湿证。身热头痛，口渴自汗，四肢困倦，不思饮食，胸满身重，大便溏薄，小便短赤，苔腻，脉虚

【鉴别】

	清暑益气汤《温热经纬》	清暑益气汤《内外伤辨惑论》
相同点	均能清暑益气，用于治疗暑病兼气虚证，方中皆有麦冬、甘草	
不同点	主治暑热伤津耗气证，清暑益气与养阴生津并进	主治元气本虚而伤暑湿证，重在健脾燥湿而兼祛暑

复习思考题

1. 比较白虎汤与竹叶石膏汤在组成、功用、主治等方面的异同。

2. 何谓"透热转气"？清营汤是如何体现这一治法的？

3. 为什么龙胆泻肝汤既可用治肝胆实火上炎之证，又可用治肝经湿热下注之证？试结合方义分析之。

4. 左金丸清肝火为何不用龙胆草而选用黄连？方中配伍吴茱萸的意义何在？

5. 清胃散主治胃火上炎之证，为何配伍升散之升麻？它与黄连相配有何意义？

第五章

温里剂

凡以温里助阳、散寒通脉作用为主，用于治疗里寒证的方剂，统称为温里剂。本类方剂属于"八法"中的"温法"。

温里剂适用于里寒证。里寒证可见形寒肢冷、面色苍白、口淡不渴、喜热饮、小便清长、大便溏泄、舌淡苔白润、脉沉迟等临床表现。里寒证因病位、病势有别，遂其临证有中焦虚寒、阳气衰微和寒凝经脉之分，故本章方剂相应分为温中祛寒、回阳救逆、温经散寒三类。

温里剂多由辛温燥热之品组成，临床使用时必须辨别寒热之真假，真热假寒证禁用；素体阴虚或失血者慎用；若阴寒太盛或真寒假热，服药入口即吐者，可反佐少量寒凉药物，或热药冷服，避免格拒。

第一节 温中祛寒剂

温中祛寒剂，适用于中焦虚寒证，代表方如理中丸、小建中汤、吴茱萸汤等。

理中丸

【出处】《伤寒论》。

【组成】人参　干姜　甘草炙　白术各三两（各9g）

【用法】上四味，捣筛，蜜和为丸，如鸡子黄许大（9g）。以沸汤数合，和一丸，研碎，温服之，日三服，夜二服。腹中未热，益至三四丸，然不及汤。汤法：以四物依两数切，用水八升，煮取三升，去滓，温服一升，日三服。服汤后，如食顷，饮热粥一升许，微自温，勿发揭衣被（现代用法：上药共研细末，炼蜜为丸，每丸重9g，每次1丸，温开水送服，每日2～3次；亦可作汤剂，水煎服，药后饮热粥适量）。

【功用】温中祛寒，补气健脾。

【主治】

1. 脾胃虚寒证。脘腹疼痛，喜温喜按，呕吐便溏，脘痞食少，畏寒肢冷，口淡不渴，舌质淡苔白润，脉沉细或沉迟无力。

2. 阳虚失血证。便血、吐血、衄血或崩漏等，见血色暗淡，质清稀，面色㿠白，气短神疲，脉沉细或虚大无力。

3. 中阳不足，阴寒上乘之胸痹；脾气虚寒，不能摄津之病后多涎唾；中阳虚损，土不荣木之小儿慢惊；食饮不节，损伤脾胃阳气，清浊相干，升降失常之霍乱等。

【证治机理】本证由脾胃虚寒所致。中阳不足，寒自内生，阳虚失温，则畏寒肢冷；阳虚寒凝，则脘腹疼痛、喜温喜按；脾不升清，胃不降浊，升降纳运失职，则见脘腹痞满、食少倦怠、呕吐便溏；舌淡苔白润、口中不渴、脉沉细或沉迟无力均为虚寒之象。

若脾胃虚寒，统摄失权，则可见便血、吐血、衄血或崩漏等，但血色暗淡，质清稀；若中阳不足，阴寒上乘而致胸阳不振，则可见胸痹心痛；若久病伤及脾阳，使津无所摄，上溢于口，则可见病后多涎唾；若小儿先天禀赋不足，后天脾胃虚寒，生化无源，致经脉失养，土不荣木，则可见慢惊；若食饮不节，损伤脾胃阳气，清浊相干，升降失常，则致霍乱。治当温中祛寒，益气健脾。

【方解】方中干姜大辛大热，温脾暖胃，助阳祛寒，为君药。人参益气健脾，补虚助阳，为臣药。君臣相配，温中健脾。脾为中土，喜燥恶湿，虚则湿浊易生，反困脾胃，故佐以甘温苦燥之白术，既健脾补虚以助阳，又燥湿醒脾以助运。甘草与各药等量，一则与人参、白术合用助益气健脾补虚；二则缓急止痛；三则调和诸药，是佐药而兼使药之用。四药相伍，可温中阳，补脾气，助运化，故曰"理中"。本方为治脾胃虚寒证之基础方。

本方在《金匮要略》中作汤剂，称"人参汤"。理中丸方后亦有"然不及汤"四字。盖汤剂较丸剂作用强而迅速，临床可视病情之缓急酌定剂型。

【配伍特点】辛热甘苦合方，温补并用，补中寓燥。

【现代运用】本方常用于急慢性胃肠炎、胃及十二指肠溃疡、胃痉挛、胃下垂、胃扩张、慢性结肠炎等中医辨证属脾胃虚寒者。

【使用注意】本方临证服后，当"饮热粥"，且温覆"勿发揭衣被"。药后当觉腹中似有热感，若"腹中未热"，则应适当加量，"益至三四丸"，或易为汤剂。

【附方】

	附子理中丸	桂枝人参汤
出处	《太平惠民和剂局方》	《伤寒论》
组成	附子炮，去皮、脐　人参去芦　干姜炮，锉　甘草炙　白术各三两（各9g）	桂枝四两（12g）　甘草炙，四两（12g）　白术三两（9g）　人参三两（9g）　干姜三两（9g）
用法	为细末，炼蜜为丸，每两作十丸。每服一丸，以水一盏化开，煎至七分，稍热服之，空心食前	上五味，以水九升，先煮四味，取五升，内桂更煮，取三升，去滓，温服一升，日再，夜一服
功用	温阳祛寒，益气健脾	温阳健脾，解表散寒
主治	脾胃虚寒较甚，或脾肾阳虚证。脘腹冷痛，下利清谷，恶心呕吐，畏寒肢冷，或霍乱吐利转筋等	脾胃虚寒，复感风寒表证。协热下利，心下痞硬，恶寒头痛，口不渴，舌淡苔白滑，脉浮虚者

【鉴别】

	理中丸	附子理中丸	桂枝人参汤
相同点	均可用治脾胃虚寒证，症见脘腹疼痛、喜温欲按等，方中皆含有干姜、人参、白术和甘草		
不同点	为治脾胃虚寒之基础方	在理中丸基础上加用大辛大热的附子，其温中散寒之力更强，且能温肾暖脾，适用于脾胃虚寒重者或脾肾虚寒者	在人参汤（理中丸）基础上加桂枝，温阳健脾，又兼解表散寒，表里同治，适用于脾胃虚寒而外兼风寒表证者

小建中汤

【出处】《伤寒论》。

【组成】桂枝去皮，三两（9g） 甘草炙，二两（6g） 大枣擘，十二枚（4枚） 芍药六两（18g） 生姜切，三两（9g） 胶饴一升（30g）

【用法】上六味，以水七升，煮取三升，去滓，内饴，更上微火消解。温服一升，日三服（现代用法：水煎取汁，兑入饴糖，文火加热溶化，分两次温服）。

【功用】温中补虚，和里缓急。

【主治】中焦虚寒，肝脾失调，阴阳不和证。腹中拘急疼痛，喜温喜按，神疲乏力，虚怯少气；或心中悸动，虚烦不宁，面色无华；或伴四肢酸楚，手足烦热，咽干口燥，舌淡苔白，脉细弦。

【证治机理】本证由中焦虚寒，肝脾失调，阴阳不和所致。中焦虚寒，土不荣木，筋脉失养，致腹中拘急疼痛、喜温喜按。脾胃为气血生化之源，中焦虚寒，化源不足，气血俱虚，且阴阳不和，既可见神疲乏力、虚怯少气，又可见心中悸动、虚烦不宁、面色无华；或伴四肢酸楚、手足烦热、咽干口燥等。本证虽繁杂，但总以脘腹疼痛、喜温喜按为主症；病机涉及诸多方面，总以中焦虚寒，肝脾失和为要。法当温中补虚兼调阴阳，和里缓急以止腹痛。

【方解】方中重用饴糖，甘温质润，温中补虚，缓急止痛，为君药。臣以酸甘之芍药养阴柔肝以止痛，与饴糖相伍，酸甘化阴，和里缓急；辛温之桂枝温中阳以祛里寒，与饴糖相伍，辛甘养阳，温中益气，与二倍之芍药相伍，调和营卫，燮理阴阳。佐以生姜温胃散寒暖中，大枣补脾益气缓急，二者相伍，调营卫，和阴阳。炙甘草益气和中，调和诸药，是为佐使之用。六药合用，温中补虚缓急之中，蕴有柔肝理脾、益阴和阳之意，用之可使中气强健，阴阳气血生化有源，故以"建中"名之。本方为治中焦虚寒，肝脾失调，阴阳不和证之常用方。

【配伍特点】辛甘酸甘合化以调和阴阳；重用甘温，质润以抑木缓急。

【现代运用】本方常用于胃及十二指肠溃疡、慢性肝炎、慢性胃炎、神经衰弱、再生障碍性贫血、功能性发热等中医辨证属中焦虚寒，肝脾失调，阴阳不和者。

【使用注意】呕家，或中满者，不宜

使用。

【附方】

	黄芪建中汤	当归建中汤
出处	《金匮要略》	《千金翼方》
组成	桂枝去皮，三两（9g） 甘草炙，二两（6g） 大枣擘，十二枚（4枚） 芍药六两（18g） 生姜切，三两（9g） 胶饴一升（30g） 黄芪一两半（9g）	桂枝去皮，三两（9g） 甘草炙，二两（6g） 大枣擘，十二枚（4枚） 芍药六两（18g） 生姜切，三两（9g） 胶饴一升（30g） 当归四两（12g）
用法	以水七升，煮取三升，去滓，内饴，更上微火消解，温服一升，日三服	以水七升，煮取三升，去滓，内饴，更上微火消解，温服一升，日三服
功用	温中补气，和里缓急	温补气血，缓急止痛
主治	脾胃虚寒，中气不足证。虚劳里急，诸不足	中焦虚寒，营血不足证。产后虚羸不足。腹中绞痛不止，吸吸少气，或者小腹拘急，痛引腹背，不能饮食

【鉴别】

	小建中汤	桂枝汤
相同点	均出自《伤寒论》，皆含有桂枝、芍药、生姜、大枣和甘草	
不同点	由桂枝汤倍芍药，重用饴糖而成。以饴糖为君，具有温中补虚、缓急止痛、调和阴阳之功；芍药倍桂枝，意在温中缓急，主治中焦虚寒，虚劳里急证	以桂枝为君，桂枝与芍药用量相等，具有解肌发表、调和营卫之功；主治外感风寒表虚，营卫不和证

	小建中汤	黄芪建中汤	当归建中汤
相同点	均可用治中焦虚寒，脘腹疼痛，均含有饴糖、桂枝、芍药、生姜、大枣和甘草		
不同点	主治中焦虚寒，肝脾不和之腹中拘急疼痛，喜温喜按	在小建中汤的基础上加黄芪，增益气建中之力，主治脾胃虚寒，中气不足之虚劳里急	在小建中汤的基础上加当归，增补血和血之力，主治产后中焦虚寒，营血不足之腹中痛

吴茱萸汤

【出处】《伤寒论》。

【组成】吴茱萸洗，一升（9g）人参三两（9g）生姜切，六两（18g）大枣擘，十二枚（4枚）

【用法】上四味，以水七升，煮取二升，去滓。温服七合，日三服（现代用法：水煎服）。

【功用】温中补虚，降逆止呕。

【主治】

1. 胃寒呕吐证。食谷欲呕，或兼胃脘疼痛，吞酸嘈杂，舌淡，脉沉弦而迟。

2. 肝寒上逆证。干呕吐涎沫，头痛，颠顶痛甚，舌淡，脉沉弦。

3. 肾寒上逆证。呕吐下利，手足厥冷，烦躁欲死，舌淡，脉沉细。

【证治机理】本证一为阳明寒呕，二为厥阴头痛，三为少阴吐利。其证病机皆为虚寒之邪上逆犯胃所致。胃以通降为顺，胃受寒邪，失于和降，故见呕吐、不食，食则欲呕，或胃脘冷痛。厥阴肝气主升，若肝寒上犯于胃，则呕吐涎沫；上扰清阳则头痛，且以颠顶痛著。肾经受寒则阳气微，阳气不能达于四末，则手足厥冷；寒邪上逆犯胃，则呕；阳失温煦，寒湿下侵，则利；阴寒内盛，阳气扰争，故烦躁欲死；阳虚寒盛，其舌色当淡，脉自沉弦而细迟。治当温中补虚，降逆止呕。

【方解】方中吴茱萸辛苦性热，入肝、肾、脾、胃经，上可温胃散寒，下可温暖肝肾，又能降逆止呕，一药而三经并治，故为君药。重用辛温之生姜为臣，其乃呕家之圣药，温胃散寒，降逆止呕。吴茱萸与生姜相须为用，温降并行。佐以甘温之人参，补益中焦脾胃之虚；佐使以甘平之大枣，益气补脾，调和诸药。人参、大枣并用，补益中气，与吴茱萸、生姜合用，使清阳得升，浊阴得降。本方为治脾胃虚寒，浊阴上逆证之常用方。

【配伍特点】肝肾胃三经同治，温降补三法并施，以温降为主。

【现代运用】本方常用于慢性胃炎、妊娠呕吐、神经性呕吐、神经性头痛、耳源性眩晕等中医辨证属虚寒之邪上逆犯胃者。

大建中汤

【出处】《金匮要略》。

【组成】蜀椒炒去汗，二合（6g）干姜四两（12g）人参二两（6g）

【用法】上三味，以水四升，煮取二升，去滓，内胶饴一升（30g），微火煮取一升半，分温再服，如一炊顷，可饮粥二升，后更服，当一日食糜，温覆之（现代服法：水煎服，饴糖冲服）。

【功用】补虚缓急，降逆止痛。

【主治】中阳虚衰，阴寒内盛之脘腹疼痛。心胸中大寒痛，呕不能食，腹中寒，上冲皮起，出见有头足，上下痛而不可触近，舌苔白滑，脉细沉紧，甚则肢厥脉伏。

【证治机理】本证由中阳衰弱，阴寒内盛所致。中阳虚衰，阴寒内盛，经脉拘急，故心胸中大寒痛；阴寒犯胃，浊阴上逆，故呕不能食。腹中寒盛，收引太过，腹皮拘急，上冲皮起，故腹中痛、出见头足、上下痛而不可触近。舌苔白滑、脉细沉紧，甚则肢厥脉伏，皆为阳衰阴盛之象。法当补虚缓急，降逆止痛。

【方解】方中蜀椒味辛性热，温脾胃，助命火，散寒止痛，为君药。辛热之干姜温脾暖胃，助蜀椒散寒；甘温之饴糖温补中虚，缓急止痛，助蜀椒止痛，共为臣药。佐以人参补脾益气，补虚助阳，中气健旺则邪不可干。四药配伍，共奏补虚缓急、散寒止痛之效。本方为治虚寒腹痛重证之常用方。

【配伍特点】纯用辛甘，温补兼施，以温为主。

【现代运用】本方常用于慢性胃炎、十二指肠球部溃疡、胃下垂、慢性浅表性

【鉴别】

胃炎、蛔虫性腹痛、胆囊炎、急性胰腺炎、慢性肝炎等中医辨证属中阳衰弱，阴寒内盛者。

【使用注意】此种腹痛，病情较重，病势较急，素体又虚，故不仅服药要及时，而且药后要注意调护。方后注明，初服后"如一炊顷，可饮粥二升"，取粥之温热助药力以祛寒邪。饮粥后"更服"药，使药力相继，一鼓成功，祛邪务尽。且药后"当一日食糜"，以养脾胃之气，使中虚得复。另药后当"温覆之"，以防寒邪外侵而病复加重。

	小建中汤	大建中汤
相同点	均为温中补虚止痛之方，可用治中焦虚寒，脘腹疼痛，皆含有饴糖	
不同点	方中配伍桂枝、芍药、生姜和大枣，辛甘为主，佐重剂芍药，寓酸甘化阴之意，阴阳并补，但以温阳为主	方中配伍蜀椒、干姜和人参，纯用辛甘之品温建中阳，其补虚散寒之力较小建中汤为峻，且有降逆之功

第二节　回阳救逆剂

回阳救逆剂，适用于阳气衰微，阴寒内盛，甚或阴盛格阳、戴阳等危重病证，代表方如四逆汤等。

四逆汤

【出处】《伤寒论》。

【组成】甘草炙，二两（6g）　干姜一两半（6g）　附子生用，去皮，破八片，一枚（15g）

【用法】上三味，以水三升，煮取一升二合，去滓，分温再服。强人可大附子一

枚，干姜三两　（现代用法：水煎服）。

【功用】回阳救逆。

【主治】少阴病，心肾阳衰寒厥证。四肢厥逆，恶寒蜷卧，神衰欲寐，面色苍白，腹痛下利，呕吐不渴，舌苔白滑，脉微细；以及太阳病误汗亡阳者。

【证治机理】本证由少阴心肾阳衰，阴寒内盛所致；亦可太阳病误汗亡阳所为。阳衰不能温煦周身四末，则四肢厥逆、恶寒蜷卧；无力鼓动血行，则脉微细；心阳衰微，神失所养，则神衰欲寐；肾阳衰微，不能暖脾，升降失调，则腹痛吐利；面色苍白、口中不渴、舌苔白滑亦为阴寒内盛之象。法当回阳破阴救逆。

【方解】方中生附子大辛大热，入心、脾、肾经，温壮心肾之阳，回阳破阴以救逆，为君药。臣以辛热之干姜，入心、脾、肺经，既与附子相配，以增温里回阳之力；又温中散寒，助阳通脉。附子与干姜相须为用，乃温里散寒之基本配伍。炙甘草一以益气补中，与姜附温补相伍，治虚寒之本；二以解生附子之毒，兼制姜附峻烈之性；三以调和药性，并使药力持久，用为佐使。三药合用，大辛大热，使阳复厥回，故名"四逆汤"。本方为回阳救逆法之代表方，亦为治阳衰寒厥证之基础方。

【配伍特点】大辛大热以速挽元阳，少佐甘缓防虚阳复耗。

【现代运用】本方常用于心肌梗死、心力衰竭、急性胃肠炎吐泻过多，或某些急证大汗而见休克等中医辨证属阳衰阴盛者。

【附方】

	通脉四逆汤	白通汤	四逆加人参汤	回阳救急汤
出处	《伤寒论》	《伤寒论》	《伤寒论》	《伤寒六书》
组成	甘草炙，二两（6g）附子生用，去皮，破八片，大者一枚（20g）干姜三两，强人可四两（9g）	葱白四茎（6g）干姜一两（6g）附子生，去皮，破八片，一枚（15g）	甘草炙，二两（6g）附子生用，去皮，破八片，一枚（15g）干姜一两半（9g）人参一两（6g）	熟附子（9g）干姜（6g）人参（6g）甘草炙（6g）白术炒（9g）肉桂（3g）陈皮（6g）五味子（3g）茯苓（9g）半夏制（9g）（原著本方无用量）
用法	上三味，以水三升，煮取一升二合，去滓，分温再服，其脉即出者愈	上三味，以水三升，煮取一升，去滓，分温再服	上四味，以水三升，煮取一升二合，去滓，分温再服	水二盅，姜三片，煎之，临服入麝香三厘（0.1g）调服。中病以手足温和即止，不得多服
功用	破阴回阳，通达内外	破阴回阳，宣通上下	回阳救逆，益气固脱	回阳固脱，益气生脉
主治	少阴病，阴盛格阳证。下利清谷，里寒外热，手足厥逆，脉微欲绝，身反不恶寒，其人面色赤，或腹痛，或干呕，或咽痛，或利止，脉不出者	少阴病阴盛戴阳证。手足厥逆，下利，脉微，面赤者	少阴病真阳衰微，元气亦虚之证。四肢厥逆，恶寒蜷卧，脉微而复自下利，利虽止而余症仍在者	寒邪直中三阴，真阳衰微证。四肢厥冷，神衰欲寐，恶寒蜷卧，吐泻腹痛，口不渴，甚则身寒战栗，或指甲口唇青紫，或吐涎沫，舌淡苔白，脉沉微，甚或无脉

【鉴别】

	四逆汤	通脉四逆汤	白通汤	四逆加人参汤	回阳救急汤
相同点	均为《伤寒论》中少阴病的主要方剂，皆在四逆汤的基础上加减衍化而来，皆有附子与干姜				
不同点	主治少阴病，心肾阳衰寒厥证。用附子、干姜，大辛大热，重在温阳气，散阴寒	主治阴盛格阳，真阳欲脱之危象，故在四逆汤的基础上加重姜、附用量	主治阴寒盛于下焦，急需通阳破阴，故以四逆汤去甘草之缓，减量干姜，而再加辛温通阳之葱白，以宣通上下	主治利止而四逆证仍在之气血大伤者，故于四逆汤中加大补元气之人参，益气固脱	主治寒邪直中三阴，真阳衰微证，故四逆汤合六君子汤，再加肉桂、五味子、麝香、生姜，共奏回阳救逆、益气固脱之功

参附汤

【出处】《正体类要》。

【组成】人参四钱（12g）　附子炮，去皮脐，三钱（9g）

【用法】用水煎服，阳气脱陷者，倍用之（现代用法：水煎服）。

【功用】益气回阳固脱。

【主治】阳气暴脱证。四肢厥逆，冷汗淋漓，呼吸微弱，脉微欲绝。

【证治机理】本证由元气大亏，阳气暴脱所致。阳气暴脱，四末失于温煦，则四肢厥逆；元气大亏，腠理不固，阴不内守而外泄，则冷汗淋漓；元气亏则肺气绝，故呼吸微弱；阳衰血行乏力，则脉微欲绝。法当大补元气，回阳固脱。

【方解】方中人参甘温，大补元气以固脱，使气旺阳复；附子辛热，温壮命火以回阳，使阴破阳回。二药配伍，使气旺脱固，阳复阴破而效捷。本方为治阳气暴脱证之基础方。

【配伍特点】甘温与辛热相伍，力专效捷。

【现代运用】本方常用于大出血、产后失血引起的失血性休克、创伤性休克、心力衰竭等中医辨证属阳气暴脱者。

【附方】

独参汤

出处	《医方类聚》引《十药神书》
组成	大人参去芦，二两（9g）
用法	上咬咀，以水二盏，加大枣五枚，煎至一盏，细呷之
功用	补气固脱
主治	大汗大下之后，以及吐血、血崩、血晕诸症

【鉴别】

	参附汤	独参汤
相同点	皆含人参，功可补气固脱	
不同点	人参与附子配伍，补气回阳固脱之力佳，适用于阳气暴脱证	独用人参一味，补气固脱，适用于大汗大下之后，元气不固者

第三节　温经散寒剂

温经散寒剂，适用于寒凝经脉证，代表方如当归四逆汤、黄芪桂枝五物汤、阳和汤等。

当归四逆汤

【出处】《伤寒论》。

【组成】当归三两（9g）　桂枝去皮，三两（9g）　芍药三两（9g）　细辛三两（3g）　甘草炙，二两（6g）　通草二两（6g）　大枣擘，二十五枚（8枚）

【用法】上七味，以水八升，煮取三升，去滓，温服一升，日三服（现代用法：水煎服）。

【功用】温经散寒，养血通脉。

【主治】血虚寒厥证。手足厥寒，或腰、股、腿、足、肩臂疼痛，口不渴，舌淡苔白，脉沉细或细而欲绝。

【证治机理】本证乃营血虚弱，寒凝经脉，血行不利所致。素体血虚，营血不能充盈血脉，又经脉受寒，阳气被遏不达四末，故见手足厥寒、脉细欲绝，此厥寒仅指趾至腕踝不温，与少阴心肾阳衰，阴寒内盛之四肢厥逆有别。寒邪凝滞，血行不畅，则腰、股、腿、足、肩臂疼痛。口不渴、舌淡苔白亦为血虚有寒之象。法当温经散寒，养血通脉。

【方解】本方由桂枝汤去生姜，倍大枣，加当归、细辛、通草组成。方中当归甘温，养血和血以补虚；桂枝辛温，温经散寒以通脉，共为君药。细辛温经散寒，助桂枝温通血脉；白芍养血和营，助当归补益营血，配桂枝调和阴阳（营卫），共为臣药。通草通利经脉以畅血行；大枣、甘草益气健脾，养血补虚，共为佐药。大枣重用，既合归、芍以补营血，又防桂、辛燥烈伤阴。甘草兼调药而为使药之用。本方为治血虚寒厥证之常用方。

【配伍特点】辛温甘酸并用，温通不燥，补养不滞。

【现代运用】本方常用于血栓闭塞性脉管炎、无脉症、雷诺病、小儿麻痹、冻疮、妇女痛经、肩周炎、风湿性关节炎等中医辨证属血虚寒凝者。

【附方】

当归四逆加吴茱萸生姜汤
出处 《伤寒论》
组成 当归三两（9g） 芍药三两（9g） 甘草炙，二两（6g） 通草二两（6g） 桂枝去皮，三两（9g） 细辛三两（3g） 生姜切，半斤（12g） 吴茱萸二升（9g） 大枣擘，二十五枚（8枚）
用法 上九味，以水六升，清酒六升和，煮取五升，去滓，温分五服。
功用 温经散寒，养血通脉，和中止呕
主治 血虚寒凝，手足厥冷，兼寒邪在胃，呕吐腹痛者

【鉴别】

	当归四逆汤	当归四逆加吴茱萸生姜汤
相同点	均出自《伤寒论》，都见血虚寒厥证，组成中皆含有当归、芍药、桂枝、通草、细辛、甘草和大枣	
不同点	以温经散寒、养血通脉为主，主治血虚寒厥证	增温中止痛之吴茱萸及散寒止呕之生姜，故温经逐寒、蠲饮止呕之力更强

	四逆散	四逆汤	当归四逆汤
相同点	均出自《伤寒论》，主治证中皆见"四逆"		
不同点	因外邪传经，气机郁滞，阳气被遏，不达四末所致，故其逆冷仅在肢端，不过腕踝，尚可见身热、脉弦等	因阴寒内盛，阳气衰微，无力达于四末而致，故其厥逆严重，冷过肘膝，并伴有神衰欲寐、腹痛下利、脉微欲绝等	因血虚受寒，寒凝经脉，血行不畅所致，因其寒在经脉不在脏腑，故肢厥程度较四逆汤证为轻，亦兼见肢体疼痛等

黄芪桂枝五物汤

【出处】《金匮要略》。

【组成】黄芪三两（9g） 芍药三两（9g） 桂枝三两（9g） 生姜六两（18g） 大枣十二枚（4枚）

【用法】上五味，以水六升，煮取二升，温服七合，日三服（现代用法：水煎服）。

【功用】益气温经，和血通痹。

【主治】血痹。肌肤麻木不仁，微恶风寒，舌淡，脉微涩而紧。

【证治机理】本证乃营卫气血不足，加之风寒之邪乘虚客于血脉，使血行涩而不畅，致肌肤失于濡养而麻木不仁、微恶风寒、舌淡等；虽状如风痹，但与风痹之区别在于痹而不痛，其脉微涩兼紧，亦为邪滞血脉，凝涩不通之象。法当益气温经，和血通痹。

【方解】方中黄芪甘温益气，补在表之卫气，为君药。桂枝散风寒而温经通痹，与黄芪配伍，益气温阳，和血通经。桂枝得黄芪益气而振奋卫阳；黄芪得桂枝辛散固表而不致留邪。芍药养血和营，濡养肌肤以通血痹，与桂枝合用，调营卫而和表里，两者皆为臣药。生姜辛温，疏散风邪，以助桂枝之力；大枣甘温，益气养血，以资黄芪、芍药之功；与生姜为伍，又能和营卫，调诸药，为佐使之用。本方为治血痹之常用方。

【配伍特点】甘温与辛甘酸合法，益气而和营卫，固表而不留邪。

【现代运用】本方常用于皮炎、末梢神经炎、中风后遗症等中医辨证属营卫气血不足，风寒客于血脉者。

阳和汤

【出处】《外科证治全生集》。

【组成】熟地黄一两（30g） 麻黄五分（2g） 鹿角胶三钱（9g） 白芥子炒研，二钱（6g） 肉桂一钱（3g） 生甘草一钱（3g） 炮姜炭五分（2g）

【用法】水煎服。

【功用】温阳补血，散寒通滞。

【主治】阳虚寒凝之阴疽，如贴骨疽、脱疽、流注、痰核、鹤膝风等。患处漫肿无头，酸痛无热，皮色不变，口不渴，舌淡苔白，脉沉细或沉迟。

【证治机理】本方所治之阴疽，乃素体阳气不足，营血亏虚，寒凝痰滞，痹阻于肌肉、筋骨、血脉、关节而致。阴寒为病，故局部肿势弥漫，皮色不变，酸痛无热，并可

伴有全身虚寒之症；舌淡苔白、脉沉细亦为虚寒之象。法当温阳补血，散寒通滞。

【方解】方中重用熟地黄温补营血，填精益髓；鹿角胶生精补髓，养血助阳，强筋壮骨，二者相配，则益精血、助阳气、补肝肾、强筋骨之力尤著，共为君药。伍以辛热之肉桂、姜炭，既温阳散寒，又通利血脉，同为臣药。佐以辛温之白芥子，直达皮里膜外，温化寒痰，通络散结；少取麻黄辛温宣散，开泄腠理，宣通经络；两药与桂、姜相伍，辛温宣散，宣通气血以散寒解凝，消肿散结；且辛散温通，使地黄、鹿胶补而不滞。甘草解毒，调和诸药，为佐使药。本方为治阴疽之代表方。

【配伍特点】滋补之中寓温散之法，补而不滞。

【现代运用】本方常用于骨结核、腹膜结核、慢性骨髓炎、骨膜炎、慢性淋巴结炎、类风湿关节炎、血栓闭塞性脉管炎、肌肉深部脓疡等中医辨证属阴寒凝滞者。

复习思考题

1. 如何理解理中丸主治中焦虚寒证，同时又治阳虚失血、小儿慢惊风、病后喜唾涎沫、霍乱和胸痹？

2. 小建中汤与桂枝汤组成大体相同。为什么桂枝汤为解表剂？而小建中汤却为温里剂？

3. 四逆散、四逆汤和当归四逆汤均以"四逆"名方，其治法、组方及主治有何不同？

第六章

补益剂

凡以补养人体气、血、阴、阳等作用为主，用于治疗各种虚损病证的方剂，统称为补益剂。本类方剂属于"八法"中的"补法"。

补益剂适用于各种虚证。人体虚证主要表现为气、血、阴、阳等不足而产生的病证，但气、血、阴、阳在生理上相互为用，病理上相互影响，故以气、血、阴、阳为纲，以五脏为目，乃虚证辨治之关键。虚证有气虚、血虚、气血两虚、阴虚、阳虚、阴阳两虚之分，故本章方剂分为补气剂、补血剂、气血双补剂、补阴剂、补阳剂、阴阳并补剂六类。

一是辨清虚实的真假，本类方剂不能用于实证；二是辨清虚证的类型和病位；三是对脾胃功能运化欠佳者，适当配伍理气开胃之品，以助运化，防其虚不受补；四是本类方剂宜文火久煎。

第一节 补气剂

补气剂适用于脾肺气虚之证。代表方如四君子汤、参苓白术散、补中益气汤等。

四君子汤

【出处】《太平惠民和剂局方》。

【组成】人参去芦　白术　茯苓去皮（各9g）甘草炙（6g），各等分

【用法】上为细末，每服二钱（6g），水一盏，煎至七分，通口服，不拘时候；入盐少许，白汤点亦得（现代用法：水煎服）。

【功用】益气健脾。

【主治】脾胃气虚证。面色萎白，语声低微，气短乏力，食少便溏，舌淡苔白，脉虚缓。

【证治机理】本证由脾胃气虚，运化乏力所致。脾胃为后天之本，气血生化之源。脾胃虚弱，气血生成不足，故面色萎白、语音低微、气短乏力；脾虚受纳与运化乏力，则湿浊内生，故食少便溏；舌淡苔白、脉虚缓为脾胃气虚之象。治宜益气健脾法。

【方解】方中人参甘温益气，健脾养胃，为君药。白术甘苦而温，健脾燥湿，助君药之力，为臣药。茯苓甘淡，渗湿健脾，为佐药。苓、术合用，健脾祛湿之功益著。炙甘草甘温，益气和中，调和诸药，为使药。四药性味平和，补而不滞，利而不峻，犹如宽厚中庸之君子，故名"四君子"。本方为治脾胃气虚证之基础方。

【配伍特点】药性甘温，益气健脾助运，适脾欲缓喜燥之性。

【现代运用】本方常用于慢性胃炎、消化性溃疡、肠易激综合征、慢性肾小球肾

炎、冠心病、乙型肝炎、经前期紧张综合　　气虚证者。
征、先兆流产、小儿低热等中医辨证属脾胃

【附方】

	异功散	六君子汤	香砂六君子汤	保元汤
出处	《小儿药证直诀》	《医学正传》	《古今名医方论》	《博爱心鉴》
组成	人参切，去顶 茯苓去皮 白术 陈皮锉 甘草炒，各等分（6g）	茯苓一钱（3g） 甘草一钱（3g） 人参一钱（3g） 白术一钱五分（4.5g） 陈皮一钱（3g） 半夏一钱五分（4.5g）	人参一钱（3g） 白术二钱（6g） 甘草七分（2g） 茯苓二钱（6g） 陈皮八分（2.5g） 半夏一钱（3g） 砂仁八分（2.5g） 木香七分（2g）	人参二三钱（3g） 黄芪灌脓时酒炒，回浆时蜜炙，二三钱（9g） 炙甘草一钱（3g） 肉桂五七分（1.5g）（原著本方无用量，今据《景岳全书》补）
用法	上为细末，每服二钱（6g），水一盏，生姜五片，枣二个，同煎至七分，食前温服，量多少与之	上细切，作一服。加大枣二枚，生姜三片，新汲水煎服	上加生姜二钱（6g），水煎服	上加生姜一片，水煎，不拘时服
功用	益气健脾，行气化滞	益气健脾，燥湿化痰	益气健脾，行气化痰	益气温阳
主治	脾胃气虚兼气滞证。胃脘闷滞，不思饮食，大便溏薄，或呕吐、泄泻等	脾胃气虚兼有痰湿证。面色萎白，语音低微，气短乏力，食少便溏，恶心呕吐，或咳嗽痰多稀白者	脾胃气虚，痰阻气滞证。呕吐痞闷，不思饮食，脘腹胀痛，消瘦倦怠，或气虚肿满	虚损劳怯，元气不足证。倦怠乏力，少气畏寒；以及小儿痘疮，阳虚顶陷，不能发起灌浆者

【鉴别】

	四君子汤	理中丸
相同点	均有人参、白术、炙甘草三味，皆可益气补中，治疗脾虚之证	
不同点	人参为君药，功用重在益气健脾，主治脾胃气虚证	干姜为君药，功用重在温中祛寒，适宜于中焦虚寒证

	四君子汤	异功散	六君子汤	香砂六君子汤	保元汤
相同点	均可益气，主治气虚诸症				
不同点	为补脾气之基础方，主治脾胃气虚证	兼有脾胃气滞，故配伍陈皮行气化滞	兼内有痰湿，故佐以陈皮、半夏燥湿和胃	兼有寒湿滞中，故佐以半夏、陈皮、木香、砂仁燥湿化痰，理气温中	因小儿元气不足，见痘疹阳虚顶陷，故以补气为主，配伍少量肉桂入肾温阳以益元气

参苓白术散

【出处】《太平惠民和剂局方》。

【组成】莲子肉去皮，一斤（9g） 薏苡仁一斤（9g） 缩砂仁一斤（6g） 桔梗炒令深黄色，一斤（6g） 白扁豆姜汁浸，去皮，微炒，一斤半（12g） 白茯苓二斤（15g） 人参去芦，二斤（15g） 甘草炒，二斤（10g） 白术二斤（15g） 山药二斤（15g）

【用法】上为细末。每服二钱（6g），枣汤调下，小儿量岁数加减服（现代用法：散剂，每服6～10g，大枣煎汤送服；亦可作汤剂，加大枣2枚，水煎服）。

【功用】益气健脾，渗湿止泻。

【主治】脾胃气虚夹湿证。饮食不化，胸脘痞闷，或吐或泻，四肢乏力，形体消瘦，面色萎黄，舌淡苔白腻，脉虚缓。

【证治机理】本证由脾虚湿盛所致。脾胃虚弱，纳运失司，故饮食不化；脾失健运，气血生化不足，肢体肌肤失却濡养，故四肢乏力、形体消瘦、面色萎黄；脾虚湿浊内生，湿阻中焦，清浊不分，升降失调，则

胃气上逆而为呕吐，湿浊趋下而为泄泻；湿邪阻遏气机，故胸脘痞闷；舌淡苔白腻、脉虚缓等皆为脾虚夹湿之象。治宜补益脾胃，兼以渗湿为法。

【方解】方中人参、白术、茯苓取"四君"之义，益气健脾，为君药。山药、莲子肉助君药健脾补虚，且可止泻，为臣药。薏苡仁、白扁豆助茯苓渗湿健脾；砂仁芳香醒脾，行气化滞；桔梗通调水道，载药上行，且配伍砂仁可调畅气机，为佐药。甘草益气和中，调和诸药，为使。大枣煎汤调药，可增补益脾胃之效。本方为治脾胃气虚夹湿证之常用方。

后世亦称本方为脾肺双补之剂，用治脾肺气虚之久咳，方中桔梗载药上行，故兼可保肺，亦为"培土生金"之剂。

【配伍特点】主以甘温补脾，纳芳化渗湿以助运止泻，佐引药入肺以培土生金。

【现代运用】本方常用于慢性胃肠炎、慢性痢疾、贫血、肺结核、慢性支气管炎、慢性丙型肝炎、慢性肾炎及妇女带下病等中医辨证属脾胃气虚夹湿证者。

【附方】

七味白术散	
出处	《小儿药证直诀》
组成	人参二钱五分（6g）　白茯苓五钱（12g）　白术炒，五钱（12g）　藿香叶五钱（12g）　木香二钱（6g）　甘草一钱（3g）　葛根五钱，渴者加至一两（15～30g）
用法	为粗末。每服三钱（9g），水煎服
功用	健脾益气，升阳生津
主治	脾胃虚弱，清阳不升证。呕吐泄泻，频作不止，烦渴欲饮

【鉴别】

	参苓白术散	七味白术散
相同点	均以四君子汤补气健脾，主治脾胃气虚之泄泻，皆有人参、白术、茯苓和甘草	
不同点	兼有湿盛，故佐以山药、莲子肉、白扁豆、薏苡仁补脾渗湿，砂仁化湿；另配桔梗培土生金而益肺	兼有口渴烦躁，但欲饮水，故佐以藿香叶化湿，木香行气，葛根升发脾胃之阳而布津

补中益气汤

【出处】《内外伤辨惑论》。

【组成】黄芪一钱（18g）　甘草炙，五分（9g）　人参去芦　升麻　柴胡　橘皮　当归身酒洗　白术各三分（各6g）

【用法】上㕮咀，都作一服，水二盏，煎至一盏，去渣，食远稍热服（现代用法：水煎服）。

【功用】补中益气，升阳举陷。

【主治】

1.脾胃气虚证。少气懒言，体倦肢软，饮食减少，面色㿠白，大便稀溏，舌淡，脉虚软。

2.气虚发热证。身热，自汗，渴喜热饮，气短乏力，舌淡而胖，脉虚大无力。

3.中气下陷证。脱肛，子宫脱垂，久泻久痢，崩漏等，伴气短乏力，纳差便溏，舌淡，脉虚。

【证治机理】本证由饮食劳倦，损伤脾胃，以致脾胃气虚，中气下陷所致。脾胃气虚，纳运乏力，故面色㿠白、食少便溏、少气懒言、气短乏力；气虚不能固表，阳浮于外，故自汗身热；气虚日久，升举无权而致中气下陷，故见脱肛、子宫脱垂、久泻久痢、崩漏；舌淡、脉虚软为脾胃气虚之征。治宜补气升提之法。

【方解】方中重用黄芪，味甘而温，补中益气，升阳固表，为君药。人参、白术、甘草益气健脾，助黄芪补气之力，为臣药。

君臣相伍，为补一身之气的基本配伍。气虚日久，必损及血，故配伍当归养血调血；陈皮理气和胃，使补而不滞；柴胡、升麻升阳举陷，以助君药升提之力，共为佐药。甘草调和诸药，兼为使药。本方为治中虚气陷之常用方，亦为甘温除热法之代表方。

【配伍特点】主以甘温，补中寓升，少佐以行，共成虚则补之、陷者升之、甘温除热之剂。

【现代运用】本方常用于内脏下垂、久泻、久痢、脱肛、重症肌无力、乳糜尿、慢性肝炎、白细胞减少症、无痛性血尿、子宫脱垂、胎动不安、妊娠及产后癃闭、月经过多、慢性盆腔炎、便秘、眼睑下垂、麻痹性斜视、耳鸣、过敏性鼻炎、复发性口腔溃疡等中医辨证属脾胃气虚或中气下陷证者。

【使用注意】本方所治之气虚发热，乃由中气既虚，清阳下陷，郁遏不运，阴火上乘所为。因此，其热有病程较长，或发有休时，手心热甚于手背等特点，且必兼见中气不足之证。此证应与外感及实火发热者相加辨析。

【附方】

	举元煎	升陷汤	升阳益胃汤	益气聪明汤
出处	《景岳全书》	《医学衷中参西录》	《内外伤辨惑论》	《东垣试效方》
组成	人参　黄芪炙，各三五钱（各 9～15g）炙甘草一二钱（3～6g）升麻炒用，五七分（2～3g）白术炒，一二钱（3～6g）	生黄芪六钱（18g）知母三钱（9g）柴胡一钱五分（4.5g）桔梗一钱五分（4.5g）升麻一钱（3g）	黄芪二两（30g）　半夏洗　人参去芦　甘草炙，各一两（各15g）独活　防风　白芍药　羌活各五钱（9g）橘皮四钱（6g）　茯苓　柴胡　泽泻　白术各三钱（各5g）　黄连一钱（1.5g）	黄芪　甘草各半两（各15g）　芍药一钱（3g）黄柏酒制，锉，炒黄一钱（3g）　人参半两（15g）　升麻　葛根各三钱（各9g）　蔓荆子一钱半（4.5g）
用法	水一盅半，煎七八分，温服	水煎服	上咬咀。每服秤三（15g），水三盏，加生姜五片，大枣二枚，煎至一盏，去滓，温服早饭后	上咬咀。每服三钱（9g），水二盏，煎至一盏，去滓温服，临卧近五更再煎服之
功用	益气举陷	益气升陷	益气升阳，清热除湿	益气升阳，聪耳明目
主治	气虚下陷，血崩血脱，亡阳垂危之证	胸中大气下陷，气短不足以息，或努力呼吸，有似乎喘，或气息将停，危在顷刻，脉沉迟微弱，或三五不调	脾胃虚弱，湿热滞留中焦证。饮食无味，食不消化，脘腹胀满，面色㿠白，畏风恶寒，头眩耳鸣，怠惰嗜卧，肢体重痛，大便不调，小便赤涩，口干舌干	饮食不节，劳役形体，脾胃不足，清阳不升。白内障，耳鸣，或多年目暗，视物不能

【鉴别】

	补中益气汤	举元煎	升陷汤	升阳益胃汤	益气聪明汤
相同点	皆重用黄芪，配益气升提之品，意在益气升阳，主治气虚下陷或清阳不升				
不同点	补气与升阳并举，为治中虚气陷和气虚发热之要方	兼有血崩血脱，亡阳重证，故人参加量，配白术、炙甘草、升麻益气摄血，升阳固脱	胸中大气下陷，故独重黄芪,与升、柴相伍，并配桔梗载药上行	兼见湿郁生热，故配防风、羌活、独活祛风除湿，半夏、陈皮、黄连、泽泻、茯苓除湿清热	兼有肝肾阴亏，且见目暗，视物不能，故佐蔓荆子、葛根、芍药、黄柏轻清升阳，与补脾相伍，荣养清窍

玉屏风散

【出处】《究原方》，录自《医方类聚》。

【组成】防风一两（15g）　黄芪蜜炙白术各二两（各30g）

【用法】上㕮咀。每服三钱（9g），水一盏半，加大枣一枚，煎七分，去滓，食后热服（现代用法：散剂，每服6～10g；亦可作汤剂，水煎服）。

【功用】益气固表止汗。

【主治】表虚自汗。汗出恶风，面色㿠白，舌淡苔薄白，脉浮虚。亦治虚人腠理不固，易感风邪。

【证治机理】本证由肺卫气虚，腠理失固所致。卫弱表虚，营阴外泄，故汗出；卫虚失其温养，故恶风；卫虚无力御邪，故易感风邪；面色㿠白、舌淡苔薄白、脉浮虚皆为气虚不足所致。治宜益气实卫、固表止汗之法。

【方解】方中黄芪甘温，大补脾肺之气以实卫，坚固腠理以止汗，为君药。白术健脾益气，以助黄芪固表之功，为臣药。佐以防风走表御风。黄芪得防风，固表不留邪；防风得黄芪，祛风不伤正。少佐大枣，以助君臣补益中州而调药。本方为治疗表虚自汗之常用方。

【配伍特点】甘温为主，辛散为辅，补中有散，散中寓补，相反相成，药简效专。

【现代运用】本方常用于上呼吸道感染、过敏性鼻炎、慢性荨麻疹、支气管哮喘、肾小球肾炎等因伤受风邪而诱致病情反复者，以及手术后、产后、小儿等中医辨证属表虚腠理不固之自汗证。

【鉴别】

	桂枝汤	玉屏风散
相同点	均治表虚自汗，皆有汗出恶风	
不同点	病由外感风寒，营卫不和所致，是为外感风寒表虚证，当见发热、鼻鸣、身痛等外感表证，故治宜发汗解表，调和营卫	因卫气虚弱，腠理不固所致，故治宜益气固表止汗

生脉散

【出处】《医学启源》。

【组成】麦冬五分（9g）　人参五分（9g）　五味子五粒（6g）

【用法】长流水煎，不拘时服（现代用法：水煎服）。

【功用】益气养阴，敛汗生津。

【主治】

1. 久咳伤肺，气阴两虚证。干咳少痰，短气自汗，口干舌燥，脉虚细。

2. 暑热耗气伤阴证。汗多神疲，体倦乏力，气短懒言，咽干口渴，舌干红少苔，脉虚数。

【证治机理】本方由温热、暑热之邪，耗气伤阴，或久咳伤肺，气阴两虚所致。暑热之邪，最易耗气伤津，伤气则见神疲乏力、气短懒言、自汗；伤阴则见咽干口渴、舌干红少苔、脉虚细或虚数。久咳伤肺，气阴两虚，亦可见上述诸症。治宜益气养阴生津之法。

【方解】方中人参益气生津以养肺，为君药。麦冬养阴清热，生津润肺，为臣药。五味子敛肺止汗，生津止渴，为佐药。三药合用，使气阴两伤，脉气虚弱者得以复生，故名"生脉"。本方为治脾肺气虚阴伤之基础方。

【配伍特点】甘温甘寒佐酸收，补敛气阴以复脉。

【现代运用】本方常用于治疗冠心病心绞痛、急性心肌梗死、心律不齐、心肌炎、心力衰竭、肺心病、肺结核、慢性支气管炎、各类休克、中暑、老年性痴呆、新生儿硬肿症等中医辨证属气阴两虚证者。

人参蛤蚧散

【出处】《博济方》。

【组成】蛤蚧一对，新好者，用汤洗十遍，慢火内炙令香，研细末　人参　茯苓　知母　贝母去心，煨过，汤洗　桑白皮各二两（各60g）　甘草炙，五两（150g）　大杏仁汤洗，去皮尖，烂煮令香，取出，研，六两（180g）

【用法】上为细末，入杏仁拌匀研细。每服半钱，加生姜二片，酥少许，水八分，煎沸热服。如以汤点频服亦妙（现代用法：散剂，每服6g，日2次；亦可作汤剂，水煎服）。

【功用】补肺益肾，清热化痰，止咳定喘。

【主治】肺肾气虚，痰热内蕴之咳喘证。咳嗽气喘，呼多吸少，声音低怯，痰稠色黄，或咳吐脓血，胸中烦热，身体羸瘦，或遍身浮肿，脉浮虚。

【证治机理】本证由肺肾气虚，痰热内蕴，气逆不降所致。肺肾气虚，气无所主，虚气上逆而见咳喘、呼多吸少、声音低怯；痰热蕴肺，热灼血络，甚至化腐成脓，故见胸中烦热、痰稠色黄、咳吐脓血。治宜补肺肾、定喘嗽、清痰热之法。

【方解】方中人参补元气，益脾肺；蛤蚧补肾，定喘嗽，共为君药。知母、桑白皮甘寒而润，泻肺清金而不伤肺气，共为臣药。茯苓渗湿健脾，以杜生痰之源；杏仁、贝母性平质润，化痰下气，共为佐药。甘草重用五两，助君药补气，兼益肺止咳，又可调和诸药，为臣使药。本方为治疗肺肾气虚，痰热内蕴咳喘证之常用方。

【配伍特点】肺脾肾同调，重在肺肾；补清降共施，主以补降。

【现代运用】本方常用于治疗慢性支气管炎、支气管扩张症、肺气肿、肺结核等中医辨证属肺肾气虚兼有痰热之咳喘者。

第二节　补血剂

补血剂，适用于血虚证，代表方如四物汤、当归补血汤等。

四物汤

【出处】《仙授理伤续断秘方》。

【组成】白芍药（9g）　川当归　（9g）熟地黄（12g）　川芎（6g），各等分

【用法】每服三钱，水盏半，煎至七分，空心热服（现代用法：水煎服）。

【功用】补血和血。

【主治】营血虚滞证。心悸失眠，头晕目眩，面色无华，形瘦乏力，妇人月经不调，量少或经闭不行，脐腹作痛，舌淡，脉细弦或细涩。

【证治机理】本证由营血虚滞所致。营血虚弱，心肝失养，则见心悸失眠、面色无华、头晕目眩；冲为血海，任主胞胎，营血虚滞，血海空虚，脉道不通，冲任失调，故妇人月经不调、量少或经闭不行，或脐腹作痛；舌淡、脉细弦或细涩皆为营血虚滞之象。治宜补血和血之法。

【方解】方中熟地黄补血滋阴，为君药。当归养血补肝，和血调经，为臣药。白芍养血敛阴，缓急止痛；川芎活血行气，祛瘀止痛，共为佐药。诸药合用，补血为主，兼可活血。《仙授理伤续断秘方》以本方治外伤瘀血作痛，《太平惠民和剂局方》用于妇人诸疾。是方以熟地黄厚润滋腻之性为生营阴之"基"，伍当归和血入心则"变化而赤是谓血"，又取白芍酸敛入肝而使所生之血藏于肝，更借川芎辛行之长而使营血畅于周身。此虽属"线性"取类之描绘，确可品悟前人精妙配伍之神韵。本方乃补血和血之基础方。

【配伍特点】阴柔辛甘相伍，补中寓行，补血不滞血，行血不伤血。

【常用加减】原方四药各用等分，意在补血调血并行，主治"伤重，肠内有瘀血者"。　然后世多以四物汤为补血之剂，重用熟地黄以增强滋补营血之功；少用川芎，取其活血化瘀，意在补而不滞。《汤头歌诀》中更有"血家百病此方通"之语，意为本方经过适当化裁，可用治多种血分病证。如血热改熟地黄为生地黄，以清热凉血，且重用

为君；血瘀易白芍为赤芍，以增强活血祛瘀之功等。《蒲辅周医疗经验》云："此方为一切血病通用之方。凡血瘀者，俱改白芍为赤芍；血热者，改熟地为生地。川芎量宜小，大约为当归之半，地黄为当归之二倍。"说明四物汤是血分病的基础方剂，关键在于用药与药量的配伍变化。此方之化裁，亦可再现"方之精，变也"之一斑。

【现代运用】本方常用于妇科月经不调、胎产疾病、荨麻疹、扁平疣等慢性皮肤病、骨伤科疾病、过敏性紫癜、神经性头痛等中医辨证属营血虚滞者。

【附方】

	胶艾汤	圣愈汤	桃红四物汤
出处	《金匮要略》	《医宗金鉴》	《医垒元戎》，录自《玉机微义》
组成	川芎二两（6g） 阿胶二两（6g） 甘草二两（6g） 艾叶三两（9g） 当归三两（9g） 芍药四两（12g） 干地黄四两（12g）	熟地七钱五分（20g） 白芍酒拌，七钱五分（15g） 川芎七钱五分（8g） 人参七钱五分（15g） 当归酒洗，五钱（15g） 黄芪炙，五钱（15g）	即四物汤加桃仁（9g） 红花（6g）（原著本方无用量）
用法	以水五升，清酒三升，合煮，取三升，去滓，内胶令消尽，温服一升，日三服。不瘥更作	水煎服	水煎服
功用	养血止血，调经安胎	补气养血	养血活血
主治	妇人冲任虚损，血虚有寒证。崩漏下血，月经过多，淋漓不止，产后或流产损伤冲任，下血不绝；或妊娠胞阻，胎漏下血，腹中疼痛	气血虚弱，妇女月经先期而至，量多色淡，精神倦怠，四肢乏力	血虚兼血瘀证。妇女经期超前，血多有块，色紫稠黏，腹痛

【鉴别】

	四物汤	胶艾汤	圣愈汤	桃红四物汤
相同点	皆含有四物汤，均能养血活血，主治营血虚滞证			
不同点	四物汤为治营血虚滞之基本方	兼有血寒之胎动不安，四物配艾叶、阿胶、甘草温经散寒，调经安胎	兼有气虚，且见月经先期，四物配人参、黄芪以补气摄血	兼有瘀血，四物配桃仁、红花以活血化瘀

当归补血汤

【出处】《内外伤辨惑论》。

【组成】黄芪一两（30g）　当归酒洗，二钱（6g）

【用法】上咬咀。以水二盏，煎至一盏，去滓，温服，空心食前（现代用法：水煎服）。

【功用】补气生血。

【主治】血虚发热证。肌热面赤，烦渴欲饮，脉洪大而虚，重按无力。亦治妇人经期、产后血虚发热头痛，或疮疡溃后，久不愈合者。

【证治机理】本证之发热缘于血虚，《内外伤辨惑论》谓：“此病得之于饥困劳役。”劳倦内伤，血虚气弱，阴不维阳，阳气浮越于外，则肌热面赤、脉来洪大，但按之虚软无力；血虚气弱，气不化津，故烦渴欲饮。本证虽谓血虚，而以虚阳浮越之发热为急，宜重力挽其浮越阳气，所谓“有形之血不能速生，无形之气所当急固”，故治宜补气生血。

【方解】方中重用黄芪，大补脾肺之气，以资气血生化之源，为君。当归养血，为臣。二药相伍，使气旺血生，阳生阴长。本方是补气生血法之基础方，亦为治疗血虚发热证之代表方。

妇人经期、产后发热头痛属血虚发热者，用此方益气补血，其证自解。疮疡溃后，久不愈合者，亦为气血不足，本方补养气血，托疮生肌，疮自收口愈合。

【配伍特点】重用甘温以补气，阳生阴长以生血，药简效宏。

【现代运用】本方常用于妇人经期、产后血虚发热等属血虚阳浮证者，以及各种贫血、过敏性紫斑、放化疗骨髓抑制、妇人月经过多，以及疮疡久溃不愈等中医辨证属血虚气弱或气不摄血者。

【鉴别】

	白虎汤	当归补血汤
相同点	均可见发热	
不同点	为外感热病之阳热实证，其身大热面赤，必伴汗大出而恶热，且脉洪大有力，大渴而喜冷饮，故石膏伍知母，清热生津为主	为内伤劳损之虚热证，虽亦身热面赤，但无大汗而不恶热，脉虽洪大而按之无力，其口渴而喜热饮，故黄芪配当归，补气生血

	补中益气汤	当归补血汤
相同点	均治虚热，可见身热口渴，脉虚大无力，组成皆重用黄芪，亦配伍当归	
不同点	为中气下陷，阴火上乘之气虚发热，尚可见恶寒、面白、自汗，且气短乏力为甚，故配伍人参、炙甘草、白术等补气升阳为主	为血虚气无所依，虚阳浮越之血虚发热，故重用黄芪补气生血为主

第三节 气血双补剂

气血双补剂,适用于气血两虚证,代表方如八珍汤、归脾汤、泰山磐石散、炙甘草汤等。

八珍汤(八珍散)

【出处】《瑞竹堂经验方》。

【组成】当归去芦 川芎 熟地黄 白芍药 人参去芦 甘草炙 茯苓去皮 白术各一两(各15g)

【用法】上为㕮咀,每服三钱(9g),水一盏半,加生姜五片,枣一枚,煎至七分,去滓,不拘时候,通口服(现代用法:加生姜5片,大枣1枚,水煎服)。

【功用】益气补血。

【主治】气血两虚证。面色苍白或萎黄,头晕目眩,四肢倦怠,气短懒言,心悸怔忡,饮食减少,舌淡苔薄白,脉细弱或虚大无力。

【附方】

【证治机理】本证由素体虚弱,或劳役过度,或产后病后失调,或久病失治,或失血过多所致。脾气亏虚,故四肢倦怠、气短懒言、饮食减少;阴血亏虚,不能上荣头面,故面色苍白或萎黄、头晕目眩;血不养心,故心悸怔忡;舌淡、脉细弱或虚大无力等皆血虚之征。治宜气血双补之法。

【方解】方中人参益气健脾;熟地黄补血滋阴,共为君药。白术助人参补气;当归助熟地黄养血,共为臣药。茯苓渗湿健脾;炙甘草健脾和中;白芍养血敛阴;川芎活血行气,共为佐药。炙甘草调和药性,兼为使药。用法中入姜枣,以和脾胃,调气血。本方为治气血两虚证之基础方。

【配伍特点】甘温质润相伍,四君四物相合,气血双补。

【现代运用】本方常用于白细胞减少症、病后虚弱、贫血、迁延性肝炎、神经衰弱等各种慢性病,以及妇女月经不调、胎萎不长、习惯性流产,外证出血过多,溃疡久不愈合等中医辨证属气血不足者。

	十全大补汤	人参养荣汤(养荣汤)
出处	《太平惠民和剂局方》	《三因极一病证方论》
组成	人参(6g) 肉桂去粗皮,不见火(3g) 川芎(6g) 地黄洗酒,蒸,焙(12g) 茯苓焙(9g) 白术焙(9g) 甘草炙(3g) 黄芪去芦(12g) 川当归洗,去芦(9g) 白芍药(9g)各等分	黄芪 当归 桂心 甘草炙 橘皮 白术 人参各一两(各30g) 白芍三分(9g) 熟地黄 五味子 茯苓各三分(各9g) 远志去心,炒,半两(15g)
用法	上一十味,锉为粗末,每服二大钱(9g),水一盏,加生姜三片,大枣二个,同煎至七分,不拘时候温服	上锉为散。每服四大钱(12g),水一盏半,姜三片,枣二个,煎至七分,去滓,空腹服
功用	温补气血	益气补血,养心安神

续表

	十全大补汤	人参养荣汤（养荣汤）
主治	气血两虚证。面色萎黄，倦怠食少，头晕目眩，神疲气短，心悸怔忡，自汗盗汗，四肢不温，舌淡，脉细弱，以及妇女崩漏、月经不调，疮疡不敛等	心脾气血两虚证。倦怠无力，食少无味，惊悸健忘，夜寐不安，虚热自汗，咽干唇燥，形体消瘦，皮肤干枯，咳嗽气短，动则喘甚，或疮疡溃后气血不足，寒热不退，疮口久不收敛

【鉴别】

	八珍汤	十全大补汤	人参养荣汤
相同点	组成中均有八珍汤，具有补气养血的作用，主治气血两虚诸证		
不同点	八珍汤为治气血两虚的基础方	在八珍汤证基础上，兼有阳气不足之征，且见四肢不温，故加肉桂、黄芪温阳补气	在十全大补汤证基础上，兼有神志不安，且见夜寐不安、咳嗽等心脾肺三脏之症，故加陈皮、远志、五味子宁心安神，健脾益肺

归脾汤

【出处】《严氏济生方》。

【组成】白术　茯神去木　黄芪去芦　龙眼肉　酸枣仁炒，去壳，各一两（各18g）　人参　木香不见火，各半两（各9g）　甘草炙，二钱半（6g）　当归一钱（3g）　远志一钱（3g）（当归、远志从《内科摘要》补入）

【用法】上㕮咀，每服四钱（12g），水一盏半，加生姜五片，枣子一枚，煎至七分，去滓温服，不拘时候（现代用法：加生姜5片、大枣1枚，水煎服）。

【功用】益气补血，健脾养心。

【主治】

1. 心脾气血两虚证。心悸怔忡，健忘失眠，盗汗虚热，体倦食少，面色萎黄，舌淡，苔薄白，脉细弱。

2. 脾不统血证。便血，皮下紫癜，妇女崩漏，月经超前，量多色淡，或淋漓不止，舌淡，脉细弱。

【证治机理】本证由思虑太过，劳伤心脾所致。心血不足，血不养心，则心不藏神，故心悸怔忡、健忘失眠、面色萎黄；脾气亏虚，故体倦食少；脾失统摄，故便血、皮下紫癜、妇女崩漏、月经超前、量多色淡或淋漓不止；舌淡苔白、脉细弱皆气血不足之象。治宜益气健脾、养血安神为法。

【方解】方中黄芪补脾益气；龙眼肉养血安神，健脾补心，共为君药。人参、白术与黄芪配伍，补脾益气之功益著；当归助龙眼肉补血，共为臣药。茯苓、远志、酸枣仁安神；木香理气醒脾，使补而不滞，同为佐药。甘草调和诸药，为使药。本方为治心脾气血两虚证之代表方。

【配伍特点】心脾同治，重在补脾；气

血并补，重在补气。

【现代运用】本方常用于胃及十二指肠溃疡出血、功能性子宫出血、再生障碍性贫血、血小板减少性紫癜、缺铁性贫血、神经衰弱、顽固性失眠、冠心病、心脏神经官能症、围绝经期综合征、荨麻疹等中医辨证属心脾气血两虚，脾不统血证者。

【鉴别】

	补中益气汤	归脾汤
相同点	均有补脾益气之功，皆用人参、黄芪、白术、当归、甘草等	
不同点	配伍升阳举陷之品，重在补气，且能升阳，主治脾胃气虚、中气下陷及气虚发热等证	配伍补血养心安神之品，意在补养心脾、益气生血，主治心脾气血两虚之神志不宁及脾不统血之失血证

泰山磐石散

【出处】《古今医统大全》。

【组成】人参一钱（3g）　黄芪一钱（3g）　白术五分（1.5g）　炙甘草五分（1.5g）　当归一钱（3g）　川芎八分（2g）　白芍药八分（2g）　熟地黄八分（2g）　川续断一钱（3g）　糯米一撮（3g）　黄芩一钱（3g）　砂仁五分（1.5g）

【用法】水一盏半，煎七分，食远服。但觉有孕，三五日常用一服，四月之后方无虑也（现代用法：水煎服）。

【功用】益气健脾，养血安胎。

【主治】堕胎，滑胎。胎动不安，或屡有堕胎宿疾，面色萎白，倦怠乏力，不思饮食，舌淡苔薄白，脉滑无力。

【证治机理】本证由气血虚弱，胞宫不固，胎元失养所致。气虚则固胎无力，血虚则胎元失养，故见胎动不安、堕胎、滑胎；面色淡白、倦怠乏力、不思饮食、舌淡苔薄白、脉滑无力皆为脾气虚馁，血海亏虚之象。治宜补气血、固胎元之法。

【方解】方中人参大补元气；熟地黄滋阴补血，二药配伍，复冲任气血以固胎元，共为君药。黄芪助人参补气升提；当归助熟地黄补血，共为臣药。白芍、川芎养血调肝；白术补脾安胎；续断补肾安胎；黄芩清热安胎；砂仁行气安胎，兼可开胃化滞，以防补益之品滋腻碍胃，共为佐药。炙甘草、糯米补脾养胃，调药和中，为佐使之用。本方为补虚安胎之常用方。

【配伍特点】益气养血与安胎诸品相伍，共成颐养胎元之专剂。

【现代运用】本方常用于治疗习惯性流产中医辨证属气血两虚者。

【附方】

寿胎丸
出处　　《医学衷中参西录》
组成　　菟丝子炒熟，四两（12g）　桑寄生二两（6g）　川续断二两（6g）　真阿胶二两（6g）
用法　　上药将前三种轧细，水化阿胶和为丸，一分重（0.5g）。每服二十丸，开水送下，日再服
功用　　补肾安胎
主治　　肾虚滑胎及妊娠下血，胎动不安，胎萎不长者

【鉴别】

	泰山磐石散	寿胎丸
相同点	皆用川续断，以补肾安胎，以治胎动不安之证	
不同点	以八珍汤去茯苓，加黄芪、川续断、糯米、黄芩、砂仁化裁而来，主治气血虚弱，胞宫不固，胎元失养之胎动不安	专用补肾安胎之药，意在补肾安胎，以治肾虚滑胎及胎动不安

炙甘草汤（又名复脉汤）

【出处】《伤寒论》。

【组成】甘草炙，四两（12g）　生姜切，三两（9g）　桂枝去皮，三两（9g）　人参二两（6g）　生地黄一斤（50g）　阿胶二两（6g）　麦门冬去心，半升（10g）　麻仁半升（10g）　大枣擘，三十枚（10枚）

【用法】以清酒七升，水八升，先煮八味，取三升，去滓，内胶烊消尽，温服一升，日三服（现代用法：水酒各半煎服，阿胶烊化）。

【功用】滋阴养血，益气温阳，复脉定悸。

【主治】

1.阴血不足，阳气虚弱证。脉结代，心动悸，虚羸少气，舌光少苔，或质干而瘦小者。

2.虚劳肺痿。咳嗽，涎唾多，形瘦短气，虚烦不眠，自汗盗汗，咽干舌燥，大便干结，脉虚数。

【证治机理】本证是阴血不足，阳气虚弱所致。阴血不足，脉道无以充盈，阳气虚弱，血脉无以鼓动，故脉气不相续接，而见结代；气血俱虚，心失所养，故心动悸、虚羸少气、舌光少苔、质干瘦小。虚劳肺痿亦属阴血阳气俱虚所致。治宜补养气血阴阳之法。

【方解】方中重用生地黄为君药，滋阴养血。臣以炙甘草益气养心；麦冬滋养心阴；桂枝温通心阳，与生地黄相伍，可收气血阴阳并补之效。佐以人参补中益气；阿胶滋阴养血；麻仁滋阴润燥；大枣益气养血；生姜辛温，具宣通之性，合桂枝以温通阳气，配大枣益脾胃，滋化源，调阴阳，和气血。用法中加酒煎服，清酒辛热，可温通血脉，以行药势。诸药配伍，阴血足而血脉充，阳气旺而心脉通，气血充足，阴阳调和，则悸定脉复，故本方又名"复脉汤"。本方为治气血阴阳虚损证之常用方。

虚劳肺痿为阴阳气血诸不足。本方滋阴养血，益气温阳，故可用治阴阳气血俱虚之虚劳肺痿。

【配伍特点】气血阴阳并补；补中寓通，滋而不腻，温而不燥。

【现代运用】本方常用于功能性心律不齐、期外收缩、冠心病、老年性窦性心动过缓、风湿性心脏病、病毒性心肌炎、甲状腺功能亢进症、低血压、老年性慢性支气管炎、肺结核等中医辨证属阴血不足，心气虚弱证者。

【附方】

加减复脉汤	
出处	《温病条辨》
组成	炙甘草六钱（18g）　干地黄六钱（18g）　生白芍六钱（18g）　麦冬不去心，五钱（15g）　阿胶三钱（9g）　麻仁三钱（9g）
用法	水八杯，煮取八分，三杯，分三次服
功用	滋阴养血，生津润燥
主治	温热病后期，邪热久羁，阴液亏虚证。身热面赤，口干舌燥，脉虚大，手足心热甚于手足背者

【鉴别】

	炙甘草汤	加减复脉汤
相同点	皆用炙甘草、生地黄、麦冬、麻仁、阿胶，均可滋阴养血，以治阴血不足之证	
不同点	治阴阳气血俱虚之心动悸，脉结代	治阴虚有热，以身热面赤为主症，故去性温助热之桂枝、生姜、清酒、大枣等，加白芍以养血敛阴

第四节　补阴剂

补阴剂，适用于阴精不足之证，代表方如六味地黄丸、大补阴丸、一贯煎等。

六味地黄丸（原名地黄丸）

【出处】《小儿药证直诀》。

【组成】熟地黄炒，八钱（24g）　山萸肉　干山药各四钱（各12g）　泽泻

牡丹皮　茯苓去皮，各三钱（各9g）

【用法】上为末，炼蜜为丸，如梧子大，空心温水化下三丸（现代用法：蜜丸，每服9g，日2～3次；亦可作汤剂，水煎服）。

【功用】滋阴补肾填精。

【主治】肾阴精不足证。腰膝酸软，头晕目眩，视物昏花，耳鸣耳聋，盗汗，遗精，消渴，骨蒸潮热，手足心热，舌燥咽痛，牙齿动摇，足跟作痛，以及小儿囟门不合，舌红少苔，脉沉细数。

【证治机理】本方原为小儿禀赋不足之"肾怯失音，囟门不合，神不足"而设，后世用于肾阴精不足之证。肾为先天之本，主骨生髓，肾阴精不足，骨髓不充，故腰膝酸软无力、牙齿动摇、小儿囟门不合；脑为髓之海，肾精不足，髓海空虚，则头晕目眩、耳鸣耳聋；肾藏精，为封藏之本，阴精亏虚，封藏不固，加之阴不制阳，相火妄动而致遗精盗汗、潮热消渴、手足心热、口燥咽干等症。治宜滋补肾之阴精为主，兼以清降虚火。

【附方】

【方解】方中重用熟地黄为君药，填精益髓，滋补阴精。臣以山茱萸补养肝肾，并能涩精；山药补脾益肾，既补肾固精，又补脾以助后天生化之源。三药相伍，滋补肝脾肾，即所谓"三阴并补"，以滋补肾之阴精为主。肾为水火之宅，肾虚则水泛，阴虚而火动，故佐以泽泻利湿泻浊，并防熟地黄之滋腻；牡丹皮清泄相火，并制山茱萸之温涩；茯苓健脾渗湿，配山药补脾而祛湿。此三药合用，即所谓"三泻"，泻湿浊而降相火。全方六药合用，补泻兼施，泻浊有利于生精，降火有利于养阴，诸药合用，滋补肾之阴精而降相火。本方为滋补肝肾阴精之基础方。

【配伍特点】"三补"与"三泻"相伍，以补为主；肝脾肾三脏兼顾，以滋肾精为主。

【现代运用】本方常用于肾炎、高血压、糖尿病、前列腺炎、神经衰弱、甲状腺功能亢进症、红斑狼疮、中心性视网膜炎及视神经炎等中医辨证属肝肾阴精不足者。

	知柏地黄丸	杞菊地黄丸
出处	《医方考》	《麻疹全书》
组成	六味地黄丸加知母盐炒　黄柏盐炒，各二两（各6g）	六味地黄丸加枸杞子　菊花各三钱（各9g）
用法	上为细末，炼蜜为丸，如梧桐子大，每服二钱（6g），温开水送下	上为细末，炼蜜为丸，如梧桐子大，每服三钱（9g），空腹服
功用	滋阴降火	滋肾养肝明目
主治	肝肾阴虚，虚火上炎证。头目昏眩，耳鸣耳聋，虚火牙痛，五心烦热，腰膝酸痛，血淋尿痛，遗精梦泄，骨蒸潮热，盗汗颧红，咽干口燥，舌质红，脉细数	肝肾阴虚证。两目昏花，视物模糊，或眼睛干涩，迎风流泪等

	都气丸	麦味地黄丸（原名八味地黄丸）
出处	《症因脉治》	《医部全录》引《体仁汇编》
组成	六味地黄丸加五味子二钱（6g）	六味地黄丸加麦冬五钱（15g） 五味子五钱（15g）
用法	上为细末，炼蜜为丸，如梧桐子大，每服三钱（6g），空腹服	上为细末，炼蜜为丸，如梧桐子大，每服三钱（9g），空腹时用白汤送下
功用	滋肾纳气	滋补肺肾
主治	肺肾两虚证。咳嗽气喘，呃逆滑精，腰痛	肺肾阴虚证。虚烦劳热，咳嗽吐血，潮热盗汗

【鉴别】

	六味地黄丸	知柏地黄丸	杞菊地黄丸	都气丸	麦味地黄丸
相同点	皆有滋阴补肾之功，可治肾阴虚之证，均含"三补"及"三泻"				
不同点	为滋补肝肾阴精之基础方	偏于滋阴降火，适用于阴虚火旺，骨蒸潮热、遗精盗汗之证	偏于养肝明目，适用于肝肾阴虚，两目昏花、视物模糊之证	偏于补肾阴中兼有纳气敛肺之功，适于肾不纳气之虚喘证	偏于滋肾敛肺，适用于肺肾阴虚之喘嗽

左归丸

【出处】《景岳全书》。

【组成】大怀熟地八两（24g） 山药炒，四两（12g） 枸杞四两（12g） 山茱萸肉四两（12g） 川牛膝酒洗，蒸熟，三两（9g），滑精者不用 菟丝子制，四两（12g） 鹿胶敲碎，炒珠，四两（12g） 龟胶切碎，炒珠，四两（12g），无火者不必用

【用法】上先将熟地蒸烂，杵膏，加炼蜜丸，桐子大。每食前用滚汤或淡盐汤送下百余丸（现代用法：蜜丸，每服9g，日2～3次；亦可作汤剂，水煎服）。

【功用】滋阴补肾，填精益髓。

【主治】真阴不足证。头晕目眩，腰酸腿软，遗精滑泄，自汗盗汗，口燥舌干，舌红少苔，脉细。

【证治机理】真阴不足，肾精亏虚，不能主骨而腰酸腿软；不能生髓，则髓海空虚而头目眩晕；肾精亏虚，失于封藏，故遗精滑泄、自汗盗汗。口燥舌干、舌红少苔、脉细等皆为阴精不足之象。治宜滋阴补肾，填精益髓。

【方解】方中重用熟地黄滋肾阴，益精髓，以补真阴之不足，为君药。山茱萸补养肝肾，固秘精气；山药补脾益阴，滋肾固精；龟甲胶滋阴补髓；鹿角胶补益精血，温壮肾阳，配入补阴方中，而有"阳中求阴"之义，皆为臣药。枸杞子补肝肾，益精血；菟丝子补肝肾，助精髓；川牛膝益肝肾，强

筋骨，俱为佐药。诸药合用，共奏滋阴补肾、填精益髓之功。本方为治真阴不足之代表方。

左归丸是张介宾由六味地黄丸化裁而成。他认为："补阴不利水，利水不补阴，而补阴之法不宜渗。"遂去泽泻、茯苓、牡丹皮之"三泻"，大凡治肾精不足之法，多取"三补"，并用"三泻"，以泻"浊"存"清"，方可补精。并加入枸杞子、龟甲胶、牛膝以增滋补肝肾之力。更加入鹿角胶、菟丝子温润之品补阳益阴，阳中求阴，即张介

宾所谓"善补阴者，必阳中求阴，则阴得阳升而泉源不竭"。本方只用"三补"，减去"三泻"而为纯甘壮水之剂，"壮水之主，以培左肾之元阴"（《景岳全书》），故名"左归"。

【配伍特点】纯甘补阴，纯补无泻，阳中求阴。

【现代运用】本方常用于慢性肾炎、再生障碍性贫血、神经衰弱、腰肌劳损、功能性子宫出血等中医辨证属真阴不足者。

【附方】

左归饮	
出处	《景岳全书》
组成	熟地二三钱，或加至一二两（9～30g）　山药　枸杞子各二钱（各6g）　炙甘草一钱（3g）　茯苓一钱半（4.5g）　山茱萸一二钱（3～6g），畏酸者少用之
用法	水二盅，煎至七分，食远服
功用	补益肾阴
主治	真阴不足证。腰酸遗泄，盗汗，口燥咽干，口渴欲饮，舌尖红，脉细数

【鉴别】

	左归丸	左归饮
相同点	均为纯补之剂，同治肾阴不足之证	
不同点	在滋阴之中又配以血肉有情之味及助阳之品，补力较峻，常用于肾阴亏损较重者	以纯甘壮水之品补益肝肾，补力较缓，适宜于肾阴不足较轻之证

二至丸

【出处】《医方集解》。

【组成】冬青子（即女贞子）冬至日采，不拘多少，阴干，蜜酒拌蒸，过一夜，

粗袋擦去皮，晒干为末，瓦瓶收贮。或先熬干，旱莲草膏旋配用　旱莲草夏至日采，不拘多少，捣汁熬膏，和前药为丸　一方加桑椹干为丸，或桑椹熬膏和入

【用法】临卧酒服（现代用法：女贞子

不定量，蒸熟阴干，碾细筛净，将旱莲草不拘量水煮三次，取汁煎熬，浓缩成流浸膏，适量加蜂蜜搅匀；或加干桑椹与旱莲草混合煎熬，如上法浓缩成膏，仍适量加蜂蜜搅匀，女贞子粉末拌入和为丸，每丸约重15g，置玻璃缸中听用。早、晚各服一丸，开水送下）。

【功用】补肾养肝。

【主治】肝肾阴虚证。口苦咽干，头昏眼花，失眠多梦，腰膝酸痛，下肢痿软，遗精，早年白发等。

【证治机理】本方治疗肝肾阴虚。肾藏精，肝藏血，肝肾阴虚，髓海不得精血之滋荣，则头昏眼花；肝主筋，肾主骨，肝肾不足，筋骨不健，则腰膝酸痛、下肢痿软；阴虚而易生内热，故咽干口苦；上扰心神，则失眠多梦；舌红少苔、脉细数为阴虚之征。治宜滋补肝肾之法。

【方解】方中女贞子，甘苦而凉，善能滋补肝肾之阴；旱莲草甘酸而寒，补养肝肾之阴，又凉血止血。二药性皆平和，补养肝肾，而不滋腻，故成平补肝肾之剂。一方加桑椹干，则增益滋阴补血之力。合而用之，共成滋补肝肾、益阴止血之功。方名"二至"，是因女贞子冬至日采收为佳，旱莲草夏至日采收为上，故以"二至"为名。本方为平补肝肾之常用方。

【配伍特点】甘凉性平，方简功专，平补肝肾。

【现代运用】本方常用于神经衰弱、月经病等中医辨证属肝肾阴虚者。

大补阴丸（原名大补丸）

【出处】《丹溪心法》。

【组成】黄柏炒褐色　知母酒浸，炒，各四两（各12g）　熟地酒蒸　龟板酥炙，各六两（各18g）

【用法】上为末，猪脊髓蜜丸。服七十丸，空心盐白汤下（现代用法：蜜丸，每服9g，淡盐汤送服；亦可作汤剂，水煎服）。

【功用】滋阴降火。

【主治】阴虚火旺证。骨蒸潮热，盗汗遗精，咳嗽咯血，心烦易怒，足膝疼热或痿软，舌红少苔，尺脉数而有力。

【证治机理】本方治证是由肝肾阴虚，相火亢盛所致。阴虚则相火无制，阴虚火旺，故骨蒸潮热；相火亢旺，迫津外泄，故夜卧盗汗；火扰精室而遗精滑泄；虚火上炎损伤肺络，则咳嗽咯血；上扰心肝，则心烦易怒；肝主筋，肾主骨，阴虚有火，故足膝疼热或痿软不用；舌红少苔、尺脉数而有力皆为阴虚火旺之象。朱丹溪认为："阴常不足，阳常有余，宜常养其阴，阴与阳齐，则水能制火，斯无病矣。"治宜滋补真阴以固其本，降泄相火以清其源。

【方解】方用熟地黄滋补真阴，填精益髓；龟甲滋阴潜阳，补肾健骨。二药相须，补阴固本，滋水亦可制火，共为君药。相火既动，必资清降，故以黄柏之苦寒降泄，"专泻肾与膀胱之火"（《药品化义》）；知母味苦性寒质润，既能清泄肺、胃、肾三经之火，又能滋三经之阴。知母、黄柏相须为用，知母滋阴清热，黄柏虽无滋阴之功，确属"坚阴"之品，二者善能清降阴虚之火，用以为臣。丸用猪脊髓补髓养阴，蜂蜜补中润燥，共增滋补真阴之效，是为佐药。合而成方，既滋阴，又降火，但龟甲、熟地黄用量略多，以滋阴培本为主，故曰"大补阴丸"，实乃补泻并施之方。本方为治阴虚火旺证之常用方。

【配伍特点】甘咸苦寒合方，滋阴培本为主，降火清源为辅。

【附方】

虎潜丸

出处	《丹溪心法》
组成	黄柏酒炒，半斤（240g）　龟板酒炙，四两（120g）　知母酒炒，三两（90g）　熟地黄　陈皮　白芍各二两（60g）　锁阳一两半（45g）　虎骨炙，一两（30g）　干姜半两（15g）（《医方集解》所载虎潜丸尚多当归、牛膝、羊肉三味）
用法	上为末，酒糊丸或粥丸，一方加金箔一片，一方用生地黄，懒言语者加山药
功用	滋阴降火，强壮筋骨
主治	肝肾不足，阴虚内热之痿证。腰膝酸软，筋骨痿弱，腿足消瘦，步履乏力，或眩晕，耳鸣，遗精，遗尿，舌红少苔，脉细弱

【鉴别】

	大补阴丸	虎潜丸
相同点	均为滋阴降火，同治阴虚火旺证，皆含熟地黄、龟甲、黄柏和知母	
不同点	治阴虚火旺证之常用方。滋阴与降火相伍，但以滋阴为主，降火为辅	除滋阴降火以外，方中配伍虎骨、锁阳等强壮筋骨之品，主治肝肾不足，阴虚内热之痿证

一贯煎

【出处】《续名医类案》。

【组成】北沙参　麦冬　当归身（各9g）　生地黄（18g）　枸杞子（9g）　川楝子（6g）（原著本方无用量）

【用法】水煎服。

【功用】滋阴疏肝。

【主治】肝肾阴虚，肝气郁滞证。胸脘胁痛，吞酸吐苦，咽干口燥，舌红少津，脉细弱或虚弦。亦治疝气瘕聚。

【现代运用】本方常用于甲状腺功能亢进症、肺结核、骨结核、糖尿病等中医辨证属阴虚火旺者。

【证治机理】本方治证是由肝肾阴虚，肝气郁滞所致。肝体阴而用阳，喜条达而恶抑郁，其经脉夹胃布于胸胁。阴血不足，不能濡养肝脉，又兼肝气不舒，气滞不通，故胸脘胁痛；肝气犯胃，则吞酸吐苦；阴虚液耗，津不上承，且有虚火，故咽干口燥、舌红少津；肝气不舒，则肝之经脉郁滞，久则结为疝气瘕聚。治疗之法，滋养肝肾阴血为主，兼以条达肝气，以标本兼顾。

【方解】方中重用生地黄为君药，滋养肝肾之阴，涵养肝木。臣以枸杞子滋养肝肾；当归补血养肝，且补中有行；沙参、麦冬滋养肺胃之阴，以清金制木，培土荣木。佐以川楝子疏肝泄热，理气止痛，顺其条达之性。诸药合用，则肝阴得补，肝气得舒。因此，故张山雷《中风斠诠》誉此方"是为涵养肝阴第一良药"。本方为治肝肾阴虚，肝气郁滞证之常用方。

【配伍特点】肝肾肺胃兼顾，旨在涵木；甘寒少佐辛疏，以适肝性。

【现代运用】本方常用于慢性肝炎、慢性胃炎、胃及十二指肠溃疡、肋间神经痛、神经官能症、妊娠高血压综合征、慢性睾丸炎、带状疱疹、多发性口疮、中心性视网膜炎等中医辨证属肝肾阴虚，肝气郁滞者。

【鉴别】

	一贯煎	逍遥散
相同点	均能疏肝理气，主治肝郁不疏之胁痛	
不同点	重在滋养肝肾之阴，主治阴虚气滞之胁肋疼痛，而见咽干口燥、吞酸吐苦者	疏肝养血健脾并举，主治肝郁兼血虚、脾虚之胁肋疼痛，常兼有头痛目眩、神疲食少等症

石斛夜光丸

【出处】《原机启微》。

【组成】天门冬去心，焙　麦门冬去心，焙　生地黄怀州道地　熟地黄怀州道地　新罗参去芦　白茯苓去黑皮　干山药各一两（各30g）枸杞子拣净　牛膝酒浸，另捣　金钗石斛酒浸，焙干，另捣　草决明炒　杏仁去皮，尖，炒　甘菊拣净　菟丝子酒浸，焙干，另捣　羚羊角镑，各七钱半（各21g）肉苁蓉酒浸，焙干，另捣　五味子炒　防风去芦　甘草炙赤色，锉　沙苑蒺藜炒　黄连去须　枳壳去瓤，麸炒　川芎　生乌犀镑　青葙子各半两（各15g）

【用法】上除另捣外，为极细末，炼蜜为丸，如梧桐子大。每服三五十丸（10～15g），空心温酒送下，盐汤亦可（现代用法：如上法和为蜜丸，每丸重10g，早晚各服1丸，淡盐汤送服）。

【功用】滋补肝肾，清热明目。

【主治】肝肾阴虚，虚火上扰证。瞳神散大，视物昏花，羞明流泪，头晕目眩，以及内障等症。

【证治机理】内障乃瞳神之疾，瞳神为水轮，内应于肾，肾精充沛，升腾滋养目睛，则目视精明；肝开窍于目，乙癸同源，精血互生，目视之功与肝肾两脏功能密切相关。若肝肾不足，精血亏虚，睛珠失于濡养，则视物昏花、瞳神散大、目睛内障；泪为肝之液，肾主五液，肝肾不足，则流泪羞明；肝肾阴亏，髓海不充，加之阴不制阳，虚火上扰，则头晕目眩。本方治证以肝肾不足、精血虚损为本，阴不制阳、虚火上扰为标，治宜滋补肝肾，清热明目。

【方解】方中生熟二地、枸杞子补肾益

精，养肝明目，以滋肝肾精血之不足，共为君药。天麦二冬、石斛甘凉濡润，滋阴益精，养心益胃；菟丝子、肉苁蓉、潼蒺藜补肾益精，助君药以培补肝肾之精血；脾为生化之源，故以人参、山药、茯苓、甘草补脾益肺，资生气血，升运精血于目，助君药滋补之效，同为臣药。阴不制阳，肝火上扰，故以黄连、草决明、青葙子、犀角、羚羊角清肝潜阳，明目退翳；风气通于肝，肝之阴血虚乏，则风热易袭，又入川芎、防风、甘菊花等疏散肝经风热，并借诸药升散之性条达肝气，和血通脉，与诸养血补肝之品相伍，体用兼顾，使肝和目明；杏仁、枳壳宽胸理气，俾肺气宣畅以敷布精微；牛膝强腰壮肾，引虚火下行；五味子酸敛固涩，既可收五脏之精而上注于目，又与诸甘药相伍而成酸甘化阴之功，俱为佐药。甘草调和诸药，用为佐使。诸药配伍，肝肾脾肺心同补，补敛清疏兼施，使五脏之精气充盛而目有所养，上扰之虚火下潜而视物清明。本方为眼科治疗肝肾阴虚，虚火上炎内障之常用方剂。

【配伍特点】补清同施，以补肝肾之阴精为主；清散合用，使火降精注于目。

【现代运用】本方常用于白内障、青光眼、视网膜炎、脉络膜炎等眼科疾患，以及神经性头痛、高血压病等中医辨证属肝肾阴虚，虚热内扰者。

补肺阿胶汤

【出处】《小儿药证直诀》。

【组成】阿胶麸炒，一两五钱（9g）鼠黏子炒香　甘草炙，各二钱五分（各3g）　马兜铃焙，五钱（6g）　杏仁去皮尖，炒，七个（6g）　糯米炒，一两（6g）

【用法】上为粗末，每服一二钱（3～6g），水一盏，煎至六分，食后温服（现代用法：水煎服）。

【功用】养阴补肺，清热止血。

【主治】阴虚肺热证。咳嗽气喘，咽喉干燥，咳痰不爽，或痰中带血，舌红少苔，脉细数。

【证治机理】本方原治"小儿肺虚气粗喘促"（《小儿药证直诀》卷下）。肺为娇脏而主气，而小儿稚阴未充，易阴虚有热，致肺失清肃，故咳嗽气喘、咽喉干燥；肺阴被灼，则咳痰不多；若肺络受损，则痰中带血；舌红少苔、脉细数为阴虚有热之象。治宜补养肺阴为主，兼以宁嗽化痰，利咽止血。

【方解】方中重用阿胶，甘平味厚质腻，善能滋阴润燥，兼有养血止血之功，用为君药。臣以马兜铃性寒清肺，化痰宁嗽。佐以牛蒡子、杏仁，二者皆能宣利肺气，前者解毒利咽，后者止咳平喘。糯米、甘草补益脾肺，又可调和诸药，用为佐使。诸药合用，滋阴养肺，清肺止咳。本方为治小儿阴虚肺热证之常用方。

【配伍特点】补泻兼施，以补为主，补肺阴而兼益肺气。

【现代运用】本方常用于慢性支气管炎、支气管扩张症等中医辨证属阴虚有热者。

【附方】

月华丸

出处	《医学心悟》
组成	天冬去心，蒸　麦冬去心，蒸　生地酒洗　熟地九蒸，晒　山药乳蒸　百部蒸　沙参蒸　川贝母去心，蒸　真阿胶各一两（各30g）　茯苓乳蒸　獭肝　广三七各五钱（各15g）
用法	用白菊花去蒂，二两（60g），桑叶经霜者，二两（60g）　熬膏，将阿胶化入膏内，和药稍加炼蜜为丸，如弹子大。每服一丸（3～5g），噙化，日三服
功用	滋阴降火，消痰祛瘀，止咳定喘
主治	肺肾阴虚久咳，或痰中带血及劳瘵久嗽

【鉴别】

月华丸		补肺阿胶汤
相同点	均用于肺阴不足，咳嗽带血之证	
不同点	滋补养阴之力强，且兼补肾，为治肺肾阴虚，劳瘵久嗽之要方	滋补力缓，兼有清肺解毒之功，宜于阴虚不甚，而见肺热咳嗽，或痰中带血之证

补肺阿胶汤		百合固金汤
相同点	均肺阴不足，痰血咳嗽之证	
不同点	偏于养阴补肺，清热止血，主治肺阴不足之咳嗽痰血	偏于滋肾养阴润肺，兼以止咳化痰，主治肺肾阴亏，虚火上炎之咳嗽痰血

琼玉膏

【出处】申铁瓮方，录自《洪氏集验方》。

【组成】新罗人参舂一千下，为末，二十四两（6g）　生地黄九月采、捣，十六斤（30g）　雪白茯苓木舂千下，为末，四十九两（12g）　白沙蜜十斤（20g）

【用法】人参、茯苓为细末，蜜用生绢滤过，地黄取自然汁，捣时不得用铁器，取汁尽去滓，用药一处，拌和匀，入银、石器或好瓷器内封用。每晨服二匙，以温酒化服，不饮酒者，白汤化之（现代用法：前三味加水煎3次，合并药液，浓缩至稠膏。另取白蜜加入搅匀，加热微炼，瓶装密封备用。每服9～15g，早晚各服1次，温开水冲服或酒化服；亦可为汤剂，水煎服）。

【功用】滋阴润肺，益气补脾。

【主治】肺肾阴亏之肺痨。干咳少痰，咽燥咯血，气短乏力，肌肉消瘦，舌红少苔，脉细数。

【证治机理】肺痨系由肺肾阴亏，缠绵

日久，正气耗损所致。肺肾阴亏，虚火灼津，损伤肺络，肺失清肃，故见干咳、咽燥咯血；肺病日久累及于脾，故肌肉消瘦、气短乏力；舌红少苔、脉细数乃为阴虚内热之象。治宜滋阴润肺，益气补脾。

【方解】方中重用生地黄滋阴壮水以制虚火，生津养液并能凉血，为君药。白蜜补中润肺，为治疗肺燥咳嗽之佳品，为臣药。君臣相使，金水相生，滋肾阴润肺燥。人参、茯苓益气健脾，培土生金，且茯苓能渗湿化痰，使全方补而不滞，滋而不腻，为佐药。每晨用温酒化服，以助药力，并可去腻膈之弊。制以膏剂，缓治图本，便于久服。因本方善起沉瘵，珍赛琼玉，故名"琼玉"。本方为治肺痨纯虚证之常用方。

【配伍特点】药精方简，甘凉濡润；肺肾同补，金水相生；肺脾兼治，培土生金。

【现代运用】本方常用于肺结核、慢性支气管炎等中医辨证属肺肾阴亏者。

益胃汤

【出处】《温病条辨》。

【组成】沙参三钱（9g）　麦冬五钱（15g）　冰糖一钱（3g）　细生地五钱（15g）　玉竹炒香，一钱五分（4.5g）

【用法】水五杯，煮取二杯，分二次服，渣再煮一杯服（现代用法：水煎服）。

【功用】养阴益胃。

【主治】胃阴不足证。饥不欲食，口干咽燥，大便干结，舌红少津，脉细数。

【证治机理】胃居中焦为阳土，喜润恶燥，主受纳，其气以降为顺。如热病消灼阴液，或过食辛辣之物，或过用吐、下之剂，或胃病迁延不愈，每致胃阴耗损，虚热内生。胃阴不足，受纳失司，故饥而不欲食；胃之阴津不足，上不能滋润则口干咽燥，下不能濡润则大便干结；舌红少津、脉象细数为阴虚内热之征。治宜甘凉生津，益胃养阴。

【方解】方中重用生地黄、麦冬，味甘性寒，养阴清热，生津润燥，共为君药。北沙参、玉竹为臣，养阴生津，助生地黄、麦冬益胃养阴之力。冰糖濡养肺胃，调和诸药，为佐使药。诸药合用，共奏养阴益胃之效。本方为治胃阴不足证之常用方。

【配伍特点】甘凉清润，重在益胃，清而不寒，润而不腻。

【现代运用】本方常用于慢性胃炎、糖尿病、小儿厌食症等中医辨证属胃阴亏损者。

第五节　补阳剂

补阳剂，适用于阳虚证，代表方如肾气丸、右归丸等。

肾气丸（又名八味肾气丸、崔氏八味丸）

【出处】《金匮要略》。

【组成】干地黄八两（24g）　薯蓣（即山药）　山茱萸各四两（各12g）　泽泻　茯苓　牡丹皮各三两（各9g）　桂枝　附子炮，各一两（各3g）

【用法】上八味，末之，炼蜜和丸梧子大，酒下十五丸，加至二十五丸，日再服（现代用法：蜜丸，每服6g，日2次，白酒或淡盐汤送下；亦可作汤剂，水煎服）。

【功用】补肾助阳，化生肾气。

【主治】肾阳气不足证。腰痛脚软，身

半以下常有冷感，少腹拘急，小便不利，或小便反多，入夜尤甚，阳痿早泄，舌淡而胖，脉虚弱，尺部沉细；以及痰饮、水肿、消渴、脚气、转胞等。

【证治机理】本方在《金匮要略》中主治虚劳腰痛、痰饮、消渴、脚气、转胞、小便不利等病证，皆由肾之阴精不足，肾之阳气虚乏，气化失常所致。虚劳者，阴阳精血俱损也。肾为先天之本，主骨藏精，肾中寄命门相火。腰为肾之外府，若肾精不足，失于滋荣，则腰痛而足膝痿软；命门火衰，失于温煦，必致半身以下常有冷感、少腹拘急；阳气虚弱，失于蒸化，必至开阖失司，故见小便不利，或小便反多。而痰饮、水肿、消渴、脚气、转胞诸证，为肾阳虚损，气化失常所致；阳痿早泄、舌淡而胖、脉象虚弱、尺部沉细皆为肾精不足，肾阳虚损所致。治宜滋养肾精，温阳化气。

【方解】方中用干地黄为君，滋补肾阴，益精填髓，《本草经疏》谓："干地黄乃补肾家之要药，益阴血之上品。"臣以山茱萸补肝肾，涩精气；山药健脾气，固肾精。二药与地黄相配，补肾填精之功益著。臣以附子、桂枝温肾助阳，鼓舞肾气。佐以茯苓健脾益肾，泽泻、丹皮降相火而制虚阳浮动，

且茯苓、泽泻均有渗湿泻浊、通调水道之功。此为"三补"与"三泻"相伍，补中有泻，补而不滞。诸药相合，非峻补元阳，乃阴中求阳，微微生火，鼓舞肾气，即"少火生气"之意。本方为治肾阳气不足证及为少火生气法之代表方。

本方原名"崔氏八味丸"。《伤寒杂病论》收载此方，后世多遵此方为补肾阳之方。然又名为"肾气丸"，确当慎思之。方中乃以大队补精水之品为主，温补之品，药少量轻，意在以辛热之桂附化其阴精以益肾气。正如柯琴所谓："纳桂、附于滋阴剂中十倍之一，意不在补火，而在微微生火，即生肾气也。故不曰温肾，而名肾气。"《小儿药证直诀笺正》云："方名肾气，所重者在一气字。故桂、附极轻，不过借其和煦，吹嘘肾中真阳，使溺道得以畅遂。"

【配伍特点】重用"三补三泻"以益精泻浊，少佐温热助阳，以"少火生气"。

【现代运用】本方常用于肾病综合征、慢性肾炎、性功能低下、精少不育、女子不孕、慢性前列腺炎、尿频遗尿、高血压病、糖尿病、慢性支气管哮喘等中医辨证属肾阳气不足者。

【附方】

	加味肾气丸	十补丸
出处	《济生方》	《济生方》
组成	附子炮，二枚（15g） 白茯苓 泽泻 山茱萸取肉 山药炒 车前子酒蒸 牡丹皮去木，各一两（各30g） 官桂不见火 川牛膝去芦，酒浸 熟地黄各半两（各15g）	附子炮，去皮、脐 五味子各二两（各9g） 山茱萸取肉 山药锉，炒 牡丹皮去木 鹿茸去毛，酒蒸 熟地黄酒蒸 肉桂去皮，不见火 白茯苓去皮 泽泻各一两（各4.5g）

续表

	加味肾气丸	十补丸
用法	上为细末，炼蜜为丸，如梧桐子大，每服七十丸，空心米饮送下	上为细末，炼蜜为丸，如梧桐大，每服七十丸，空心盐酒、盐汤任下
功用	温助肾阳，利水消肿	补肾阳，益精血
主治	肾阳虚水肿。腰重脚肿，小便不利	肾阳虚损，精血不足证。面色黧黑，足冷足肿，耳鸣耳聋，肢体羸瘦，足膝软弱，小便不利，腰脊疼痛，或阳痿，遗精，舌淡苔白，脉沉迟尺弱

【鉴别】

	肾气丸	加味肾气丸	十补丸
相同点	均可补肾阳，皆含有附子、地黄、山药、山茱萸、茯苓、泽泻和牡丹皮		
不同点	阴中求阳，微微生火，鼓舞肾气，为治肾阳气不足证及少火生气法之代表方	由肾气丸加车前子、牛膝，但方中熟地黄等补肾之品用量锐减，而附子之量倍增，重在温阳利水，适用于肾阳虚水肿	非但加入鹿茸、五味子，且更增附子之量，遂易温补肾气之方而为补肾阳、益精血之剂，适用于肾阳虚损，精血不足之证

右归丸

【出处】《景岳全书》。

【组成】熟地黄八两（24g）　山药炒，四两（12g）　山茱萸微炒，三两（9g）　枸杞子微炒，四两（12g）　菟丝子制，四两（12g）　鹿角胶炒珠，四两（12g）　杜仲姜汁炒，四两（12g）　肉桂二两，渐可加至四两（6g）　当归三两（9g）　制附子自二两，渐可加至五六两（6g）

【用法】将熟地蒸烂杵膏，余为细末，加炼蜜为丸，如弹子大。每嚼服二三丸，以滚白汤送下（现代用法：蜜丸，每服9g；亦可作汤剂，水煎服）。

【功用】温补肾阳，填精益髓。

【主治】肾阳不足，命门火衰证。年老或久病气衰神疲，畏寒肢冷，腰膝软弱，阳痿遗精，或阳衰无子，或饮食减少，大便不实，或小便自遗，舌淡苔白，脉沉而迟。

【证治机理】本方原"治元阳不足，或先天禀衰，或劳伤过度，以致命门火衰，不能生土，而为脾胃虚寒……总之，真阳不足者，必神疲气怯，或心跳不宁，或四肢不收，或阳衰无子等证。俱宜益火之源，以培右肾之元阳，而神志自强矣"。病由命门火衰，阳气不振，故见气衰神疲、畏寒肢冷、腰膝软弱；火不生土，脾阳不运，故饮食减少、大便不实；肾主封藏，阳虚而精关不固，则为遗精滑泄、阳衰无子、小便自遗。治宜温补肾阳，填精益髓。

【方解】方中附子、肉桂温壮元阳；鹿角胶温肾阳，益精血，共为君药。熟地黄、山茱萸、枸杞子、山药滋阴益肾，填精补髓，并养肝补脾，亦取"阴中求阳"之义，共为臣药。佐以菟丝子、杜仲补肝肾，强腰膝；当归养血补肝，与补肾之品相合，共补精血。诸药合用，温壮肾阳，滋补精血。本方为治肾阳不足证之代表方。

【配伍特点】补阳补阴相配，阴中求阳，纯补无泻。

【现代运用】本方常用于肾病综合征、精少不育症、骨质疏松症、性功能减退、贫血、白细胞减少症等中医辨证属肾阳虚衰、命门火衰者。

【附方】

右归饮	
出处	《景岳全书》
组成	熟地二三钱或加至一二两（9g） 山药炒，二钱（6g） 枸杞子二钱（6g） 山茱萸一钱（3g） 甘草炙，一二钱（3～6g） 肉桂一二钱（3～6g） 杜仲姜制，二钱（6g） 制附子一二三钱（3～9g）
用法	上以水二盅，煎至七分，食远温服
功用	温补肾阳，填精补血
主治	肾阳不足证。气怯神疲，腹痛腰酸，手足不温，阳痿遗精，大便溏薄，小便频多，舌淡苔薄，脉来虚细者；或阴盛格阳，真寒假热之证

【鉴别】

	右归丸	肾气丸
相同点	均为温补肾阳之方	
不同点	较肾气丸减去"三泻"，加鹿角胶、菟丝子、杜仲、枸杞子、当归诸补肾填精之品，温肾阳、补精血之力更胜一筹	补肾助阳化气，"三补"配伍"三泻"，非峻补元阳，乃阴中求阳，微微生火，鼓舞肾气

	右归丸	右归饮
相同点	均为温补肾阳之方	
不同点	在右归饮基础上，又伍鹿角胶、菟丝子、当归，去甘草，故其温补肾阳、填精补血之功更著	比右归丸少用鹿角胶、菟丝子、当归，加甘草，温补肾阳、填补精血之力较缓

第六节　阴阳并补剂

阴阳并补剂，适用于阴阳两虚的病证，代表方如地黄饮子、龟鹿二仙胶、七宝美髯丹等。

地黄饮子

【出处】《黄帝素问宣明论方》。

【组成】熟干地黄（18g）　巴戟天去心　山茱萸　石斛　肉苁蓉酒浸，焙（各9g）　附子炮　五味子　官桂　白茯苓　麦门冬去心　石菖蒲　远志去心，各等分（各6g）

【用法】上为粗末，每服三钱（9g），水一盏半，生姜五片，大枣一枚，薄荷五七叶同煎至八分，不拘时候（现代用法：加生姜5片、大枣1枚、薄荷2g，水煎服）。

【功用】滋肾阴，补肾阳，开窍化痰。

【主治】喑痱。舌强不能言，足废不能用，口干不欲饮，足冷面赤，脉沉细弱。

【证治机理】本方主治喑痱证。"喑"者，舌强不能言。一因肾脉通于舌本，下元虚惫，肾精不能上荣于舌；二因肾阳不足，失于蒸化，水湿内停，泛而为痰，痰浊阻于心窍。"痱"者，足废不用，缘于肾虚不能主骨，则骨痿不用。阴虚内热，故口干不欲

【附方】

饮；虚火上浮，则面赤；肾阳亏虚，不能温煦于下，故足冷；脉沉细弱为阴阳两虚之征。是证总属下元虚惫，虚阳上浮，痰浊上泛，阻塞窍道所致。治宜补益下元，滋阴壮阳，兼豁痰开窍。

【方解】方中熟地黄、山茱萸滋补肾阴，填补肾精；肉苁蓉、巴戟天温养肾阳。四药相伍，阴阳并补，益肾填精，共为君药。附子、肉桂温助真元，摄纳浮阳，引火归原，与君药相伍，以增温补肾阳之力，为臣药。麦冬、五味子、石斛滋阴敛液，育阴以配阳，与君臣相伍，以增补肾阴、益肾精之力，亦为臣药。佐入石菖蒲、远志、茯苓交通心肾，开窍化痰。少佐薄荷，借其轻清疏散之性，以助解郁开窍之力；生姜、大枣，调阴阳，和气血。诸药合用，滋补肾阴，温养肾阳，交通心肾，化痰开窍。补下元，化痰浊，则喑痱可愈。本方为治喑痱证之代表方。

《圣济总录》所载之地黄饮，在用法中较本方少薄荷，余药及主治基本相同。

【配伍特点】阴阳并补，上下并治，以补虚治下为主。

【现代运用】本方常用于冠心病、脑血管意外、脑动脉硬化、中风后遗症、小脑共济失调、脑萎缩、痴呆症、月经不调、闭经、不孕症等中医辨证属阴阳俱虚者。

还少丹

出处　　《医方集解》

组成　　熟地黄二两（100g）　山药　牛膝酒浸　枸杞酒浸，半两（75g）　山萸肉　茯苓乳拌　杜仲姜汁炒，断丝　远志去心　五味子炒　楮实酒蒸　小茴香炒　巴戟天酒浸　肉苁蓉酒浸，各一两（各50g）　石菖蒲五钱（25g）

续表

还少丹

用法	加枣肉蜜丸（9g），盐汤或酒下
功用	温补脾肾
主治	脾肾虚寒，血气羸乏，不思饮食，发热盗汗，遗精白浊，肌体瘦弱，牙齿浮痛等

【鉴别】

	地黄饮子	还少丹
相同点	均可阴阳并补，主治阴阳两虚之证，皆含熟地黄、巴戟天、山茱萸、肉苁蓉、五味子、茯苓、石菖蒲和远志	
不同点	含有麦冬、石斛养阴，附子补阳，主治肾精不足，阴阳两虚之喑痱	含有山药补脾肾，牛膝、枸杞子、楮实补肝肾，小茴香温下元，主治脾肾阴阳不足之血气羸乏、不思饮食、发热盗汗等症

龟鹿二仙胶

【出处】《医便》。

【组成】鹿角用新鲜麋鹿杀角，解的不用，马鹿角不用，去角脑梢，角二寸截断，劈开净用，十斤（5000g） 龟板去弦，洗净，捶碎，五斤（2500g） 人参十五两（450g） 枸杞子三十两（900g）

【用法】上前二味袋盛，放长流水内浸三日，用铅坛一只，如无铅坛，底下放铅一大片亦可。将角并板放入坛内，用水浸高三五寸，黄蜡三两封口，放大锅内，桑柴火煮七昼夜，煮时坛内一日添热水一次，勿令沸起，锅内一日夜添水五次，候角酥取出，洗，滤净去滓。其滓即鹿角霜、龟霜也。将清汁另放。外用人参、枸杞子用铜锅以水三十六碗，熬至药面无水，以新布绞取清汁，将滓置石臼水捶捣细，用水二十四碗又熬如前；又滤又捣又熬，如此三次，以滓无味为度。将前龟、鹿汁并参、杞汁和入锅内，文火熬至滴水成珠不散，乃成胶也。每服初起一钱五分（4.5g），十日加五分（1.5g），加至三钱（9g）止，空心酒化下（现代用法：熬胶，初服每日4.5g，渐加至9g，空心以酒少许送服）。

【功用】滋阴填精，益气壮阳。

【主治】真元虚损，精血不足证。全身瘦削，阳痿遗精，两目昏花，腰膝酸软，久不孕育。

【证治机理】本方所主乃真元虚损，阴阳精血俱不足之证。其病或因先天肾精不足，真元亏损；或因后天脾胃有亏，气血生化不及；或由病后失养，以致阴阳精血俱虚，故见全身瘦削、腰膝酸软、阳痿遗精、两目昏花、久不孕育诸症。治宜培补真元，填精补髓，益气养血，阴阳并补。

【方解】方用鹿角胶甘咸而温，通督脉而补阳，且益精补血；龟甲胶甘咸而寒，通任脉而养阴，滋补阴血。二药俱为血肉有情之品，合而用之，能峻补阴阳，填精补髓，滋养阴血，共为君药。配人参大补元气，健补脾胃，以助后天气血生化之源；枸杞子益肝肾，补精血，以助龟、鹿二胶之力，共为臣药。四药相合，壮元阳，填真阴，益精髓，补气血，故又能益寿延年，生精种子。"由是精生而气旺，气旺而神昌，庶几龟鹿之年矣，故曰二仙"（《古今名医方论》）。本方为治肾虚早衰之常用方。

【配伍特点】主以血肉有情之品，阴阳气血并补，但以调补阴阳为主。

【现代运用】本方常用于免疫功能低下、内分泌失调、贫血、神经衰弱、围绝经期综合征、性功能减退、男子精少不育、女子虚损不孕等中医辨证属阴阳俱虚，气血不足者。

七宝美髯丹

【出处】《本草纲目》引《积善堂方》。

【组成】赤白何首乌米泔水浸三四日，瓷片刮去皮，用淘净黑豆二升，以砂锅木甑，铺豆及首乌，重重铺盖蒸之。豆熟，取出去豆，曝干，换豆再蒸，如此九次，曝干为末，各一斤（各500g）　赤白茯苓去皮，研末，以水淘去筋膜及浮者，取沉者捻块，以人乳十碗浸匀，晒干研末，各一斤（各500g）　牛膝去苗，酒浸一日，同何首乌第七次蒸之，至第九次止，晒干，八两（250g）　当归酒浸，晒，八两（250g）　枸杞子酒浸，晒，八两（250g）　菟丝子酒浸生芽，研烂，晒，八两（250g）　补骨脂

以黑脂麻炒香，四两（120g）

【用法】石臼为末，炼蜜和丸弹子大，一百五十丸，每日三丸，清晨温酒下，午时姜汤下，卧时盐汤下（现代用法：为蜜丸，每服9g，日2服，淡盐水送服）。

【功用】补益肝肾，乌发壮骨。

【主治】肝肾不足证。须发早白，脱发，齿牙动摇，腰膝酸软，梦遗滑精，肾虚不育等。

【证治机理】本方主治诸证，皆由肝肾不足所致。肝藏血，发为血之余；肾藏精，其华在发，故发之荣枯与肝肾关系最为密切。肾主骨，齿为骨之余，故齿为肾所主。肝肾亏虚，精血匮乏，不能上荣于须发、牙齿，故见须发早白、脱发、牙齿动摇；肝肾不足，筋骨不健，故腰膝酸软；肾失封藏，精关不固而梦遗滑精。治宜养肝补肾。

【方解】方中重用赤、白何首乌补肝肾，益精血，乌须发，壮筋骨，为君药。赤、白茯苓补脾益气，宁心安神，以人乳制用，其滋补之力尤佳，《随息居饮食谱》谓人乳能"补血、充液、填精、化气、生肌、安神、益智"，而为臣药。佐以枸杞子、菟丝子补肝肾，益精血；当归补血养肝；牛膝补肝肾，坚筋骨，活血脉。少佐补骨脂补肾温阳，固精止遗。诸药相合，补肝肾，益精血，壮筋骨，乌须发，故以"美髯"名之。本方为治肝肾不足，须发早白之常用方。

【配伍特点】平补肝肾，滋补精血，佐以温阳，久服无偏胜之弊。

【现代运用】本方常用于早衰之白发及脱发、神经衰弱、贫血、牙周病、附睾炎、男子不育、病后体虚等中医辨证属肝肾不足者。

补天大造丸

【出处】《医学心悟》。

【组成】人参二两（100g）　黄芪蜜炙　白术陈土蒸，各三两（各150g）　当归酒蒸　枣仁去壳，炒　远志去心，甘草水泡，炒　白芍酒炒　山药乳蒸　茯苓乳蒸，各一两五钱（各75g）　枸杞子酒蒸　大熟地酒蒸，晒，各四两（各200g）　河车甘草水洗，一具（1个）　鹿角熬膏，一斤（500g）　龟板与鹿角同熬膏，八两（400g）

【用法】以龟鹿胶和药，加炼蜜为丸，每早开水下四钱（12g），阴虚内热甚者，加丹皮二两（100g）；阳虚内寒者，加肉桂五钱（15g）（现代用法：蜜丸，每服9g）。

【功用】补五脏虚损。

【主治】虚劳。气短乏力，食少神疲，心悸失眠，腰膝酸软，头晕目眩等。

【证治机理】本方在《医学心悟》中为治虚劳之方，虚劳者，乃阴阳气血俱虚也。气虚则气短乏力，血虚则心神失养而心悸、失眠；气血不足，故精神疲惫、头晕目眩；真元虚损，精血不足，则腰膝酸软。治宜气血阴阳并补之法，且补不宜峻，当图缓功。

【方解】方中以紫河车为君，补气养血益精，"主血气羸瘦"（《本草拾遗》），"疗诸虚百损"（《本草蒙筌》），"大补元气，理血分，治神伤梦遗"（《本草再新》）。臣以人参大补元气；鹿角胶温阳补血益精；龟甲胶滋阴养血。佐以黄芪、白术、山药、茯苓补气健脾，合人参以助后天生化之源；熟地黄、枸杞子补肾养血，益精填髓；当归、白芍，合熟地黄以滋阴补血；酸枣仁、远志宁心安神。诸药相合，气血阴阳得补，而五脏之虚自痊。本方为调补五脏虚损之常用方。

【配伍特点】五脏虚损同益，脾肾为要；气血阴阳并补，补而不峻。

【现代运用】本方常用于贫血、免疫功能低下、神经衰弱、内分泌失调、围绝经期综合征等中医辨证属阴阳气血俱虚者。

复习思考题

1. 参苓白术散中用桔梗有何配伍意义？何为"培土生金"？请举例说明。

2. 补中益气汤主治哪些病证？体现了哪些治法？方中升麻、柴胡有何配伍意义？

3. 如何理解四物汤为补血调血的基础方？临证如何加减变化？

4. 结合六味地黄丸"三补""三泻"之组方配伍原理，阐述其主治肾精不足之证的机理。

5. 如何理解肾气丸属"少火生气"之剂，主治肾气虚证，而非纯补肾阳之方？

第七章

固涩剂

凡以收敛固涩作用为主，用于治疗气、血、精、津耗散滑脱病证的方剂，统称为固涩剂。本类方剂属于"十剂"中的"涩剂"。

固涩剂适用于气、血、精、津液耗散滑脱之证。气、血、精、津液是构成和维持人体生命活动的物质基础，既不断地被机体所消耗，又不断地由脏腑所化生。气、血、精、津液耗散滑脱的临床表现各异，常见的有自汗、盗汗、久咳不止、久泻久痢、遗精滑泄、尿频遗尿、崩漏、带下等。因此，本章方剂分为固表止汗、敛肺止咳、涩肠固脱、涩精止遗、固崩止带五类。

固涩剂为正虚无邪，耗散滑脱者而设，故外邪未去或内有里实者，均非所宜。对于热病多汗、痰饮咳嗽、火扰遗精、热痢初起、伤食泄泻、实热崩漏等由实邪所致者，不宜用固涩剂，以免"闭门留寇"，转生他变。若元气大虚，亡阳欲脱所致的大汗淋漓、小便失禁或崩中不止，非固涩剂所能胜任，常配合大剂人参、附子等回阳固脱治之，方可生效。

第一节　固表止汗剂

固表止汗剂，适用于表虚不固，腠理疏松，或心阳不潜，阴不内守所致的自汗、盗汗等病证，代表方如牡蛎散等。

牡蛎散

【出处】《太平惠民和剂局方》。

【组成】黄芪去苗、土　麻黄根洗　牡蛎米泔浸，刷去土，火烧通赤，各一两（各15g）

【用法】上三味为粗散。每服三钱（9g），水一盏半，小麦百余粒（30g），同煎至八分，去渣热服，日二服，不拘时候（现代用法：为粗散，每服9g，加小麦15g，水煎温服；亦可作汤剂，水煎温服）。

【功用】敛阴止汗，益气固表。

【主治】自汗、盗汗。常自汗出，夜卧更甚，心悸惊惕，短气烦倦，舌淡红，脉细弱。

【证治机理】本方证由卫气不固，阴液外泄，心阴受损，心阳不潜所致。卫气不固，则阴液外泄，故常自汗出；汗为心之液，汗出过多，伤及心阴而致心阳不潜，故夜卧汗出尤甚；过汗易耗气伤阴，扰及心神，则见心悸惊惕、短气烦倦。治宜敛阴止汗，益气固表。

【方解】方中煅牡蛎咸涩微寒，固涩止汗，敛阴潜阳，为君药。生黄芪味甘微温，益气实卫，固表止汗，为臣药。君臣相配，止汗之力益佳。麻黄根甘平，功专收敛止汗，为佐药。小麦甘凉，专入心经，养气阴，退虚热，为佐使药。合而成方，敛补并用，兼潜心阳，共奏敛阴止汗、益气固表之功，使气阴得复，汗出自止。本方为治疗卫外不固，阴伤心阳不潜之自汗、盗汗的常用方。

【鉴别】

	牡蛎散	玉屏风散
相同点	均能益气固表止汗，治疗卫气虚弱，腠理不固之自汗证，组方皆含有黄芪	
不同点	补敛并用，重在敛阴潜阳，其收敛止汗之力较强，常用于治疗卫外不固，兼有心阳不潜的自汗、盗汗	以补气为主，以补为固，其补虚之力较强，且黄芪、防风相配，补中寓散，常用于治疗气虚卫外不固之自汗，或治虚人易感风邪者

【配伍特点】涩补并用，以涩为主；气阴兼顾，以气为主。

【现代运用】本方常用于病后、手术后及产后自汗、盗汗等中医辨证属卫外不固，心阳不潜者。

第二节　敛肺止咳剂

敛肺止咳剂，适用于久咳肺虚，气阴两伤所致的咳嗽、气喘、自汗、脉虚数等，代表方如九仙散等。

九仙散

【出处】王子昭方，录自《卫生宝鉴》。

【组成】人参　款冬花　桑白皮　桔梗　五味子　阿胶　乌梅各一两（各12g）　贝母半两（6g）　罂粟壳去顶，蜜炒黄，八两（6g）

【用法】上为细末，每服三钱（9g），白汤点服，嗽住止后服（现代用法：为末，每服9g，温开水送下；亦可作汤剂，水煎服）。

【功用】敛肺止咳，益气养阴。

【主治】久咳肺虚证。久咳不已，咳甚则气喘自汗，痰少而黏，脉虚数。

【证治机理】本方证为久咳伤肺，气阴两伤所致。久咳伤肺，肺气虚损，必致咳嗽不已，甚则气喘；肺主气属卫，肺气虚损，则卫外不固，而致自汗；久咳既伤肺气，亦耗肺阴，肺阴亏损，虚热内生，炼液成痰，故痰少而黏、脉虚而数。治宜敛肺止咳，益气养阴，佐以降气化痰之法。

【方解】方中重用罂粟壳，其味酸涩，善能敛肺止咳，为君药。以酸涩之五味子、乌梅收敛肺气，助君药敛肺止咳以治标；人参补益肺气，阿胶滋养肺阴，可复耗伤之气阴以治本，共为臣药。款冬花、桑白皮降气化痰，止咳平喘；贝母润肺止咳化痰，合桑白皮清肺热，共为佐药。桔梗宣肺祛痰，载药上行，兼为佐使药。诸药配伍，敛中有宣，降中寓升，以敛肺止咳为主，兼顾气阴。本方为治久咳肺虚之良方。

【配伍特点】酸涩之中纳甘润以顾气阴，敛降之中佐宣升以适肺性。

【现代运用】本方常用于慢性气管炎、支气管哮喘、肺气肿、百日咳等中医辨证属久咳肺虚，气阴两亏者。

【使用注意】久咳而内多痰涎，或咳嗽而外有表证者忌用，以免留邪。方中罂粟壳曾为原方重用之品，但其有毒，当慎酌用量，故本方不宜多服、久服，以防成瘾，方后注"嗽住止后服"即是此意。

第三节　涩肠固脱剂

涩肠固脱剂，适用于脾肾虚寒，固摄无权所致泻痢日久、滑脱不禁等病证，代表方如真人养脏汤、四神丸等。

真人养脏汤

【出处】《太平惠民和剂局方》。

【组成】人参　当归去芦　白术焙，各六钱（各6g）　肉豆蔻面裹，煨，半两（8g）　肉桂去粗皮　甘草炙，各八钱（各6g）　白芍药一两六钱（12g）　木香不见火，一两四钱（3g）　诃子去核，一两二钱（9g）　罂粟壳去蒂萼，蜜炙，三两六钱（6g）

【用法】上锉为粗末。每服二大钱（6g），水一盏半，煎至八分，去渣，食前温服。忌酒、面、生、冷、鱼腥、油腻（现代用法：共为粗末，每服6g，水煎去渣，饭前温服；亦可作汤剂，水煎去渣，饭前温服）。

【功用】涩肠固脱，温中补脾。

【主治】久泻久痢，脾肾虚寒证。泻利无度，滑脱不禁，甚至脱肛坠下，脐腹疼痛，喜温喜按，或下痢赤白，倦怠食少，舌淡苔白，脉沉迟细。

【证治机理】本证由泻痢日久，伤及脾肾而致。饮食不节，起居失宜，以致脾胃受伤，运化失常，则水反为湿，谷反为滞，而成泻痢。脾阳亏虚，中气下陷，清阳不升，肠失固摄，故见泻利无度、滑脱不禁，甚者脱肛坠下；阳虚阴盛，阴寒凝滞，故腹痛喜温喜按；中焦虚寒，气血失和，血败肉腐，故下痢赤白；脾虚运化失司，则倦怠食少；舌淡苔白、脉沉迟细乃虚寒之体征。治宜涩肠固脱治标为主，温补脾肾治本为辅。

【方解】方中罂粟壳涩肠固脱，为君药。肉豆蔻温中涩肠，诃子功专涩肠止泻，共为臣药。君臣相伍，涩肠固脱以治标。佐以肉桂温中暖脾；人参、白术补气健脾；当归配伍白芍养血和血；涩补之品易壅滞气机，故以木香理气醒脾，合归、芍调气和血，既治下痢腹痛后重，又使全方涩补不滞。甘草益气和中，调和诸药，配参、术以补中益气，合白芍以缓急止痛，为佐使药。本方为治虚寒泻痢，滑脱不禁之良方。

【配伍特点】涩温相伍，涩中寓补，以涩为主；补中有行，重在补脾。

【常用加减】如脏腑滑泄夜起久不瘥者，可加炮附子三四片煎服。

【现代运用】本方常用于慢性肠炎、慢性结肠炎、溃疡性结肠炎、慢性痢疾等日久不愈，中医辨证属脾肾虚寒，久泻久痢者。

【使用注意】原方罂粟壳用量较重，但其有毒，临证当慎酌用量。本方温涩之力较强，故泄泻、下痢初起，积滞热毒未去者，禁用本方。

四神丸

【出处】《证治准绳》。

【组成】肉豆蔻二两（6g）　补骨脂四两（12g）　五味子二两（6g）　吴茱萸浸，

炒，一两（3g）

【用法】上为末，生姜八两，红枣一百枚，煮熟，取枣肉和末丸，如桐子大，每服五七十丸，空心或食前白汤送下（现代用法：丸剂，每服6～9g，日2次，用淡盐汤或温开水送服；亦作汤剂，加姜6g、枣10枚，水煎服）。

【功用】温肾暖脾，固肠止泻。

【主治】脾肾虚寒之五更泄。五更泄泻，不思饮食，食不消化，或久泄不愈，腹痛喜温，腰酸肢冷，神疲乏力，舌淡苔薄白，脉沉迟无力。

【证治机理】五更泄，又称肾泄、鸡鸣泻、晨泄。五更之时，阳气萌发之际，因命门火衰，阳气当至不至，阴气极而下行，故为五更泄泻。肾阳虚衰，日久累及脾阳，脾失健运，则不思饮食、食不消化；脾肾阳虚，阴寒凝聚，则腹痛喜温、腰酸肢冷；阳虚不能化精微以养神，则神疲乏力；舌淡苔薄白、脉沉迟无力皆为脾肾阳虚之候。治宜温补脾肾，固肠止泻。

【方解】方中补骨脂辛苦而温，补肾助阳，温脾止泻，尤善补命门之火，故重用为君药。肉豆蔻涩肠止泻，温中行气，为臣药。君臣相伍，既可助温肾暖脾，又能加强涩肠止泻之力。吴茱萸暖肝肾，温脾胃，散寒止痛；五味子涩肠止泻；用法中重用生姜温胃散寒，枣肉为丸补脾益胃，均为佐药。本方为治脾肾虚寒，固摄无权之五更泄泻之常用方。

《普济本事方》载二神丸（肉豆蔻、补骨脂）主治"脾肾虚弱，全不进食"；五味子散（五味子、吴茱萸）专治肾泄。两方合之，温补固涩之功皆著，《绛雪园古方选注》谓"四种之药，治肾泄有神功也"，故冠名"四神"。

【配伍特点】温涩并用，以温为主；脾肾并补，重在治肾。

【现代运用】本方常用于慢性结肠炎、过敏性结肠炎、肠结核、肠易激综合征之久泻或五更泄等中医辨证属脾肾虚寒，以肾阳虚为主者。

【使用注意】《医方集解》强调本方服法应"临睡前时淡盐汤或白开水送下"，并释云"若平旦服之，至夜药力已尽，不能敌一夜之阴寒故也"，可资临床参考。

【鉴别】

	真人养脏汤	四神丸
相同点	均能温肾暖脾，涩肠止泻，用于脾肾虚寒之泄泻证，伴有不思饮食、神疲乏力、腹冷痛等症	
不同点	重用罂粟壳为君，以固涩为主，兼以温补脾肾，主治脾肾虚寒，以脾虚为主的泻痢日久，滑脱不禁证	以补骨脂为君，重在温补命门之火，以温肾为主，兼以暖脾涩肠，主治命门火衰，火不生土所致之五更泄

桃花汤

【出处】《伤寒论》。

【组成】赤石脂一半全用，一半筛末，一斤（20g）　干姜一两（12g）　粳米一升（15g）

【用法】上三味，以水七升，煮米令熟，去滓，温服七合，内赤石脂末方寸匕（6g），日三服。若一服愈，余勿服（现代用法：水煎服）。

【功用】涩肠止痢，温中散寒。

【主治】虚寒痢。下痢日久不愈，便脓血，色暗不鲜，腹痛喜温喜按，小便不利，舌淡苔白，脉迟弱或微细。

【证治机理】本方所治为久痢不愈，脾肾虚寒所致。脾肾阳虚，寒凝血滞，损伤肠络，为腐为脓，故见下痢脓血；大肠失于固摄，则下痢不止、色暗不鲜、日久不愈；阳虚寒凝，故腹痛喜温喜按、舌淡苔白、脉迟弱或微细。治宜涩肠止痢、温中散寒之法。

【方解】方中重用赤石脂温涩固脱以止痢止血，为君药。干姜大辛大热，温中祛寒，合赤石脂温中涩肠以止痢，为臣药。粳米养胃和中，助赤石脂、干姜以厚肠胃，为佐药。三药合用，共奏涩肠止痢、温中散寒之功。本方为治虚寒久痢之常用方。

【配伍特点】涩温并用，以涩为主。

【现代运用】本方常用于阿米巴痢疾、慢性细菌性痢疾、慢性结肠炎、消化性溃疡等中医辨证属虚寒久痢者。

【附方】

赤石脂禹余粮汤	
出处	《伤寒论》
组成	赤石脂碎，一斤（50g）　太乙禹余粮碎，一斤（50g）
用法	上二味，以水六升，煮取二升，去滓，分温三服
功用	涩肠止泻
主治	泻痢日久，滑泻不禁

【鉴别】

	桃花汤	赤石脂禹余粮汤
相同点	均有赤石脂，均可涩肠止泻，治疗久泻久痢之证	
不同点	配伍干姜和粳米，温中涩肠，治疗下痢脓血属虚寒证者	赤石脂配禹余粮，固涩力强，可作为泻痢日久，滑脱不禁者治标之用

乌梅丸

【出处】《伤寒论》。

【组成】乌梅三百枚（30g） 细辛六两（3g） 干姜十两（9g） 黄连十六两（9g） 当归四两（6g） 附子炮，去皮，六两（6g） 蜀椒出汗，四两（5g） 桂枝去皮，六两（6g） 人参六两（6g） 黄柏六两（6g）

【用法】上十味，异捣筛，合治之。以苦酒渍乌梅一宿，去核，蒸之五斗米下，饭熟，捣成泥，和药令相得，内臼中，与蜜杵二千下，丸如梧桐子大，每服十丸，食前以饮送下，日三服，稍加至二十丸。禁生冷、滑物、臭食等（现代用法：乌梅用醋浸一宿，去核捣烂，和入余药捣匀，烘干或晒干，研末，加蜜制丸，每服9g，日服2～3次，空腹温开水送下；亦可作汤剂，水煎服）。

【功用】温脏补虚，安蛔止痛。

【主治】

1. 久泻久痢。泻痢日久，腹痛，手足不温，脉沉细或弦紧。

2. 蛔厥证。腹痛时作，手足厥冷，烦闷呕吐，时发时止，得食则吐，甚则吐蛔。

【证治机理】本方所治久泻久痢乃由于蛔虫寄生肠内，久不得去，损伤脾胃，气血不足，肠滑失禁，加之食不洁之物，酿生郁热，寒热错杂所致。所治蛔厥证，是因患者素有蛔虫，复因肠寒胃热，蛔虫上扰所致。蛔虫性喜温而恶寒，喜钻窜上扰。若肠寒胃热，则蛔虫扰动，故见脘腹阵痛、烦闷呕吐，甚则吐蛔；蛔虫起伏无时，虫动则发，虫伏则止，故腹痛与呕吐时发时止；痛

甚气机逆乱，阴阳之气不相顺接，则四肢厥冷，发为蛔厥。针对寒热错杂，蛔虫上扰的病机，治宜温脏补虚，安蛔止痛。

【方解】方中重用乌梅涩肠止泻，安蛔止痛，为君药。蜀椒、细辛温中止痛，杀虫；黄连、黄柏清热，止泻痢，并能下蛔，共为臣药。附子、桂枝、干姜皆为辛热之品，既可增强温脏祛寒之功，亦有助制蛔之力；当归、人参补养气血，且合桂枝以养血通脉，以解四肢厥冷，均为佐药。以蜜为丸，甘缓和中，为使药。诸药相合，使"蛔得酸则静，得辛则伏，得苦则下"，阳复寒散而厥回，蛔静不扰而痛止。本方为治久泻久痢之常用方，亦为蛔厥证之代表方。

【配伍特点】酸苦辛并进，则蛔静伏而下；寒热佐甘温，则和肠胃扶正。

【现代运用】本方常用于治疗胆道蛔虫症、慢性菌痢、慢性胃肠炎、结肠炎等中医辨证属寒热错杂，气血虚弱者。

第四节　涩精止遗剂

涩精止遗剂，适用于肾虚精关不固之遗精、滑泄，或肾虚不摄，膀胱失约之尿频、遗尿等病证，代表方如金锁固精丸、桑螵蛸散、缩泉丸等。

金锁固精丸

【出处】《医方集解》。

【组成】沙苑蒺藜炒　芡实蒸　莲须各二两（各12g）　龙骨酥炙　牡蛎盐水煮一日一夜，煅粉，各一两（各6g）

【用法】莲子粉糊为丸，盐汤下（现代用法：共为细末，以莲子粉糊丸，每服9g，

每日 2 ～ 3 次，淡盐汤或开水送下；亦作汤剂，加莲子肉 10g，水煎服）。

【功用】涩精补肾。

【主治】肾虚精关不固之遗精。遗精滑泄，腰疼耳鸣，四肢酸软，神疲乏力，舌淡苔白，脉细弱。

【证治机理】本方证为肾虚精关不固所致。肾虚则封藏失职，精关不固，故遗精滑泄；精亏则气弱，故神疲乏力；腰为肾之府，耳为肾之窍，肾精亏虚，故腰疼耳鸣。治宜涩精补肾。

【方解】方中沙苑蒺藜补肾固精，"为泄精虚劳要药，最能固精"（《本经逢原》），为

君药。莲肉补肾涩精，芡实益肾固精，莲须固肾涩精，三药合用，以助君药补肾固精之力，共为臣药。佐以龙骨、牡蛎收敛固涩，重镇安神。盐汤为使，引药入肾。合而用之，涩精补肾，诸症自愈。本方为治肾虚精关不固之常用方。

【配伍特点】涩中寓补，重在固精，兼以补肾。

【现代运用】本方常用于乳糜尿、慢性前列腺炎、精囊炎、神经衰弱，以及某些慢性虚弱性疾病等，中医辨证属肾虚精关不固者。

【附方】

水陆二仙丹

出处	《洪氏集验方》
组成	金樱子 鸡头实各等分（各 12g）
用法	取鸡头（即芡实），去外皮取实，连壳杂捣令碎，晒干为末。复取糖樱子，去外刺并其中子，捣碎，入甑中蒸令熟，却用所蒸汤淋三两过，取所淋糖樱汁入银铫，慢火熬成稀膏，用以和鸡头末为丸，如梧桐子大，每服五十丸（6g），盐汤送下
功用	补肾涩精
主治	男子遗精白浊，小便频数，女子带下，纯属肾虚者

【鉴别】

	金锁固精丸	水陆二仙丹
相同点	均有补肾涩精作用	
不同点	芡实配伍沙苑蒺藜、莲须、龙骨、牡蛎，补肾涩精，补涩之力强	芡实配伍金樱子，涩精固气，但补涩之力不及金锁固精丸

桑螵蛸散

【出处】《本草衍义》。

【组成】桑螵蛸 远志 菖蒲 龙骨 人参 茯神 当归 龟甲酥炙，以上各一两（各 10g）

【用法】上为末，夜卧人参汤调下二钱（6g）（现代用法：除人参以外，共研细末，每服6g，睡前以人参汤调下；亦作汤剂，水煎服）。

【功用】调补心肾，固精止遗。

【主治】心肾两虚之尿频或遗尿、遗精证。小便频数，或尿如米泔色，或遗尿、滑精，心神恍惚，健忘，舌淡苔白，脉细弱。

【证治机理】本方证乃心肾两虚所致。肾气不固，膀胱失约而致小便频数，或尿如米泔色，甚或遗尿；肾主封藏，肾虚精关不固，则遗精；心气不足，神失所养，故心神恍惚、健忘。治宜调补心肾，固精止遗。

【方解】方中桑螵蛸甘咸平，补肾固精

止遗，为君药。龙骨收敛固涩，镇心安神；龟甲滋养肾阴，补心安神。桑螵蛸得龙骨则固涩止遗之力增，得龟甲则补肾益精之功著，共为臣药。佐以人参大补元气，当归补心血，二药合用，以补益气血；茯神宁心安神；石菖蒲、远志安神定志，交通心肾。诸药相合，共奏调补心肾、交通上下、补养气血、固精止遗之功。本方为治疗心肾两虚之尿频或遗尿、遗精证之常用方。

【配伍特点】补涩并用，心肾兼顾，气血并调。

【现代运用】本方常用于小儿尿频、遗尿，以及糖尿病、肾功能减退、神经衰弱等中医辨证属心肾两虚，水火不交者。

【附方】

茯菟丹（玄菟丹）

出处	《仁斋直指方论》
组成	菟丝子酒浸通软，乘湿研，焙干，别取末，十两（15g）　白茯苓　干莲肉各三两（各5g）　五味子酒浸，别为末，七两（10g）
用法	上为末，别碾干山药末六两，将所浸酒余者，添酒煮糊，搜和得所，捣数千杵，丸如梧桐子大。每服五十丸，空心、食前米汤送下
功用	补脾益肾涩精
主治	消渴、遗精、白浊

【鉴别】

	金锁固精丸	桑螵蛸散	茯菟丹
相同点	均能涩精止遗，治疗遗精		
不同点	纯用补肾涩精之品组成，专治肾虚精关不固之遗精滑泄	在涩精止遗的基础上配伍石菖蒲、远志交通心肾之品，为调补心肾、涩精止遗兼顾之方，主治心肾两虚所致的尿频、遗尿、遗精	以菟丝子配伍白茯苓、干莲肉、五味子、干山药，治疗消渴、遗精、白浊属脾肾两虚不固者

缩泉丸（原名固真丹）

【出处】《魏氏家藏方》。

【组成】天台乌药细锉　益智子大者，去皮，炒，各等分（各9g）

【用法】上为末，酒煎山药末为糊，丸桐子大，每服七十丸，盐、酒或米饮下（现代用法：山药为糊丸，每服6g，日2次；亦可作汤剂，加山药6g，水煎服）。

【功用】温肾祛寒，缩尿止遗。

【主治】膀胱虚寒证。小便频数，或遗尿不止，舌淡，脉沉弱。

【证治机理】本证为肾气虚弱，膀胱虚寒所致。肾主水，司二便，膀胱为津液之府，下元虚寒，膀胱失于约束，以致小便频数或遗尿不止；舌淡、脉沉弱为虚寒之征。

【鉴别】

治宜温肾祛寒，缩尿止遗。

【方解】方中益智辛温入肾，缩尿止遗，温肾固精，为治肾气虚寒之遗精、遗尿的要药，为君药。乌药调气散寒，能除膀胱肾间冷气，并止小便频数，为臣药。山药健脾补肾，固涩精气，为佐药。三药合用，使下焦得温，膀胱气化复常，固摄有权，则尿频、遗尿可除。本方为治疗膀胱虚寒证之常用方。

【配伍特点】温中兼补，涩中寓行，使下焦得温而寒去，则膀胱气化如常，而约束有权。

【现代运用】本方常用于小儿遗尿、神经性尿频、尿崩症等中医辨证属下元虚寒，膀胱失约者。

	缩泉丸	桑螵蛸散
相同点	均能治疗小便频数或遗尿，有固涩止遗之功	
不同点	以益智配伍乌药，重在温肾祛寒，适用于下元虚冷而致者	以桑螵蛸配伍龟甲、龙骨、茯神、远志等，偏于调补心肾，适用于心肾两虚，水火不交所致者

第五节　固崩止带剂

固崩止带剂，适用于妇女崩中漏下或带下日久不止等病证，代表方如固冲汤、固经丸、易黄汤等。

固冲汤

【出处】《医学衷中参西录》。

【组成】白术炒，一两（30g）　生

黄芪六钱（18g）　龙骨煅，捣细，八钱（24g）　牡蛎煅，捣细，八钱（24g）　萸肉去净核，八钱（24g）　生杭芍四钱（12g）海螵蛸捣细，四钱（12g）　茜草三钱（9g）棕边炭二钱（6g）　五倍子轧细，药汁送服，五分（1.5g）

【用法】水煎服。

【功用】益气健脾，固冲摄血。

【主治】脾肾虚弱，冲脉不固证。血崩或月经过多，或漏下不止，色淡质稀，心悸气短，神疲乏力，腰膝酸软，舌淡，脉细弱。

【证治机理】本方主治乃脾气亏虚，肝肾不足，冲脉不固所致。冲为血海，能调节十二经气血；脾为后天之本，气血生化之源，主统血摄血。若脾气虚弱，统摄无权，冲脉不固，则血崩或月经过多；气血两虚，故见经血色淡质稀、心悸气短、舌淡、脉细弱。治宜益气健脾，固冲摄血。

【方解】方中白术、黄芪补气健脾，使气旺摄血，为君药。煅龙骨、煅牡蛎收敛固涩以止血；山茱萸、生白芍补益肝肾，养血敛阴，共为臣药。棕榈炭、五倍子收涩止血；海螵蛸、茜草化瘀止血，使血止而无

留瘀之弊，共为佐药。综合全方，涩补并用，标本兼顾，即收涩止血以治其标，补气固冲以治其本，确有固冲摄血、益气健脾之功，故方以"固冲"名之。本方为治疗脾肾亏虚，冲脉不固所致崩漏、月经过多之常用方。

【配伍特点】补涩相合，以涩为主；脾肾同调，主补脾气；寄行于收，止不留瘀。

【常用加减】脉象热者，加大生地一两；凉者，加乌附子二钱。

【现代运用】本方常用于功能性子宫出血、围绝经期综合征等中医辨证属脾肾虚弱，冲任不固者。

【附方】

震灵丹	
出处	《太平惠民和剂局方》
组成	禹余粮火煅醋淬，不计遍次，以手捻得碎为度　紫石英　赤石脂　丁头代赭石如禹余粮炮制，各四两（120g），　以上四味，并作小块，入坩埚内，盐泥固济，候干，用炭一十斤煅通红，火尽为度，入地坑埋二宿，出火毒　滴乳香别研　五灵脂去砂石，研　没药去砂石，研，各二两（各60g）　朱砂水飞过，一两（30g）
用法	上为细末，以糯米粉煮糊为丸，如小鸡头子大，晒干出光。每服一粒，空心温酒下，冷水亦得。忌猪、羊血，恐减药力。妇人醋汤下，孕妇不可服
功用	止血化瘀
主治	冲任虚寒，瘀阻胞宫。妇女崩漏，血色紫红或紫黑，夹有血块，小腹疼痛，脉沉细弦

【鉴别】

	固冲汤	归脾汤
相同点	均能益气健脾，用治脾虚失摄之崩漏、月经过多	
不同点	以补气健脾、养肝补肾伍以收涩止血之品，补涩并用，固冲摄血之力强于归脾汤	以补气健脾伍以养血安神，偏于补益，而收涩止血力不及固冲汤

方名	固冲汤	震灵丹
相同点	均能收涩止血，用治女子崩漏、月经过多	
不同点	证由脾气亏虚、肝肾不足，不能固摄所致，故以益气健脾、补益肝肾之品，伍以收涩止血而达标本兼顾	证由下焦虚寒、瘀阻胞宫，故以金石之品温涩下焦，伍以活血化瘀、行气止痛，通涩并用

固经丸

【出处】《丹溪心法》。

【组成】黄芩炒　白芍炒　龟板炙，各一两（各30g）　黄柏炒，三钱（9g）椿树根皮七钱半（22.5g）　香附子二钱半（7.5g）

【用法】上为末，酒糊丸，空心，温酒或白汤下五十丸（6g）（现代用法：酒糊丸，每服6g，日2次，温开水送服；亦可作汤剂，水煎服）。

【功用】固经止血，滋阴清热。

【主治】阴虚血热之崩漏。月经过多，或崩中漏下，血色深红或紫黑稠黏，手足心热，腰膝酸软，或小腹疼痛，舌红，脉弦数。

【证治机理】肝肾阴虚，相火炽盛，损伤冲任，迫血妄行而致经行不止，崩中漏下。血为火热煎熬，故见经血色深红或紫黑稠黏；肝肾阴虚，则腰膝酸软；阴虚火旺，故手足心热；舌红、脉弦数为阴虚内热之征。治宜固经止血，滋阴清热。

【方解】方中重用龟甲以滋阴降火；炒黄芩清热止血，共为君药。白芍养血调经，敛阴柔肝；炒黄柏泻火坚阴，二药助君药滋阴降火，调经止血，共为臣药。椿皮清热固经以止血；香附疏肝调经以止痛，为佐药。诸药合用，使阴血得养，火热得清，气血调畅，诸症自愈。本方为治疗阴虚血热崩漏之常用方。

【配伍特点】甘寒滋养辅以苦寒清泄，意在壮水制火；苦涩酸寒佐以辛温行散，意在涩而不滞。

【现代运用】本方常用于功能性子宫出血或慢性附件炎而致经行量多、淋沥不止等中医辨证属阴虚血热者。

【鉴别】

	固经丸	固冲汤
相同点	均有固涩止血的作用，可用于月经过多及崩漏之证	
不同点	药多苦寒，清补并用，功善滋阴清热，而收涩止血之力较弱，适用于阴虚火旺，迫血妄行之崩漏，亦可用于赤白带下之证属阴虚湿热者	重用补气之品，伍以大队收敛止血之品，寓涩于补，宜于脾虚冲任不固之崩漏重证

易黄汤

【出处】《傅青主女科》。

【组成】山药炒，一两（30g）　芡实炒，一两（30g）　黄柏盐水炒，二钱（6g）　车前子酒炒，一钱（3g）　白果十枚，碎（12g）

【用法】水煎，连服四剂（现代用法：水煎服）。

【功用】补益脾肾，清热祛湿，收涩止带。

【主治】脾肾虚弱，湿热带下。带下黏稠量多，色黄如浓茶汁，其气腥秽，舌红，苔黄腻者。

【证治机理】本方主治乃脾肾虚弱，湿热下注所致。肾与任脉相通，肾气亏虚，损及任脉，气不化津，津液反化为湿，湿郁化热，循经下注于前阴；或脾失健运，水湿内停，蕴而生热，流注于下，故带下色黄、黏稠量多、其气腥秽。治宜补益脾肾，清热祛湿，收涩止带。

【方解】方中重用炒山药、炒芡实补脾益肾，固涩止带，共为君药。白果收涩止带，为臣药。君臣相伍，止带之力尤著。黄柏清热燥湿；车前子清热利湿，均为佐药。诸药合用，肾虚得复，湿除热清，带下自愈。本方为治疗脾肾虚弱，湿热带下之常用方。

【配伍特点】补中有涩，涩中寓清，涩补为主，清利为辅。

【现代运用】本方常用于宫颈炎、宫颈糜烂、阴道炎、慢性盆腔炎等中医辨证属脾肾虚弱，湿热下注者。

【附方】

清带汤
出处　　《医学衷中参西录》
组成　　生山药一两（30g）　生龙骨捣细，六钱（18g）　生牡蛎捣细，六钱（18g）　海螵蛸去净甲，捣，四钱（12g）　茜草三钱（9g）
用法　　水煎服
功用　　健脾收涩，化瘀止带
主治　　妇女赤白带下，绵绵不绝者

【鉴别】

	易黄汤	清带汤
相同点	均能收涩止带，用治女子带下量多者，皆有山药	
不同点	配伍清热祛湿之黄柏、车前子，主治脾虚湿热下注之黄带	配伍龙骨、牡蛎与化瘀之海螵蛸、茜草，主治滑脱不禁而兼有瘀滞之带下赤白

复习思考题

1. 玉屏风散与牡蛎散均可用治卫虚不固之自汗，如何区别使用？

2. 简述真人养脏汤与四神丸在功用、主治方面的异同。

3. 金锁固精丸、桑螵蛸散均可治疗遗精，二方的功用与组方配伍有何不同？

第八章

安神剂

凡以安神定志作用为主，用于治疗神志不安病证的方剂，统称为安神剂。

安神剂适用于神志不安之证。神志不安疾患多表现为失眠健忘、心悸怔忡、烦躁惊狂等。心、肝、肾三脏之阴阳盛衰或失调是导致神志不安疾患的主要原因。其临床若见惊狂善怒、烦躁不安者，多属实证，以"惊者平之"为法，治宜重镇安神；若见心悸健忘、虚烦失眠者，多属虚证，以"虚者补之"为法，治宜补养安神；若见心火偏亢，不能下降于肾，或肾水不足，不能上济于心而见心烦、失眠、多梦者，多属心肾不交证，治宜交通心肾。因此，本章方剂分为重镇安神剂、补养安神剂、交通心肾剂三类。

神志不安病证虽有虚实之分，但常虚实夹杂，故配伍组方需兼顾虚实。重镇安神剂多由金石、贝壳类药物组成，易伤胃气，不宜久服，脾胃虚弱者宜配伍健脾和胃之品。

第一节　重镇安神剂

重镇安神剂，适用于心肝阳亢，火热扰心所致的神志不安证，代表方如朱砂安神丸、磁朱丸等。

朱砂安神丸

【出处】《内外伤辨惑论》。

【组成】朱砂另研，水飞为衣，五钱（1g）　甘草五钱五分（15g）　黄连去须净，酒洗，六钱（15g）　当归去芦，二钱五分（8g）　生地黄一钱五分（6g）

【用法】上药除朱砂以外，四味共为细末，汤浸蒸饼为丸，如黍米大，以朱砂为衣，每服十五丸或二十丸，津唾咽下，食后，或温水、凉水少许送下亦得（现代用法：上药研末，炼蜜为丸，每次6～9g，临睡前温开水送服。亦可作汤剂，水煎服，朱砂研细末冲服1g）。

【功用】镇心安神，清热养血。

【主治】心火亢盛，阴血不足证。心神烦乱，失眠多梦，惊悸怔忡，或胸中懊憹，舌红，脉细数。

【证治机理】本方证由心火亢盛，灼伤阴血，心失所养所致。心火上炎，灼伤阴血，心神失养，则心神烦乱、失眠多梦；阴血被灼，心失所养，故惊悸怔忡；舌红、脉细数为心火偏亢之象。治宜镇心安神，清热养血。

【方解】方中朱砂质重入心，重可镇怯，药性甘寒，清泻心火，用为君药。黄连为臣，增朱砂清心火之力。心火亢盛，灼伤阴血，生地黄滋阴清热，当归补养心血，二者相合，滋补阴血之不足，共为佐药。炙甘草调和诸药，和中益胃，防朱砂质重碍胃与黄连苦寒伤胃，为佐使药。诸药合用，以镇心安神、清泻心火为主，兼以滋养阴血。本方为治疗心火亢盛，阴血不足之心神烦乱之常用方。

【配伍特点】质重苦寒，镇清并用，清中兼补，治标为主。

【附方】

生铁落饮
出处　　《医学心悟》
组成　　天冬去心　麦冬去心　贝母各三钱（各9g）　胆星　橘红　远志肉　石菖蒲　连翘　茯苓　茯神各一钱（各3g）　元参　钩藤　丹参各一钱五分（各4.5g）　辰砂三分（0.9g）
用法　　用生铁落煎熬三炷线香，取此水煎药，服后安神静睡，不可惊骇叫醒，犯之则病复作，难乎为力。凡狂症，服此药二十余剂而愈者多矣，若大便闭结，或先用滚痰丸下之
功用　　镇心安神，清热涤痰
主治　　痰热上扰之癫狂。狂躁不安，喜怒无常，骂詈叫号，不避亲疏，舌红绛，苔黄腻，脉弦数等

【鉴别】

	朱砂安神丸	生铁落饮
相同点	均能镇心安神，主治心火偏亢，神志不安证，组成中皆有朱砂	
不同点	主治心火亢盛，兼有阴血不足之心神烦乱，失眠，心悸，以重镇安神、清泻心火为主，兼滋养阴血	主治痰火上扰心神之癫狂，具重镇安神、清热涤痰、清热开窍之功，以镇心安神药与涤痰清热药配伍

磁朱丸（原名神曲丸）

【出处】《备急千金要方》。

【组成】磁石二两（60g）　光明砂一两（30g）　神曲四两（120g）

【用法】三味末之，炼蜜为丸，如梧桐子大，饮服三丸，日三服（现代用法：上药研末，炼蜜为丸，每次3g，每日2次，温水送服）。

【功用】重镇安神，交通心肾。

【主治】心肾不交证。视物昏花，耳鸣耳聋，心悸失眠，亦治癫痫。

【证治机理】本方原为"明目"之方，治疗肾阴精不足，心火偏亢，心肾不交所致之视物昏花。瞳神属肾，目之所以能视万物，乃需肾之阴精上承濡养。肾之阴精不足，不能上承于目，瞳神失养，则视物昏花不清；肾阴精不足，不能上济心火，心肾不交，心火偏亢，上扰于目，亦致视物昏花不清；肾开窍于耳，肾精不足，则耳鸣耳聋。后世医家不断扩展本方的适用范围，凡肾精不足，心火偏亢，心肾不交之心悸失眠、癫痫，均可使用本方治疗。治宜重镇安神，交通心肾。

【方解】方中以磁石为君，一则入心经，重镇安神，其沉降之性可镇降心火；二则善入肾经，益肾以交通心肾，兼能聪耳明目。朱砂为臣，专入心经，镇心清火，安定神志。二者配伍，益肾清心，交通心肾。重用神曲为佐药，健胃和中，既助金石药运化，又防其重坠伤胃。炼蜜为丸，可补中益胃，缓和药性，用为使药。诸药合用，重镇安神，交通心肾。本方为治心肾不交之心神不安之常用方。

【配伍特点】重镇沉降，交通心肾，兼顾中州。

【现代运用】本方常用于眼科疾患、神经性耳鸣、高血压病、神经衰弱、失眠等中医辨证属心肾不交者。

【使用注意】磁石、朱砂均为重坠之品，用量不宜过多，且不宜久服。

第二节 补养安神剂

补养安神剂，适用于阴阳气血不足，心神失养所致的神志不安证，代表方如天王补心丹、酸枣仁汤等。

天王补心丹

【出处】《校注妇人良方》。

【组成】酸枣仁 柏子仁炒 当归身酒洗 天门冬去心 麦门冬去心，各二两（各9g） 生地黄酒洗，四两（12g） 人参去芦 丹参微炒 玄参微炒 白茯苓去皮 五味子烘 远志去心，炒 桔梗各五钱（各5g）

【用法】上药为末，炼蜜丸如梧子大，朱砂用三五钱为衣，空心白滚汤下三钱（9g），或圆眼汤俱佳（现代用法：上药共为细末，炼蜜为小丸，用朱砂水飞为衣，每服6～9g，温开水送下，或用桂圆肉煎汤送服；亦可作汤剂，朱砂研细冲服）。

【功用】滋阴养血，补心安神。

【主治】阴虚血少，神志不安证。心悸怔忡，虚烦失眠，神疲健忘，或梦遗，手足心热，口舌生疮，大便干结，舌红少苔，脉细数。

【证治机理】本证由心肾阴亏血少，虚火内扰所致。心肾阴血亏虚，心失所养，则心悸失眠，神疲健忘；阴血不足，虚火扰心则心烦，虚火上炎则口舌生疮；阴虚内热，则手足心热；肾阴亏虚，精关不固，则遗精；舌红少苔、脉细数是阴虚内热之征。治宜滋阴养血，补心安神。

【方解】方中重用甘寒之生地黄，滋阴养血，清虚热，为君药。酸枣仁、柏子仁养心安神，共为臣药。天冬、麦冬、玄参、当归助君药滋阴养血，降火除烦；人参"补五脏，安精神，止惊悸"（《神农本草经》）；五味子滋肾敛阴，宁心安神；远志安神定志，交通心肾；丹参清热除烦，养血安神，通行血脉，可使诸药补而不滞；茯苓健脾安神，共为佐药。桔梗为舟楫之品，载药上行，为使药。朱砂为衣，以增清热安神之效。本方为治心肾阴血亏虚，虚火上炎之神志不安之常用方。

【配伍特点】重用甘寒，补中寓清；心肾并治，重在养心。

【现代运用】本方常用于神经衰弱、冠心病、精神分裂症、甲状腺功能亢进症等中医辨证属心肾阴虚血少，神志不安者。

【附方】

柏子养心丸

出处	《体仁汇编》
组成	柏子仁四两（12g）　枸杞子三两（9g）　麦门冬　当归　石菖蒲　茯神各一两（各5g）　玄参　熟地黄各二两（各6g）　甘草五钱（5g）
用法	蜜丸，梧桐子大。每服四五十丸（9g）
功用	养心安神，滋阴补肾
主治	阴血亏虚，心肾失调之精神恍惚，惊悸怔忡，夜寐多梦，健忘盗汗，舌红少苔，脉细数

【鉴别】

	天王补心丹	柏子养心丸
相同点	均能滋养阴血，宁心安神，主治心肾阴血亏虚之神志不安证，组方皆有柏子仁、麦冬、当归、玄参等	
不同点	主治心肾阴血不足，兼有虚火之心神不安等，以滋阴养血、补心安神为主，滋补作用较强，心肾同治，偏于治心	主治心肾阴血亏虚之神志不安等，具滋补心肾阴血、安心神之功，但力不及天王补心丹，适用于心肾阴血不足，心神不安之轻证

酸枣仁汤

【出处】《金匮要略》。

【组成】酸枣仁炒，二升（15g）　甘草一两（3g）　知母二两（6g）　茯苓二两（6g）　芎䓖二两（6g）

【用法】上五味，以水八升，煮酸枣仁，得六升，内诸药，煮取三升，分温三服（现代用法：水煎服）。

【功用】养血安神，清热除烦。

【主治】肝血不足，虚热内扰之虚烦不眠证。虚烦失眠，心悸不安，头目眩晕，咽干口燥，舌红，脉弦细。

【证治机理】本证由肝血不足，虚热内扰，心神不宁所致。肝血不足，魂不守舍，心失所养，则虚烦不眠；肝血不足，清空失养而致头目眩晕；血亏阴虚，易生内热，则咽干口燥；舌红、脉细弦为阴虚内热之象。治当养血安神，清热除烦。

【方解】方中酸枣仁入心肝经，养血补肝，宁心安神，为君药。茯苓宁心安神，知母滋阴清热，为臣药。川芎辛散，调肝血而疏肝气，与酸枣仁相伍，寓散于收，补中有行，共奏养血调肝之功，为佐药。甘草和中缓急，调和诸药，为佐使药。本方为治肝血不足，虚热内扰所致虚烦失眠之常用方。

【配伍特点】心肝同治，重在养肝；补中兼行，以适肝性。

【现代运用】本方常用于神经衰弱、心脏神经官能症、围绝经期综合征等中医辨证属肝血不足，虚热内扰者。

甘麦大枣汤

【出处】《金匮要略》。

【组成】甘草三两（9g）　小麦一升（15g）　大枣十枚（10枚）

【用法】上三味，以水六升，煮取三升，温分三服（现代用法：水煎服）。

【功用】养心安神，和中缓急。

【主治】脏躁。精神恍惚，喜悲伤欲哭，不能自主，心中烦乱，睡眠不安，甚则言行失常，呵欠频作，舌淡红，苔少，脉细略数。

【证治机理】脏躁多由思虑悲哀过度，心肝失养，神魂不安所致，正如《灵枢·本神》所谓："心怵惕思虑则伤神。"神不守舍，则精神恍惚、睡眠不安、心中烦乱；肝失所养，气郁不舒，疏泄失常，则悲伤欲哭、不能自主、言行失常；呵欠频作乃阴血不足，阴不配阳，上下相引而致；舌质淡红、脉来

细数亦心肝阴血不足之征。治宜养心安神，柔肝缓急。

【方解】方中小麦甘凉，养心缓急，除烦安神，《灵枢·五味》所谓"心病者，宜食麦"，为君药。甘草甘平，补养心气，和中缓急，为臣药。大枣甘温质润，益气和中，润燥缓急，为佐药。本方为治疗脏躁之常用方。

【配伍特点】甘平质润，乃"肝苦急，急食甘以缓之"之法。（《素问·脏气法时论》）

【现代运用】本方常用于癔症、神经官能症、围绝经期综合征等中医辨证属脏躁者。

养心汤

【出处】《仁斋直指方论》。

【组成】黄芪炙　白茯苓　茯神　半夏曲　当归　川芎各半两（各15g）　远志取肉，姜汁淹，焙　辣桂（即肉桂）　柏子仁　酸枣仁浸，去皮，隔纸炒香　北五味子　人参各一分（各3g）　甘草炙，四钱（12g）

【用法】上粗末，每服三钱（12g），姜五片，大枣二枚，煎，食前服（现代用法：加生姜5片，大枣2枚，水煎服）。

【功用】补益气血，养心安神。

【主治】气血不足，心神不宁证。惊惕不宁，神思恍惚，失眠健忘，心悸心慌，神疲乏力，舌淡苔白，脉细弱。

【证治机理】本证乃由气血不足，心神失养所致。心藏神，赖血以濡之；气生血，赖脾以化之。若忧思过度，劳伤心脾，气血暗耗，心神失养，则可见神思恍惚、心悸易

惊、失眠健忘等症；舌质淡白、脉来细弱亦气血不足之象。治宜养心安神，益气补血。

【方解】方中黄芪、当归益气补血，为君药。酸枣仁、柏子仁、远志、五味子、茯神宁心安神，为臣药。人参、茯苓、肉桂温补脾胃，以资气血生化之源；半夏曲和胃，配茯苓以健脾和中；川芎活血行气，使诸药补而不滞，共为佐药。甘草调和诸药，与

参、芪相伍，益气之力增；煎加生姜、大枣以益脾和中，均为佐使药。本方为治气血不足，神志不安证之常用方。

【配伍特点】气血并补，重在补气；心脾并调，重在宁心。

【现代运用】本方常用于冠心病、病毒性心肌炎、各种心律失常、神经衰弱等中医辨证属气血不足，心神不宁者。

【附方】

定志小丸
组成　人参　茯苓各三两（各9g）　菖蒲　远志各二两（各6g）
用法　上四味为末，蜜丸，如梧子大，饮服七丸，日三服
功用　安神定志，益气补心
主治　心气不定，五脏不足，忧愁悲伤，易惊善恐，惊悸健忘，或发狂眩

【鉴别】

	养心汤	定志小丸
相同点	均有养心安神之功，皆可治疗心脏虚弱，心神失养之心悸、失眠、健忘等	
不同点	主治心虚血少，心失所养之惊惕不宁，心慌心悸。以补养气血、宁心安神为主，补益作用较强，略偏温补	主治心气不定，五脏不足，忧愁悲伤，惊悸健忘。以补心气、安心神为主，补益作用不及养心汤

	归脾汤	养心汤
相同点	均具益气养血之功，皆可治气血不足之心悸、失眠等症	
不同点	心脾同治，以补脾为主，使气旺而易于生血，以补益心脾气血之功为著，用于心脾气血两虚及脾不统血之证	心脾同治，重在宁心安神，用治气血不足，心神不宁之神思恍惚、心悸失眠之症

第三节　交通心肾剂

交通心肾剂，适用于心肾不交所致的神志不安证，代表方如交泰丸、黄连阿胶汤等。

交泰丸

【出处】《韩氏医通》。

【组成】川黄连五钱（15g）　肉桂心五分（1.5g）

【用法】上为末，炼蜜为丸，空心淡盐汤送下（现代用法：蜜丸，每服3g，日2次，温开水送下；亦可作汤剂，水煎服）。

【功用】交通心肾。

【主治】心火偏亢，心肾不交证。怔忡

【鉴别】

不宁，或夜寐不安，口舌生疮。

【证治机理】本方证由心火偏亢，心肾不交而致。心火偏亢，水火不济，心神不安，故见怔忡不宁，或夜寐不安，口舌生疮。治当清降心火，交通心肾。

【方解】方中以黄连为君药，苦寒入心，清降心火。佐以辛热之肉桂，温助肾阳。二药相伍，使心火得降，肾阳得复，肾水上承，心肾相交，《韩氏医通》赞其"能使心肾交于顷刻"。本方为治心火偏亢，心肾不交之常用方。

【配伍特点】寒热并用，主以苦寒，清降心火以交通心肾。

【现代运用】本方常用于失眠、神经官能症、心律失常、围绝经期综合征等中医辨证属心火偏亢，心肾不交者。

	交泰丸	磁朱丸
相同点	均有交通心肾之功，治疗心肾不交之心悸失眠	
不同点	重用黄连清心泻火，配伍小量肉桂引火归原；主治肾阳虚损，虚阳上浮，火不归原，水不济火之证，症见怔忡、不寐、口舌生疮等	以质重之磁石、朱砂重镇安神，益阴潜阳，聪耳明目；主治肾阴不足，心阳偏亢，心肾不交之证，症见失眠心悸、耳鸣耳聋、视物昏花等

黄连阿胶汤

【出处】《伤寒论》。

【组成】黄连四两（12g）　黄芩二两（6g）　芍药二两（6g）　鸡子黄二枚（2枚）　阿胶三两（9g）

【用法】上五味，以水六升，先煮三物，取二升，去滓，内胶烊尽，小冷，内鸡子黄，搅令相得，温服七合，日三服（现代用

法：水煎服，阿胶烊化，鸡子黄搅匀冲服）。

【功用】滋阴降火，除烦安神。

【主治】阴虚火旺，心肾不交证。心中烦热，失眠不得卧，口燥咽干，舌红苔少，脉细数。

【证治机理】本证由热邪深入少阴，致使肾水亏虚，心火亢盛，心肾不交，心神不安，属邪实正虚之病。心火亢盛，故心中烦热；水亏火旺，心肾不交，故失眠不得卧；

肾水亏虚，不能上承咽喉，故口燥咽干；舌红苔少、脉细数亦为阴亏火旺之象。治当滋阴降火，除烦安神。

【方解】方中黄连苦寒入心，清降心火；阿胶甘平入肾，滋阴补血，二药相伍，降心火，滋肾阴，使心火降，肾水旺，水火共济，心神安宁，共为君药。黄芩苦寒，助黄连清热泻火；芍药酸甘，养血滋阴，助阿胶滋补肾水，共为臣药。佐以鸡子黄，上以养

心，下以补肾，并能安中。诸药相伍，降心火，补肾水，心肾相交，诸症自除。本方是治阴虚火旺，心肾不交之常用方。

【配伍特点】苦寒降心火，酸甘滋肾水，标本兼顾，交通心肾。

【现代运用】本方常用于神经衰弱、焦虑性神经症、甲状腺功能亢进症、血小板减少症、功能性子宫出血、肺结核、肾结核等中医辨证属阴虚火旺，心肾不交者。

【鉴别】

	黄连阿胶汤	交泰丸
相同点	均以黄连为君，有交通心肾之功	
不同点	育阴清热并重，适用于心肾不交，阴虚火旺之心烦失眠	重在清降心火，适用于心肾不交，心火偏亢之怔忡不眠

复习思考题

1. 试从方药配伍、功用及主治方面比较天王补心丹和朱砂安神丸之异同。

2. 天王补心丹、酸枣仁汤二方的功用、主治有何异同？

3. 酸枣仁汤中川芎的配伍意义如何？

第九章

开窍剂

凡以开窍醒神作用为主，用于治疗窍闭神昏证的方剂，统称为开窍剂。

开窍剂适用于窍闭神昏之证。窍闭神昏之证，多由邪气壅盛，蒙蔽心窍所致。心主神明，为君主之官，诸邪内陷，蒙蔽心窍，扰乱神明，故出现窍闭神昏诸证。临证据病因、病机之异而有热闭和寒闭之分。由温邪热毒内陷心包所致者为热闭，治宜清热开窍；由寒湿痰浊之邪或秽浊之气蒙蔽心窍所致者为寒闭，治宜温通开窍。因此，本章方剂分为凉开剂和温开剂两类。

使用开窍剂首先当辨明病证的虚实，即脱证与闭证。若神昏而见口噤不开、两手握固、脉象有力者，为闭证，可选用开窍剂；若症见遗尿、手撒、口开目合、汗出肢冷、脉微者，为脱证，忌用本类方剂。其次，还应辨清闭证之寒热属性，以相应使用凉开或温开之剂。对于表证未解，热盛神昏，治宜解表透热为主。若阳明腑实证而见神昏谵语者，治宜寒下；而阳明腑实而兼邪陷心包者，应根据病情的轻重缓急，可先予开窍，或先投寒下，或开窍与攻下同用。再者，开窍之品，大多辛散走窜，不可久服，中病即止。此外，麝香、冰片诸药，有碍胎元，孕妇慎用。开窍剂多制成丸、散剂应用，不宜加热煎煮，以免影响疗效。

第一节　凉开剂

凉开剂，适用于温热邪毒内陷心包所致的热闭证，代表方如安宫牛黄丸、紫雪、至宝丹等。

安宫牛黄丸

【出处】《温病条辨》。

【组成】牛黄一两（30g）　郁金一两（30g）　犀角（水牛角代）一两（30g）　黄连一两（30g）　朱砂一两（30g）　梅片二钱五分（7.5g）　麝香二钱五分（7.5g）真珠五钱（15g）　山栀一两（30g）　雄黄一两（30g）　黄芩一两（30g）

【用法】上为极细末，炼老蜜为丸，每丸一钱（3g），金箔为衣，蜡护。脉虚者人参汤下，脉实者银花、薄荷汤下，每服一丸。大人病重体实者，日再服，甚至日三服；小儿服半丸，不知，再服半丸（现代用法：口服，1次1丸。小儿3岁以内，一次1/4丸；4～6岁，一次1/2丸。一日1～3次。昏迷不能口服者，可鼻饲给药）。

【功用】清热解毒，豁痰开窍。

【主治】邪热内陷心包证。高热烦躁，神昏谵语，口干舌燥，或舌謇肢厥，舌红或绛，脉数。亦治中风昏迷，小儿惊厥属邪热内闭者。

【证治机理】本方证由温热邪毒内闭心包所致。温热邪毒，逆传心包，扰及神明，故高热烦躁、神昏谵语；里热炽盛，灼伤津液，则口干舌燥；邪热夹秽浊蒙蔽清窍，势必加重神昏；舌为心之窍，痰热闭窍，则舌謇不语；热闭心包，邪热阻滞，阳气不通，故为热厥，手足厥冷。中风昏迷及小儿高热惊厥亦属热闭心包之证。治以清热解毒，豁痰开窍。

【方解】方中牛黄苦凉，善清心、肝大热，清心解毒，辟秽开窍；麝香芳香走窜，善通全身诸窍，开窍醒神。二药相配，清心开窍，凉血解毒，共为君药。犀角（水牛角代）咸寒，清心凉血解毒；黄连、黄芩、山栀大苦大寒，清热泻火解毒，以增牛黄、犀角清解心包热毒之力；冰片芳香走窜，善通诸窍，兼散郁火，郁金行气解郁，二者相伍，芳香辟秽，化浊通窍，以增麝香开窍醒

【附方】

神之功，共为臣药。佐以朱砂、珍珠镇心安神；雄黄助牛黄豁痰解毒；金箔重镇安神。蜂蜜为丸，和胃调中，为佐使药。本方为治疗热陷心包证之常用方，亦为凉开法之代表方。

【配伍特点】苦寒清热与芳香开窍合法，主以清心泻火。

【现代运用】本方常用于乙型脑炎、流行性脑脊髓膜炎、病毒性脑炎、脑血管意外、颅脑损伤意识障碍、癫痫、肺性脑病、肝性脑病、中毒性痢疾、尿毒症、败血症等中医辨证属痰热内闭者。

【使用注意】原书在用法中指出："脉虚者，人参汤下。"脉虚为正不胜邪之兆，取人参补气扶正，托邪外出，此时应严密观察病情的变化，慎防其由闭转脱；"脉实者，银花、薄荷汤下"，是增强其清热透散之效。本方寒凉有毒，辛散走窜，当中病即止，不宜久服；孕妇慎用。

牛黄清心丸

出处	《痘疹世医心法》
组成	辰砂一钱半（4.5g）　黄连五钱（15g）　黄芩　山栀仁各三钱（各9g）　郁金二钱（6g）牛黄二分半（0.75g）
用法	上为细末，腊雪调面糊为丸，如黍米大。每服七八丸，灯心汤下
功用	清热解毒，开窍安神
主治	温热之邪，内陷心包，身热，神昏谵语，烦躁不安，以及小儿高热惊厥、中风窍闭等属热闭心包者

【鉴别】

	安宫牛黄丸	牛黄清心丸
相同点	同属凉开剂，均有清心开窍之功，可用于热陷心包之神昏谵语、小儿急惊风等证	
不同点	在牛黄清心丸基础上加犀角（水牛角代）、麝香、冰片、珍珠、金箔、雄黄而成，其清热解毒及芳香开窍之功较著，适用于热闭神昏之重证	清新开窍之力稍逊，适用于热闭神昏之轻证

紫雪

【出处】《苏恭方》，录自《外台秘要》。

【组成】黄金百两（3000g） 寒水石三斤（1500g） 石膏三斤（1500g） 磁石三斤（1500g） 滑石三斤（1500g） 玄参一斤（500g） 羚羊角屑，五两（150g） 犀角（水牛角代）屑，五两（150g） 升麻一升（250g） 沉香五两（150g） 青木香五两（150g） 丁子香一两（30g） 甘草炙，八两（240g）

【用法】上十三味，以水一斛，先煮五种金石药，得四斗，去滓后，内八物，煮取一斗五升，去滓。取硝石四升（1000g），芒硝亦可，用朴硝精者十斤（5000g）投汁中，微火上煮，柳木篦搅，勿住手，有七升，投在木盆中，半日欲凝，内研朱砂三两（90g），细研麝香五分（1.5g），内中搅调，寒之二日成霜雪紫色。病人强壮者，一服二分，当利热毒；老弱人或热毒微者，一服一分，以意节之，合得一剂（现代用法：口服，每次1.5～3g，每日2次；周岁小儿每次0.3g，5岁以内小儿每增1岁，递增0.3g，每日1次；5岁以上小儿遵医嘱，酌情服用）。

【功用】清热开窍，息风止痉。

【主治】热闭心包，热盛动风证。高热烦躁，神昏谵语，痉厥，口渴唇焦，尿赤便秘，舌红绛苔黄燥，脉数有力或弦数；以及小儿热盛惊厥。

【证治机理】本证由温热之邪内陷心包，热盛动风所致。邪热炽盛，充斥内外，则见高热不退；温热之邪内陷心包，扰乱神明，轻则烦躁不安，重则神昏谵语；热盛伤津，则口渴唇焦、尿赤便秘；热盛引动肝风，风火相扇，则为痉厥。小儿热盛惊厥亦为邪热内陷心包，引动肝风而致。治当清热开窍，息风止痉。

【方解】方中犀角（水牛角代）咸寒，清心凉血解毒；羚羊角咸寒，清热凉肝息风；麝香芳香走窜，开窍醒神，三药配伍，清热开窍息风，针对高热、神昏、痉厥而设，共为君药。生石膏、寒水石辛甘而大寒，清热泻火，除烦止渴；滑石甘淡而寒，清热利窍，引热下行，三石为臣，以清泄气分之热。佐以硝石、芒硝泄热通便，釜底抽薪；玄参滋阴清热凉血；升麻清热解毒透邪；青木香、丁香、沉香辛温芳香，行气通窍，与麝香配伍，增强开窍醒神之功；黄金、朱砂、磁石重镇安神，并能潜镇肝阳，以除烦止痉。使以甘草调和诸药。由于本药呈"霜雪紫色"，且药性大寒犹如"霜雪"，故取"紫雪"之名。本方为清热开窍、息风止痉之代表方，是治疗热闭心包，热盛动风证之常用方。

【配伍特点】甘寒咸凉与芳香辛行、金石重镇相伍，开窍之中更具息风之效。

【附方】

【现代运用】本方常用于流行性乙型脑炎、流行性脑脊髓膜炎、病毒性脑炎、重症肺炎、猩红热、化脓性感染等疾病的败血症期，肝昏迷及小儿高热惊厥、麻疹等发热性感染性疾病等中医辨证属热陷心包及热盛动风者。

小儿回春丹	
出处	《敬修堂药说》
组成	川贝母　陈皮　木香　白豆蔻　枳壳　法半夏　沉香　天竺黄　僵蚕　全蝎　檀香各一两二钱半（各40g）　牛黄　麝香各四钱（各12g）　胆南星二两（60g）　钩藤八两（240g）　大黄二两（60g）　天麻一两二钱半（40g）　甘草八钱七分半（25g）　朱砂适量
用法	以上十九味，分别粉碎成细末，过筛，混匀，制成小丸。凡见小儿眉蹙啼哭不自在之形，先用此丹一粒，捣碎，放于脐上，将如意膏贴上，或再与服之。轻病若失亦。其丹每内计五粒，如月内婴儿每服一粒，数月婴儿至一二岁每服三粒，不必用引，即将乳汁化开，搽于乳头，令其吮去；二三岁者每服三粒，四五岁至十岁者每服五粒，然看病之轻重，势重者加倍服之亦可。所注药引每服三分煎汁开送，倘昏夜或无引之处，开水送下亦可。此丹亦治大人痰涎壅聚，每服二三蜡，姜汤开送
功用	开窍定惊，清热化痰
主治	小儿急惊风，痰热蒙蔽心窍证。发热烦躁，神昏惊厥，或反胃呕吐，夜啼吐乳，痰嗽哮喘，腹痛泄泻

【鉴别】

	紫雪	小儿回春丹
相同点	均具有清热开窍、息风止痉之功，皆以高热烦躁、神昏痉厥、舌红脉实为辨证要点	
不同点	主治温热病热闭心包并见热盛动风之候，方中有犀角、石膏、寒水石、滑石等药，清热之力较强，以热盛动风者为佳	主治痰热蒙蔽心窍之小儿急惊风，方有贝母、半夏、天竺黄、胆南星，化痰之功尤著，更用陈皮、木香、豆蔻、枳壳、檀香等理气和胃之品，以痰热壅盛，窍闭动风者为宜

至宝丹

【出处】《灵苑方》引郑感方，录自《苏沈良方》。

【组成】生乌犀（水牛角代） 生玳瑁 琥珀 朱砂 雄黄各一两（各30g） 牛黄一分（0.3g） 龙脑一分（0.3g） 麝香一分（0.3g） 安息香一两半，酒浸，重汤煮令化，滤过滓，约取一两净（30g） 金银箔各五十片

【用法】上为丸，如皂角子大，每服一丸，人参汤送下，小儿量减（现代用法：研末为丸，每丸重3g，每服1丸，一日1次，小儿酌减）。

【功用】清热开窍，化浊解毒。

【主治】痰热内闭心包证。神昏谵语，身热烦躁，痰盛气粗，舌绛苔黄垢腻，脉滑数。亦治中风、中暑、小儿惊厥属于痰热内闭者。

【证治机理】本方证因痰热壅盛，内闭心包所致。心主神明，温热之邪炽盛，灼津为痰，痰热闭阻心包，扰乱神明，则神昏谵语、身热烦躁；痰涎壅盛，阻塞气道，故喉中痰鸣、辘辘有声、气息粗大；舌绛苔黄垢腻、脉滑数为痰热内闭之象。至于中风、中暑、小儿惊厥，皆可因痰热内闭，而见身热烦躁、痰盛气粗，甚至时作惊搐等症。叶天

【鉴别】

士谓本方"舌绛而苔黄垢腻，中夹秽浊之气，急加芳香逐之"。邪热宜清解，痰盛可豁痰化浊，神昏当开窍，故治以化浊开窍、清热解毒之法。

【方解】方中麝香芳香开窍醒神；牛黄豁痰开窍，合犀角（现用水牛角代）清心凉血解毒，共为君药。臣以安息香、冰片（龙脑）辟秽化浊，芳香开窍，与麝香同用，为治窍闭神昏之要品；玳瑁清热解毒，镇惊安神，可增强牛黄、犀角清热解毒之力。由于痰热瘀结，痰瘀不去则热邪难清，心神不安，故佐以朱砂、金箔、银箔镇心安神；雄黄助牛黄豁痰解毒；琥珀助麝香通络散瘀而通心窍之瘀阻，并合朱砂镇心安神。本方为治疗痰热内闭心包证之常用方。

【配伍特点】芳香辟秽与清解镇心合法，主以化浊开窍。

【现代运用】本方常用于流行性乙型脑炎、流行性脑脊髓膜炎、脑血管意外、肝昏迷、中毒性痢疾，以及中暑、小儿抽搐等中医辨证属痰热内闭心包者。

【使用注意】原书指出用人参汤送服，意在借人参益气养心之功，以助诸药祛邪开窍，适用于病情较重，正气虚弱者。本方有耗阴劫液之弊，故神昏谵语由阳盛阴虚所致者忌用；孕妇慎用。

	安宫牛黄丸	紫雪	至宝丹
相同点	皆为凉开剂的常用代表方,有清热开窍之功,常用于温热内闭证,合称"凉开三宝"		
不同点	药性最凉，长于清热解毒，尤宜于邪热偏胜而高热较重者	寒凉之性次于安宫牛黄丸，长于息风止痉，尤宜于热盛动风之高热痉厥者	寒凉之性为三者最弱，长于芳香开窍，化浊辟秽，适用于秽浊偏盛、邪热较轻之证

抱龙丸

【出处】《小儿药证直诀》。

【组成】天竺黄一两（30g） 雄黄水飞，一钱（3g） 辰砂 麝香各别研，半两（各15g） 天南星腊月酿牛胆中，阴干百日，如无，只将生者去皮脐，锉，炒干用，四两（120g）

【用法】上为细末，煮甘草水和丸皂子大，温水化下服之。百日小儿，每丸分作三四服，五岁至一二丸；大人三五丸。亦治室女白带。伏暑用盐少许，嚼一二丸，新水送下。腊月中，雪水煮甘草和药尤佳。一法用浆水或新水浸天南星三日，候透软，煮三五沸，取出，乘软切去皮，只取白软者，薄切，焙干，炒黄色，取末八两（240g），以甘草二两半（75g），拍破，用水二碗浸一宿，慢火煮至半碗，去滓，旋旋洒入天南星末，慢研之，令甘草水尽，入余药（现代用法：为丸剂）。

【功用】清热化痰，开窍安神。

【主治】小儿急惊，痰热闭窍之证。身

【鉴别】

热昏睡，痰盛气粗，发惊厥，四肢抽搐。

【证治机理】本方所治小儿急惊，为痰热壅盛，内闭心窍所致。小儿脏腑娇嫩，形气未充，腠理不密，感受外邪，易入里化热，灼津生痰，痰热蒙蔽心窍，引动肝风，故见身热昏睡、痰盛气粗、惊厥抽搐。治宜清热化痰，开窍安神。

【方解】方中胆南星用量独重，性凉味苦，长于清热化痰，息风定惊；麝香芳香开窍，善治"小儿惊痫"，与胆南星相伍，清热化痰，芳香开窍，共为君药。天竺黄清热豁痰，凉心定惊；雄黄祛痰解毒，二者配伍，助君药清热化痰，共为臣药。辰砂性寒重镇，安神定惊，为佐药。甘草调和诸药，护胃和中，为使药。本方为痰热窍闭之小儿急惊风的常用方。

【配伍特点】苦凉芳香合法，清化痰热之中寓开窍之功。

【现代运用】本方常用于流行性脑脊髓膜炎、流行性乙型脑炎、急性肺炎等中医辨证属痰热闭窍者。

	抱龙丸	小儿回春丹
相同点	均由胆南星、朱砂、麝香、天竺黄等药物组成，具清热、化痰、开窍之功，用于痰热闭窍之小儿急惊	
不同点	用药简练，专于清热化痰，开窍安神	在抱龙丸基础上去雄黄，增加了多味清心开窍、息风止痉、理气化痰、泄热之品，清热化痰开窍之力较前者增强，且能息风定惊，理气和胃，对小儿急惊兼有胃肠不和者，尤为适宜

行军散

【出处】《霍乱论》。

【组成】西牛黄 当门子 真珠 梅冰 硼砂各一钱（各3g） 明雄黄飞净，八钱（24g） 火硝三分（0.9g） 飞金二十页

【用法】上八味各研极细如粉，再合研匀，瓷瓶密收，以蜡封之，每服三五分，凉开水调下（现代用法：作散剂，口服，每次0.3～0.9g，一日2～3次）。

【功用】清热开窍，辟秽解毒。

【主治】霍乱痧胀及暑秽。吐泻腹痛，烦闷欲绝，头目昏晕，不省人事。并治口疮咽痛，点目祛风热障翳，搐鼻辟时疫之气。

【证治机理】暑秽与痧胀常因炎夏感受暑热秽浊之气所致。暑热秽浊之气侵犯中焦，则脾胃受伤，升降失常，清浊相干，故吐泻腹痛，甚则烦闷欲绝；暑热秽浊之气蒙蔽清窍，则头目昏晕、不省人事。治宜清热开窍，辟秽解毒。

【方解】方中麝香、冰片芳香走窜，透窍开闭，辟秽化浊，并善止痛，其中冰片性凉，兼能清热；牛黄清热解毒，豁痰开窍，共为君药。雄黄用量独重，功善辟秽解毒；珍珠镇心安神，清热坠痰，为臣药。火硝通腑泄热，使暑热秽浊从下而去；硼砂清热化痰；飞金重镇安神，均为佐药。本方外用搐鼻，取其辟秽化浊，可辟时疫之气。方中牛黄、冰片、珍珠、硼砂等具有清热解毒、防腐消翳之功，故又能治目赤翳障、喉肿口疮。本方可防治暑秽时疫、山岚瘴疠、水土不服等，为古代军队行军时的备用药，故名行军散。

【配伍特点】芳香清镇相伍，主以辟秽开窍。

【现代运用】本方常用于夏季中暑、食物中毒、急性胃肠炎等中医辨证属暑热秽浊蒙蔽清窍者。外用可治口腔黏膜溃疡病、急性扁桃体炎、急性咽炎等中医辨证属毒热为患者。

第二节　温开剂

温开剂，适用于寒湿痰浊内闭心窍，或秽浊之邪闭阻气机之寒闭证，代表方有苏合香丸、紫金锭等。

苏合香丸（吃力伽丸）

【出处】《广济方》，录自《外台秘要》。

【组成】吃力伽（即白术）　光明砂研　麝香　诃黎勒皮　香附子中白　沉香重者　青木香　丁子香　安息香　白檀香　荜茇上者　犀角（水牛角代）各一两（各30g）　熏陆香　苏合香　龙脑香各半两（各15g）

【用法】上十五味，捣筛极细，白蜜煎，去沫，和为丸。每朝取井华水，服如梧子四丸，于净器中研破服，老小每碎一丸服之，仍取一丸如弹丸，蜡纸裹，绯袋盛，当心带之（现代用法：口服，每次1丸，小儿酌减，一日1～3次，温开水送服。昏迷不能口服者，可鼻饲给药）。

【功用】温通开窍，行气止痛。

【主治】寒闭证。突然昏倒，牙关紧闭，不省人事，苔白，脉迟。亦治心腹卒痛，甚则昏厥。中风、中气及感受时行瘴疠之气等属寒凝气滞之闭证者。

【证治机理】本方证因寒邪秽浊，闭阻机窍所致。寒痰秽浊，阻滞气机，蒙蔽清窍，故突然昏倒、牙关紧闭、不省人事；阴寒内盛，故苔白脉迟；若寒凝胸中，气血瘀滞，则心腹卒痛；寒凝气滞，甚则闭塞气机，则神昏肢厥。闭者宜开，治宜芳香开窍为主，对于寒邪、气郁及秽浊所致者，又须配合温里散寒、行气活血、辟秽化浊之法。

【方解】方中苏合香辛温走窜，通窍开郁，辟秽豁痰，《本经逢源》谓其"能透诸窍脏，辟一切不正之气，凡痰积气厥，必先以此开导，治痰以理气为本也"；麝香开窍辟秽，通络散瘀；冰片通诸窍，散郁火；安息香开窍辟秽祛痰，通行气血，四药芳香走窜，开窍启闭，辟秽化浊，共为君药。香附理气解郁；青木香行气止痛，善治中寒气滞，心腹疼痛；沉香降气温中，温肾纳气；白檀香行气和胃；乳香调气活血定痛；丁香温中降逆，治心腹冷痛。以上诸药，行气解郁，散寒止痛，理气活血，共为臣药。佐以辛热之荜茇，温中散寒，下气止痛，助诸香药以增强驱寒止痛开郁之力；犀角（现用水牛角代）凉血清心，泻火解毒；朱砂清心解毒，重镇安神，二者药性虽寒，但与大队温热之品相伍，则不悖温通开窍之旨；白术（吃力伽）益气健脾，燥湿化浊；诃子温涩收敛，下气止痛，二药一补一敛，以防诸香辛散走窜太过，耗散真气。《外台秘要》引唐玄宗《广济方》名吃力伽丸，《苏沈良方》更名为苏合香丸。原方以白术命名，提示开窍行气之方，不忘补气扶正之意。本方为温开之代表方。

【配伍特点】芳香辛温相须，补敛寒镇相佐，温散开窍则无耗气伤正之虞。

【现代运用】本方常用于流行性乙型脑炎、脑血管意外、癫痫、肝昏迷、冠心病心绞痛、心肌梗死等中医辨证属寒闭或痰凝气滞者。

【使用注意】忌生血物、桃、李、雀肉、青鱼、酢等。方中药物辛香走窜，有损胎气，孕妇忌用。

紫金锭（紫金丹、太乙神丹、追毒丹、玉枢丹）

【出处】《丹溪心法附余》。

【组成】雄黄一两（30g）　文蛤一名五倍子，锤碎，洗净，焙，三两（90g）　山慈菇去皮，洗净，焙，二两（60g）　红芽大戟去皮，洗净，焙干燥，一两半（45g）　千金子一名续随子，去壳，研，去油取霜，一两（30g）　朱砂五钱（15g）　麝香三钱（9g）

【用法】上除雄黄、朱砂、千金子、麝香另研以外，其余三味为细末，却入前四味再研匀，以糯米糊和剂，杵千余下，作饼子四十个，如钱大，阴干。体实者一饼作二服，体虚者一饼作三服，凡服此丹但得通利一二行，其效尤速；如不要行，以米粥补之。若用涂疮，立消（现代用法：上为细末，糯米糊作锭。外用，磨水外搽，涂于患处，日3～4次。内服，1～3岁，每次0.3～0.5g；4～7岁，每次0.7～0.9g；8～10岁，每次1～1.2g；11～14岁，每次1.3～1.5g；15岁以上，每次1.5g。一日2～3次，温开水送服）。

【功用】化痰开窍，辟秽解毒，消肿止痛。

【主治】暑令时疫。脘腹胀闷疼痛，恶心呕吐，泄泻，痢疾，舌润，苔厚腻或浊腻，以及痰厥。外敷治疗疮肿毒，虫咬损伤，无名肿毒，以及痄腮、丹毒、喉风等。

【证治机理】本方治证范围较广，主要病机为秽恶痰浊之邪郁阻，气机闭塞，升降失常。夏季暑湿当令，易感秽恶痰浊或疫毒之邪，干于肠胃，运化失司，气机逆乱，升降失常，则脘腹胀痛、恶心呕吐、泄泻、下痢；若秽恶痰浊之邪闭阻气机，蒙蔽清窍，则胸闷，甚则卒然昏仆而为痰厥。至于疔疮丹毒、痄腮、喉风等，多由湿热酿毒而成。治宜化痰开窍，辟秽解毒，消肿止痛。

【方解】方中山慈菇味辛性寒，有小毒，化痰解毒，消肿散结；麝香芳香开窍，辟秽解毒，散瘀止痛，共为君药。千金子霜辛温，泻下逐水，破血消癥，杀虫攻毒；大戟苦辛，泻下逐水，消肿散结，二药皆能以毒攻毒，荡涤肠胃，攻逐痰浊，使邪毒速从下行，共为臣药。五倍子化痰解毒；雄黄辟秽解毒；朱砂重镇安神，均为佐药。本方外敷，治疗疔疮肿毒、痄腮、丹毒、喉风等，可收消肿止痛之功。本方为治暑令时疫之常用方。

【鉴别】

【配伍特点】芳香攻下合法，意在以毒辟秽；攻下佐以涩肠，旨在下不滑脱。

【现代运用】本方常用于急性胃肠炎、中毒性痢疾、食物中毒、流行性脑脊髓膜炎、癫痫、食管癌、贲门癌等证属秽恶痰浊者；外用治疗毛囊炎、急性淋巴结炎、急性淋巴管炎、蜂窝织炎、急性乳腺炎、接触性皮炎、药源性静脉炎、带状疱疹等中医辨证属邪实毒盛者。

【使用注意】生姜薄荷汁入井华水磨服；大人中风、诸痫，用酒磨服；小儿急慢惊风，五疳八痢，一饼作五服，入薄荷一叶，同井华水磨服，牙关紧者涂之即开；痈疽发背、疔肿、一切恶疮，用井华水磨服及涂患处。未溃者，觉痒立消；头痛，用酒入薄荷同研烂，以纸花贴太阳穴上。

	紫金锭	行军散
相同点	组成中均有麝香、雄黄，皆治感受秽恶之邪，气机闭塞，升降失常之腹满吐泻	
不同点	集山慈菇、千金子、红芽大戟等解毒攻毒之品，峻烈性猛，解毒辟秽化痰之力较强，而开窍力弱，尤宜于暑令时疫之邪毒较盛者	药性偏寒，集牛黄、麝香、冰片等芳香开窍之品，其清心开窍之力较强，尤宜于暑秽窍闭神昏者

复习思考题

1.试述开窍剂的分类、适用范围及注意事项。

2.比较安宫牛黄丸、紫雪、至宝丹在功效与主治方面的异同。

3.苏合香丸主治何证？方中配伍白术、诃子的意义是什么？

第十章

理气剂

凡以行气或降气等作用为主，用于治疗气滞或气逆病证的方剂，统称为理气剂。本类方剂属于"八法"中的"消法"。

理气剂适用于气滞或气逆之证。气之升降出入，贵在畅达流通。若受情志失常、寒热失调、饮食失节或劳倦过度等因素影响，引起气机升降失常，则会导致气机郁滞或气逆不降等病证。气滞证是指由气机郁结所致的病证，主要表现为肝气郁滞和脾胃气滞，治宜行气为主，以解郁散结；气逆证是指由气机上逆所致的病证，主要表现为肺气上逆和胃气上逆，治宜降气为要，以降逆平冲。因此，本章分为行气剂和降气剂两类。

使用理气剂首先当辨清气病的虚实，若因虚生滞，当以补虚为主，兼以行气，使气旺而自行，勿犯虚虚实实之戒。其次，要辨明兼证，分清主次。此外，理气药多为芳香辛燥之品，易伤津耗气，使用时应适可而止，不可过剂。年老体弱、阴虚火旺、孕妇或素有崩漏吐衄等出血倾向者，更应慎用。

第一节 行气剂

行气剂，适用于气滞证，代表方如越鞠丸、柴胡疏肝散、半夏厚朴汤等。

越鞠丸（又名芎术丸）

【出处】《丹溪心法》。

【组成】香附　苍术　川芎　栀子　神曲各等分（各6g）

【用法】上为末，水丸如绿豆大（现代用法：水丸，每服6～9g，温开水送下；亦可作汤剂，水煎服）。

【功用】行气解郁。

【主治】六郁证。胸膈痞闷，脘腹胀痛，嗳腐吞酸，恶心呕吐，饮食不消。

【证治机理】本方所治的六郁证为肝脾气机郁滞，以致气、血、痰、火、食、湿等郁结不畅而成。若情志不畅，喜怒失常，可致肝气不疏，而成气郁；气不行血，血运不畅，则致血郁；气郁日久，生热化火，可致火郁；若寒温不适，饮食不调，脾运失常，气不布津，津液凝聚，则成湿郁、痰郁；脾胃纳运不利，饮食不消，则致食郁。其中气、血、火三郁多责之肝，湿、痰、食三郁多责之脾。气郁则见胸膈痞闷、脘腹胀痛；血郁则见胸膈刺痛；火郁则烦热瞀闷；湿郁、痰郁则见恶心呕吐；食郁则见嗳腐吞酸、饮食不消。本证虽为"六郁"，但以气郁为主，治宜行气解郁为主，气郁得疏，则血、火、湿、痰、食诸郁亦随之尽去。

【方解】方中香附行气开郁，畅利三焦，

以治气郁，为君药。川芎为血中之气药，善活血行气，既可治血郁，又可助君药解郁之力；栀子泻火除烦，以治火郁；苍术燥湿运脾，以治湿郁；神曲消食和胃，以治食郁。四药合用，共为臣佐。全方五药配伍，以行气解郁为主，气畅郁舒、血行热清、湿去食消，则气、血、火、湿、食五郁尽解。方中虽未配伍祛痰药以除痰郁，乃痰郁或由气滞湿聚而生，或由热灼津液而成，今五郁得解，则痰郁自消，体现治病求本之意。本方为治疗"六郁证"之代表方。

【配伍特点】五药治六郁，诸法并举，重在调理气机。

【现代运用】本方常用于胃神经官能症、胃及十二指肠溃疡、慢性胃炎、胆石症、胆囊炎、肋间神经痛，以及妇女痛经等中医辨证属气郁所致"六郁"证者。

【使用注意】本方配伍重在示人以"治郁"之法，原方诸药等量，临床组方当依据"六郁"中证候之侧重或有无，选择适宜君药，并灵活加减化裁，不可拘泥。

柴胡疏肝散

【出处】《证治准绳》。

【组成】柴胡　陈皮醋炒，各二钱（各6g）　川芎　芍药　枳壳麸炒，各一钱半（各4.5g）　甘草炙，五分（1.5g）香附一钱半（4.5g）

【用法】上作一服，水二盅，煮八分，食前服（现代用法：水煎服）。

【功用】疏肝解郁，行气止痛。

【主治】肝气郁滞证。胁肋疼痛，胸闷喜太息，情志抑郁或易怒，或兼嗳气，脘腹胀满，脉弦。

【证治机理】本证多由情志不遂，肝气郁滞所致。情志不遂，肝气郁结，经气不利，则见胸胁胀痛、胸闷喜太息、情志抑郁、急躁易怒；肝气犯脾，则见脘腹胀满；脉弦为气机郁滞之象。治宜疏肝解郁，行气止痛。

【方解】方中柴胡辛苦入肝胆经，长于疏肝解郁，为君药。香附行气疏肝止痛；川芎行气活血止痛。两药合用，助柴胡疏肝解郁，且善行血中之气，共为臣药。白芍敛阴柔肝，缓急止痛，与君臣药相合，养肝体合肝用；陈皮理气行滞，醋炒后增强入肝之力；枳壳行气理脾，同为佐药。炙甘草调和药性，合芍药缓急止痛，为佐使药。诸药合用，主以疏肝行气止痛，兼以理脾。本方为治肝气郁结之代表方。

【配伍特点】辛疏酸敛合法，肝脾气血兼顾，主以辛散疏肝，辅以敛阴柔肝。

【现代运用】本方常用于感冒、流行性感冒、疟疾、慢性肝炎、肝硬化、急慢性胆囊炎、胆结石、中耳炎、急性乳腺炎、胆汁反流性胃炎、胃溃疡等中医辨证属肝气郁滞证者。

【鉴别】

	四逆散	柴胡疏肝散
相同点	均有疏肝理气的作用而主治肝郁气滞证，组成中皆有柴胡、白芍和甘草	
不同点	柴胡、芍药、枳实、甘草四药等量配伍，为治肝气郁滞证之基础方	重用柴胡，易枳实为枳壳，又加入香附、陈皮、川芎行气活血之品，故疏肝行气止痛之力增强

金铃子散

【出处】《太平圣惠方》，录自《袖珍方》。

【组成】金铃子　玄胡索各一两（各9g）

【用法】上为末，每服二三钱（6～9g），酒调下，温汤亦可（现代用法：为末，每服6～9g，酒或开水冲服；亦可作汤剂，水煎服）。

【功用】疏肝泄热，活血止痛。

【主治】肝郁化火证。心胸胁肋脘腹诸痛，时发时止，口苦，舌红苔黄，脉弦数。

【证治机理】本方证为肝郁气滞，气郁化火所致。肝藏血，主疏泄，性喜条达。肝郁气滞，疏泄失常，血行不畅，故见心腹胁肋诸痛、时发时止；气郁化火，故见口苦、舌红苔黄、脉弦数。治宜疏肝清热，活血止痛。

【方解】方中金铃子（即川楝子）味苦性寒，善入肝经，疏肝气，泻肝火，为君药。延胡索辛苦而温，行气活血，长于止痛，为臣药。两药配伍，既可行气活血止痛，又能疏肝泄热。服用酒下，以行药势，为使药。本方是治疗肝郁化火证之常用方。

【配伍特点】气血并调，疏清并行，药简效专。

【现代运用】本方常用于胃及十二指肠溃疡、慢性胃炎、慢性肝炎、胆囊炎等中医辨证属肝郁化火者。

瓜蒌薤白白酒汤

【出处】《金匮要略》。

【组成】瓜蒌实捣，一枚（24g）　薤白半升（12g）　白酒七升（适量）

【用法】三味同煎，取二升，分温再服（现代用法：加适量酒，水煎服）。

【功用】通阳散结，行气祛痰。

【主治】胸痹证。胸部闷痛，甚或胸痛彻背，喘息咳唾，短气，舌苔白腻，脉沉弦或紧。

【证治机理】本方所治胸痹由胸阳不振，痰阻气滞所致。诸阳聚气于胸中而转行于背，胸阳不振，津液不得输布，凝聚为痰；痰阻气滞，故见胸部满痛，甚或胸痛彻背；痰浊内阻，肺失宣降，故喘息咳唾、短气；舌苔白腻、脉沉弦或紧均为痰浊结聚之征。治宜通阳散结，行气祛痰。

【方解】方中瓜蒌理气宽胸，涤痰散结，为君药。薤白温通胸阳，行气散结止痛，为臣药。白酒上行升散，行气活血，以助薤白行气通阳之功，为佐药。三味配伍，可使胸中阳气宣通，痰浊消除，气机通畅，胸痹自除。本方为治疗胸阳不振，痰阻气滞之胸痹的基础方。

【配伍特点】行气祛痰与温通胸阳并用，药简力专。

【现代运用】本方常用于冠心病心绞痛、非化脓性肋骨炎、肋间神经痛等中医辨证属胸阳不振，痰浊内阻者。

【附方】

	瓜蒌薤白半夏汤	枳实薤白桂枝汤
出处	《金匮要略》	《金匮要略》
组成	瓜蒌实捣，一枚24g　薤白三两（9g）　半夏半升（12g）　白酒一斗（适量）	枳实四枚（12g）　厚朴四两（12g）　薤白半升（9g）　桂枝一两（6g）　瓜蒌捣，一枚（12g）
用法	上同煮，取四升，温服一升，日三服	上以水五升，先煮枳实、厚朴，取二升，去滓，内诸药，煮数沸，分温三服
功用	通阳散结，祛痰宽胸	通阳散结，祛痰下气
主治	胸痹而痰浊较甚，胸痛彻背，不能安卧者	胸阳不振，痰气互结之胸痹。胸满而痛，甚或胸痛彻背，喘息咳唾，短气，气从胁下冲逆，上攻心胸，舌苔白腻，脉沉弦或紧

【鉴别】

	瓜蒌薤白白酒汤	瓜蒌薤白半夏汤	枳实薤白桂枝汤
相同点	三方均能通阳散结、化痰，主治胸阳不振，痰阻气滞之胸痹，皆用瓜蒌、薤白		
不同点	为胸阳不振，痰气交阻证之基础方。胸阳不振较甚，故薤白用量大，白酒兼能活血	痰浊阻滞较甚，故加半夏以祛痰	胸阳阻滞不通，气滞较甚，故配桂枝温通经脉；枳实、厚朴行气止痛

半夏厚朴汤

【出处】《金匮要略》。

【组成】半夏一升（12g）　厚朴三两（9g）　茯苓四两（12g）　生姜五两（12g）　苏叶二两（6g）

【用法】上五味，以水七升，煮取四升，分温四服，日三夜一服（现代用法：水煎服）。

【功用】行气散结，降逆化痰。

【主治】梅核气。咽中如有物阻，咯吐不出，吞咽不下，胸膈满闷，或咳或呕，苔白润或滑腻，脉弦缓或弦滑。

【证治机理】本证多由七情郁结，痰气

交阻所致。肝主疏泄，喜条达而恶抑郁。若情志不遂，肝气郁结，肺胃气机升降失常，津液不得敷布，聚而成痰，胃失和降，痰随气逆，结于咽喉，故见咽中如有物阻，咯吐不出，吞咽不下；气机郁滞，故见胸膈满闷；痰气上逆，肺失肃降则咳，胃失和降则呕；苔白润或滑腻、脉弦缓或弦滑均为气滞痰凝之象。治宜行气与化痰兼顾，散结与降逆并行。

【方解】方中半夏化痰散结，降逆和胃；厚朴行气化湿，下气除满，两药相伍，痰气并治，共为君药。茯苓渗湿健脾，与半夏相合，一治"生痰之源"，一治"贮痰之器"，

【附方】

使痰无由生，为臣药。生姜降逆消痰，和胃止呕，助君药化痰降逆之力，并制半夏毒，为佐药。苏叶入肝肺经，既可疏肝理气、宣散郁结，又能宣肺利咽，引药力上达于咽喉；且与君药相配，降逆之中寓升散之性，使气机升降有调，为佐使药。本方为治疗痰气互结之梅核气的代表方。

【配伍特点】辛苦行降，痰气并治，行中有宣，降中有散。

【现代运用】本方常用于慢性咽喉炎、癔症、焦虑性神经症、慢性支气管炎、慢性胃炎、胃轻瘫综合征等中医辨证属痰阻气逆证者。

四七汤

出处	《易简方》，录自《太平惠民和剂局方》
组成	半夏五两（15g） 厚朴三两（9g） 白茯苓四两（12g） 紫苏叶二两（6g）
用法	上锉散，每服四钱（12g），用水一盏半，加姜七片，枣一个，煎至六分，去滓热服
功用	行气降逆，化痰散结
主治	喜、怒、悲、思、忧、恐、惊之气，结成痰涎，状如破絮，或如梅核，在咽喉之间，咯不出，咽不下，或中脘痞满，气不舒快，或痰涎壅盛，上气喘急，或因痰饮中结，呕逆恶心

枳实消痞丸（又名失笑丸）

【出处】《兰室秘藏》。

【组成】干生姜一钱（3g） 炙甘草 麦蘖面 白茯苓 白术各二钱（各6g） 半夏曲 人参各三钱（各9g） 厚朴炙，四钱（12g） 枳实 黄连各五钱（6g）

【用法】上为细末，汤浸蒸饼为丸，梧桐子大，每服五七十丸（6～9g），白汤下，食远服（现代用法：共为细末，水泛小丸或糊丸，每服6～9g，饭后温开水送下，日2次；亦可作汤剂，水煎服）。

【功用】行气消痞，健脾和胃。

【主治】脾虚气滞，寒热互结证。心下痞满，不欲饮食，倦怠乏力，大便失调，舌苔腻而微黄，脉弦。

【证治机理】本方证为脾胃素虚，升降失职，寒热互结，气壅湿聚所致。脾失健

运，故见不欲饮食、倦怠乏力；气机不畅，虚实相兼，寒热错杂，故心下痞满、大便不畅、舌苔腻而微黄、脉弦。治宜行气消痞，健脾和胃。

【方解】方中枳实行气消痞，为君药。厚朴苦辛而温，行气除满，为臣药。黄连苦寒清热燥湿；半夏曲辛温散结而和胃；干姜辛热温中祛寒，三味相伍，辛开苦降，平调寒热，共助枳、朴行气开痞除满之功。麦芽消食和胃；人参、白术、茯苓、炙甘草取

【附方】

"四君"之义，益气健脾，祛湿和中，共为佐药。炙甘草调和药性，亦为使药。本方为治疗脾虚气滞，寒热互结之心下痞满证的常用方。

【配伍特点】消补同施，消大于补；寒热并用，辛开苦降。

【现代运用】本方常用于慢性胃炎、慢性支气管炎、胃肠神经官能症等中医辨证属脾虚气滞，寒热错杂者。

	枳术汤	枳术丸
出处	《金匮要略》	《脾胃论》
组成	枳实七枚（12g）　白术二两（6g）	枳实麸炒黄色，去瓤，一两（5g）　白术二两（10g）
用法	上二味，以水五升，煮取三升，分温三服	同为极细末，荷叶裹烧饭为丸，如梧桐子大，每服五十丸（9g），多用白汤下，无时
功用	行气消痞	健脾消痞
主治	气滞水停。心下坚，大如盘，边如旋盘	脾虚气滞，饮食停积。胸脘痞满，不思饮食，舌淡苔白，脉弱

【鉴别】

	枳实消痞丸	枳术汤	枳术丸
相同点	均为消补兼施之剂，具行气健脾之功，皆含有枳实和白术		
不同点	消补兼施，寒热共投，消重于补，主治脾虚气滞，寒热互结之痞证	枳实用量大于白术，消重于补，主治气滞水停之心下坚满者	白术用量大于枳实，补大于消，主治脾虚气滞，饮食停滞证

厚朴温中汤

【出处】《内外伤辨惑论》。

【组成】厚朴姜制　橘皮去白，各一两（各15g）甘草炙　草豆蔻仁　茯苓去皮　木香各五钱（各8g）干姜七分（2g）

【用法】上为粗散，每服五钱匕（15g），水二盏，生姜三片，煎至一盏，去滓，温服，食前。忌一切冷物（现代用法：加生姜3片，水煎服）。

【功用】行气温中，燥湿除满。

【主治】脾胃气滞寒湿证。脘腹胀满或疼痛，不思饮食，四肢倦怠，舌苔白腻，脉沉弦。

【证治机理】本方证为脾胃因寒湿所伤，气机壅阻所致。寒湿凝滞，脾胃气机壅阻，不通则痛，故见脘腹胀满或疼痛；脾胃运化失司，则不思饮食；脾胃主肌肉四肢，湿邪困于脾胃，则四肢倦怠。治当行气温中，燥湿除满。

【方解】方中厚朴行气消胀，燥湿除满，为君药。草豆蔻温中散寒，燥湿除痰，为臣药。陈皮、木香行气宽中；干姜、生姜温脾暖胃以散寒；茯苓渗湿健脾以和中，共为佐药。甘草益气健脾，调和诸药，功兼佐使。诸药合用，寒湿得除，气机得畅，脾胃复健，则胀痛自解。本方为治疗脾胃气滞寒湿证之常用方。

【配伍特点】辛苦温合法，辛行苦燥为主，佐以温散。

【现代运用】本方常用于慢性胃炎、慢性肠炎、胃溃疡、妇女白带等中医辨证属寒湿气滞者。

良附丸

【出处】《良方集腋》。

【组成】高良姜酒洗七次，焙，研　香附子醋洗七次，焙，研，各等分（各9g）

【用法】上味各焙，各研，各贮，用时以米饮加入生姜汁一匙，盐一撮为丸，服之立止（现代用法：为末，冲服；亦可作汤剂，水煎服）。

【功用】行气疏肝，祛寒止痛。

【主治】气滞寒凝证。胃脘疼痛，胸胁胀闷，畏寒喜温，苔白脉弦，以及妇女痛经等。

【证治机理】本证为肝郁气滞，中焦寒凝所致。肝郁气滞，经气不利，故见胸胁胀闷；肝失疏泄，横犯脾胃，故胃脘疼痛；中焦寒凝，故畏寒喜温；脉弦为肝郁气滞之征。若肝郁气滞，寒邪凝聚，致血海失和，经脉不利，亦可见妇女痛经。治宜行气疏肝，祛寒止痛。

【方解】方中香附疏肝解郁，行气止痛，醋洗后用更增其入肝行气止痛之功，为君药。高良姜温中暖胃，散寒止痛，酒洗后用，可增其行散之力，为臣药。两药等量配伍，行气与散寒并重，可使寒散气疏，痛闷得消。本方为治疗气滞寒凝证之常用方。

【配伍特点】疏肝行气与温中散寒并重，药简效专。

【现代运用】本方常用于慢性胃炎、消化性溃疡及妇女痛经等中医辨证属气滞寒凝者。

天台乌药散（乌药散）

【出处】《圣济总录》。

【组成】乌药　木香　茴香子微炒　青橘皮汤浸，去白，焙　高良姜炒，各半两（各15g）　槟榔锉，二枚（9g）　楝实十枚（15g）　巴豆微炒，敲破，同楝实二味，用麸一升炒，候麸黑色，拣去巴豆并麸不用，七十枚（12g）

【用法】上八味，除炒巴豆不用以外，捣罗为散。每服一钱匕（3g），空心，食前温酒调下。疼甚，炒生姜、热酒调下（现代用法：为散，每服3～5g，食前温服；亦可作汤剂，水煎服）。

【功用】行气疏肝，散寒止痛。

【主治】寒凝气滞之小肠疝气。少腹引控睾丸而痛，偏坠肿胀，或少腹疼痛，苔白，脉弦。

【证治机理】本证为寒凝肝脉，气机阻滞所致。足厥阴肝经络于阴器，上抵少腹，若寒邪侵犯厥阴肝脉，肝气郁滞，易发为小肠疝气，少腹引控睾丸而痛、偏坠肿胀，或少腹疼痛；苔白、脉弦为寒凝气滞之征。治宜行气疏肝，散寒止痛。

【方解】方中乌药辛温，入厥阴肝经，行气疏肝，散寒止痛，为君药。青皮疏肝理气；小茴香暖肝散寒；高良姜散寒止痛；木

【附方】

香行气止痛，四药辛温芳香，合而用之，加强乌药行气疏肝、散寒止痛之功，共为臣药。槟榔下气导滞，直达下焦而破坚；川楝子与辛热之巴豆同炒后，苦寒之性减而行气散结之力增，共为佐使药。诸药合用，使寒凝得散，气滞得疏，肝络调和，则疝痛自愈。本方为治疗寒凝肝脉所致疝痛之常用方。

【配伍特点】辛香温行合法，重在行气疏肝，且寓去性存用之法。

【现代运用】本方常用于睾丸炎、附睾炎、胃及十二指溃疡、慢性胃炎等中医辨证属气滞寒凝者。

	橘核丸	导气汤
出处	《严氏济生方》	《医方集解》
组成	橘核炒　海藻洗　昆布洗　海带洗　川楝子去肉，炒　桃仁麸炒，各一两（各9g）厚朴去皮，姜汁炒　木通　枳实麸炒　延胡索炒，去皮　桂心不见火　木香不见火，各半两（各6g）	川楝子四钱（12g）　木香三钱（9g）茴香三钱（6g）　吴茱萸汤泡，一钱（3g）
用法	上为细末，酒糊为丸，如桐子大，每服七十丸（9g），空心，温酒、盐汤任下	长流水煎
功用	行气止痛，软坚散结	疏肝理气，散寒止痛
主治	寒湿疝气。睾丸肿胀偏坠或坚硬如石，或痛引脐腹，或阴囊肿大，轻则时出黄水，重者成脓溃烂	寒疝疼痛，或囊冷结硬如石，或牵引睾丸而痛

【鉴别】

	天台乌药散	橘核丸	导气汤
相同点	均能行气散寒止痛，主治寒凝肝脉所致睾丸肿胀、疼痛		
不同点	行气与温散并举，其行气止痛之力较强，主治肝经寒凝气滞之小肠疝气，见少腹痛引睾丸，偏坠肿胀者	兼有痰湿瘀血，故以厚朴、木通下气除湿，以桃仁、延胡索活血化瘀，以海藻、昆布、海带软坚散结，主治寒湿痰浊内阻日久，肝脉气血失和所致寒疝，见有睾丸肿胀偏坠，坚硬如石者	以川楝子、木香行气止痛，破滞定痛之力不及天台乌药散，主治寒疝气滞较轻者

暖肝煎

【出处】《景岳全书》。

【组成】当归二三钱（6～9g） 枸杞三钱（9g） 小茴香二钱（6g） 茯苓二钱（6g） 肉桂一二钱（3～6g） 乌药二钱（6g） 沉香或木香亦可，一钱（3g）

【用法】水一盏半，加生姜三五片，煎七分，食远温服（现代用法：水煎服）。

【功用】温暖肝肾，行气止痛。

【主治】肝肾不足，寒滞肝脉证。睾丸冷痛，或小腹疼痛，疝气痛，畏寒喜暖，舌淡苔白，脉沉迟。

【证治机理】本方证为肝肾不足，寒客肝脉，气机郁滞所致。寒为阴邪，其性收引凝滞，若肝肾不足，则寒易客之，使肝脉失和，气机不畅，故见睾丸冷痛，或少腹疼痛，或疝气痛等。治宜温补肝肾，行气止痛。

【方解】方中肉桂辛甘大热，温肾暖肝，祛寒止痛；小茴香味辛性温，暖肝散寒，理气止痛。二药合用，温肾暖肝散寒，共为君药。乌药、沉香辛温散寒，行气止痛，同为臣药。当归养血补肝；枸杞子补肝益肾；茯苓甘淡，渗湿健脾；生姜辛温，散寒和胃，皆为佐药。综观全方，以温补肝肾治其本，行气逐寒治其标，使下元虚寒得温，寒凝气滞得散，则睾丸冷痛、少腹疼痛、疝气痛诸症可愈。本方为治疗肝肾不足，寒凝气滞之睾丸、疝气或少腹疼痛之常用方。

【配伍特点】辛散甘温合法，纳行散于温补，肝肾兼顾。

【现代运用】本方常用于精索静脉曲张、睾丸炎、附睾炎、鞘膜积液、腹股沟疝等中医辨证属肝肾不足，寒凝气滞者。

加味乌药汤

【出处】《奇效良方》。

【组成】乌药 缩砂 木香 延胡索各一两（各6g） 香附炒，去毛，二两（9g） 甘草一两半（9g）

【用法】上细锉，每服七钱（20g），水一盏半，生姜三片，煎至七分，不拘时温服（现代用法：水煎服）。

【功用】行气活血，调经止痛。

【主治】肝郁气滞之痛经。月经前或月经初行时，少腹胀痛，胀甚于痛，或连胸胁、乳房胀痛，舌淡，苔薄白，脉弦紧。

【证治机理】本方证为肝郁气滞所致。情志不舒，肝气郁滞，疏泄失职，气血运行不畅，冲任经脉不利，经血瘀滞胞宫而作痛，故见经前或经初行时少腹胀痛、胀甚于痛，或胀痛牵连胸胁、乳房，舌淡，苔薄白，脉弦紧。治宜行气活血，调经止痛。

【方解】方中重用香附疏肝理气，调经止痛，为君药。乌药辛散温通，行气止痛；延胡索行气活血，调经止痛，共为臣药。木香、砂仁行气止痛而消胀，生姜散寒止痛，均为佐药。甘草缓急止痛，兼调诸药，为佐使之用。本方为治肝郁气滞痛经之常用方。

【配伍特点】辛香温散，寓行血于疏肝调经，气血兼顾。

【现代运用】本方常用于子宫腺肌病、附件炎、子宫内膜炎等中医辨证属肝郁气滞者。

【附方】

	乌药汤	正气天香散
出处	《兰室秘藏》	《医学纲目》引刘河间方
组成	当归 甘草 木香各五钱（1.5g） 乌药一两（3g） 香附子炒，二两（6g）	乌药二两（6g） 香附末八两（12g） 陈皮 苏叶 干姜各一两（各3g）
用法	上㕮咀，每服五钱，水二大盏，去滓，温服，食前	上为细末，每次三钱（9g），温水调服
功用	行气疏肝，调经止痛	行气温中，调经止痛
主治	瘀血夹逆气内阻，经前及经行腹痛	妇女诸气作痛，或上冲心胸，或攻筑胁肋，腹中结块刺痛，口渴，月水不调，或眩晕呕吐，往来寒热

【鉴别】

	加味乌药汤	乌药汤	正气天香散
相同点	均能行气止痛，主治气滞之痛经，皆有乌药、香附		
不同点	较乌药汤增入砂仁、延胡索，行气止痛之力增强	除行气止痛以外，配伍当归养血活血	除行气止痛以外，配伍干姜温中，苏叶散寒止呕

第二节 降气剂

降气剂，适用于气机上逆之证，代表方如苏子降气汤、定喘汤、旋覆代赭汤等。

苏子降气汤

【出处】《太平惠民和剂局方》。

【组成】紫苏子 半夏汤洗七次，各二两半（各9g） 川当归去芦，两半（6g） 甘草爁，二两（6g） 前胡去芦 厚朴去粗皮，姜汁拌炒，各一两（各6g） 肉桂去皮，一两半（3g）

【用法】上为细末，每服二大钱（6g），水一盏半，入生姜二片，枣子一个，紫苏叶五叶，同煎至八分，去滓热服，不拘时候（现代用法：加生姜3g，大枣1枚，苏叶2g，水煎服）。

【功用】降气平喘，祛痰止咳。

【主治】上实下虚之喘咳证。痰涎壅盛，胸膈满闷，喘咳短气，呼多吸少，或腰疼脚软，肢体倦怠，或肢体浮肿，舌苔白滑或白腻，脉弦滑。

【证治机理】本方证为痰涎壅肺，肾阳不足所致。其病机特点是"上实下虚"。"上实"，是指痰涎上壅于肺，使肺气不得宣畅，而见胸膈满闷、喘咳痰多；"下虚"，是指肾阳虚衰于下，见腰疼脚软、呼多吸少、喘逆短气、肢体浮肿等。治宜降气平喘，祛痰止咳。

【方解】方中紫苏子降气平喘，祛痰止咳，为君药。半夏燥湿化痰降逆，厚朴下气宽胸除满，前胡下气祛痰止咳，共为臣药。君臣相配，以治上实。肉桂温补下元，纳气平喘，以治下虚；当归既治咳逆上气，又养血补肝润燥，同肉桂以增温补下虚之效；生姜、苏叶散寒宣肺，共为佐药。甘草、大枣和中调药，是为使药。本方为治疗痰涎壅肺，上实下虚之喘咳的常用方。

【配伍特点】降以平上实，温以助下虚，肺肾兼顾，主以治上。

【现代运用】本方常用于慢性支气管炎、肺气肿、支气管哮喘等中医辨证属上实下虚者。

定喘汤

【出处】《摄生众妙方》。

【组成】白果去壳，砸碎，炒黄色，二十一个（9g） 麻黄三钱（9g） 苏子二钱（6g） 甘草一钱（3g） 款冬花三钱（9g） 杏仁去皮尖，一钱五分（4.5g） 桑白皮蜜炙，三钱（9g） 黄芩微炒，一钱五分（6g） 法制半夏如无，用甘草汤泡七次，去脐用，三钱（9g）

【用法】水三盅，煎二盅，作二服，每服一盅，不用姜，不拘时候，徐徐服（现代用法：水煎服）。

【功用】宣降肺气，清热化痰。

【主治】风寒外束，痰热内蕴之哮喘。咳喘痰多气急，质稠色黄，或微恶风寒，舌苔黄腻，脉滑数。

【证治机理】本方证为外感风寒，肺气不降，郁而化热所致。风寒外束，肺气不降，故咳嗽喘息；寒邪内陷，郁而化热，故痰多色黄、舌苔黄腻、脉滑数。治宜宣肺降气，清热祛痰。

【方解】方中麻黄宣肺散邪以平喘；白果敛肺定喘而祛痰。二药一散一收，白果既加强麻黄平喘之功，又可防其耗散肺气，共为君药。桑白皮、黄芩清泄肺热，止咳平喘，共为臣药。苏子、杏仁、半夏、款冬花降气平喘，止咳祛痰，共为佐药。甘草调和诸药，为使。诸药合用，使风寒得解，肺气宣降，痰热得清，则喘咳痰多诸症自除。本方为治疗风寒外束，痰热内蕴之哮喘之常用方。

【配伍特点】宣降清敛相伍，以适肺性，主以肃降肺气。

【鉴别】

	定喘汤	苏子降气汤
相同点	均为降气平喘之剂，具宣降肺气之功	
不同点	用宣肺之麻黄与敛肺之白果相伍，配以清热化痰、降气平喘之品，而成宣降肺气、清热化痰之剂，主治风寒外束，痰热内蕴之哮喘	以降气消痰之苏子为主，配以下气祛痰、温肾纳气之品，主治上实下虚而以上实为主之喘咳

【现代运用】本方常用于支气管哮喘、慢性支气管炎等中医辨证属痰热壅肺者。

四磨汤

【出处】《严氏济生方》。

【组成】人参二钱（6g）　槟榔（9g）沉香（6g）　天台乌药（6g）（原著本方无用量）

【用法】上四味，各浓磨水和，作七分盏，煎三五沸，放温服，或下养正丹尤佳（现代用法：水煎服）。

【功用】行气降逆，宽胸散结。

【主治】肝郁气逆证。胸膈胀闷，上气喘急，心下痞满，不思饮食，苔白脉弦。

【证治机理】本方为肝郁气逆所致。肝失疏泄，气机不畅，故胸膈满闷；上犯于肺，肺气上逆，则喘急；横逆犯胃，胃失和降，则心下痞满、不思饮食。治宜行气降逆，宽胸散结。

【方解】乌药行气疏肝以解郁，为君药。沉香下气降逆而平喘，为臣药。槟榔下气导滞以除痞满；人参益气扶正，使郁开而不伤气，且与沉香相配，有温肾纳气之功，以增强其平喘之力，为佐药。本方为行气降逆、宽胸散结之常用方。

【配伍特点】降气与补气相伍，以降为主；理肝胃以降肺逆，调肝为主。

【现代运用】本方常用于支气管哮喘、肺气肿等中医辨证属气滞兼有气逆者。

【附方】

	五磨饮子	六磨汤
出处	《医便》	《世医得效方》
组成	木香　乌角沉香　槟榔　枳实　台乌药各等分（各6g）	大槟榔　沉香　木香　乌药　枳壳　大黄各等分（各6g）
用法	白酒磨服	上药于擂盆内各磨半盏，和匀温服
功用	行气降逆，宽胸散结	行气降逆，通便导滞
主治	七情郁结，脘腹胀满，或走注攻冲，以及暴怒暴死之气厥证	气滞腹胀，胁腹痞满或腹中胀痛，大便秘结，纳食减少，舌苔薄腻，脉弦

【鉴别】

	四磨汤	五磨饮子	六磨汤
相同点	均能行气降气，主治气机郁滞所致气逆不降，皆以乌药为君，沉香为臣		
不同点	配伍人参，全方行气破气中寓补气之功，使郁滞开而正气无伤，主治肝郁气滞，肺胃气逆之证	为四磨汤减人参，加木香、枳实而成，其行气散结力优于四磨汤，主治气机郁滞较重，且体壮气实者	较五磨饮子另增大黄一味，兼具通便下气之力，主治气积郁结，腑气不通，见腹急便秘者

旋覆代赭汤

【出处】《伤寒论》。

【组成】旋覆花三两（9g） 人参二两（6g） 生姜五两（15g） 代赭石一两（3g） 甘草炙，三两（9g） 半夏洗，半升（9g） 大枣擘，十二枚（4枚）

【用法】以水一斗，煮取六升，去滓再煎，取三升，温服一升，日三服（现代用法：水煎服）。

【功用】降逆化痰，益气和胃。

【主治】胃虚痰气逆阻证。心下痞硬，噫气不除，或反胃呃逆，吐涎沫，舌苔白腻，脉缓或滑。

【证治机理】本方证为胃气虚弱，痰浊内阻所致。脾胃气虚，痰涎内生，胃失和降，痰气上逆，则可见胃脘痞闷胀满、噫气，或呕吐、反胃、呃逆；舌苔白腻、脉缓或滑为胃虚痰阻之征。治宜降逆化痰，益气和胃。

【方解】方中旋覆花下气消痰，降逆止噫，为君药。代赭石质重而沉降，善镇冲逆，助旋覆花降逆止呕，为臣药。半夏辛温，燥湿祛痰，降逆和胃；生姜用量独重，和胃降逆止呕；人参、炙甘草、大枣健脾益气，调胃和中，为佐药。炙甘草又可调和药性，用为使药。本方为治疗胃虚痰阻气逆证之常用方。

【配伍特点】沉降相须，消补相伍，下气而无伤正之虞。

【现代运用】本方常用于胃神经官能症、慢性胃炎、胃扩张、胃及十二指肠溃疡、幽门梗阻、神经性呕吐等中医辨证属胃虚痰阻者。

【附方】

干姜人参半夏丸	
出处	《金匮要略》
组成	干姜 人参各一两（3g） 半夏二两（6g）
用法	上三味，末之，以生姜汁糊为丸，如梧子大，饮服十丸，日三服
功用	健脾和胃，降逆止呕
主治	治妇人妊娠呕吐不止

【鉴别】

	旋覆代赭汤	干姜人参半夏丸
相同点	均能和胃降逆止呕，主治胃虚痰阻气逆之呕吐、嗳气，皆有人参、半夏	
不同点	重用旋覆花、生姜，降逆和胃之力强，主治痰阻气逆，兼胃气虚弱者	配伍干姜，温中散寒，主治中焦虚寒之妊娠呕吐

橘皮竹茹汤

【出处】《金匮要略》。

【组成】橘皮二升（12g）　竹茹二升（12g）　大枣三十枚（5枚）　生姜半斤（9g）　甘草五两（6g）　人参一两（3g）

【用法】上六味，以水一斗，煮取三升，温服一升，日三服（现代用法：水煎服）。

【功用】降逆止呃，益气清热。

【主治】胃虚有热之呃逆。呃逆或干呕，虚烦少气，口干，舌红嫩，脉虚数。

【证治机理】本方证为胃虚有热，气逆不降所致。胃虚有热，胃失和降，致胃气上逆而呃逆或干呕；胃热，故见舌红嫩。治宜降逆止呃，益气清热。

【方解】方中陈皮行气和胃以止呃；竹茹清热安胃以止呕，皆重用为君药。人参益气补虚，与陈皮合用，行中有补；生姜和胃止呕，与竹茹合用，清中有温，共为臣药。甘草、大枣助人参益气补中，并调药性，为佐使药。本方为治疗胃虚有热，气逆不降之常用方。

【配伍特点】降清补三法相伍，主以清降，清而不寒，补而不滞。

【现代运用】本方常用于幽门不全梗阻、术后呃逆不止、胃神经官能症等中医辨证属胃虚有热者。

【附方】

	新制橘皮竹茹汤	橘皮汤
出处	《温病条辨》	《金匮要略》
组成	橘皮三钱（9g）　竹茹三钱（9g）　柿蒂七枚（7枚）　姜汁三茶匙	橘皮四两（6g）　生姜半斤（12g）
用法	水五杯，煮取二杯，分二次温服，不知，再作服	上二味，以水七升，煮取三升，温服一升，下咽即愈
功用	清化痰热，和胃降逆	行滞，止呕
主治	阳明湿温，气壅发哕者	干呕，哕，手足厥冷者

【鉴别】

	橘皮竹茹汤	新制橘皮竹茹汤	橘皮汤
相同点	均能和胃降逆止呕，主治胃气上逆之呃逆或干呕，皆有陈皮、生姜		
不同点	配伍人参、大枣和甘草，兼能益气养胃，主治胃热呃逆而胃气虚弱者	配伍柿蒂，降逆止呃力强，但无益气之功	重用生姜，温中降逆，亦无补益之功，主治寒凝中焦所致胃气上逆者

丁香柿蒂汤

【出处】《症因脉治》。

【组成】丁香（6g） 柿蒂（9g） 人参（3g） 生姜（6g）（原著本方无用量）

【用法】水煎服。

【功用】温中益气，降逆止呃。

【主治】胃气虚寒之呃逆。呃逆不已，胸脘痞闷，舌淡苔白，脉沉迟。

【证治机理】本方证为胃气虚寒，胃失和降所致。寒客中焦，胃失和降，胃气上逆，故呃逆不已、胸脘痞闷、舌淡苔白、脉

【附方】

沉迟。治宜温中益气，降逆止呃。

【方解】方中丁香温胃散寒，降逆止呃，为治胃寒呕吐、呃逆之要药，用为君药。柿蒂苦平，长于降逆止呃；生姜温胃散寒止呕。两药相配，温胃散寒，降逆止呃，共为臣药。人参补虚养胃为佐。本方为治疗胃气虚寒呃逆之常用方。

【配伍特点】降温补三法并用，主以温降，温而不热，补而不滞。

【现代运用】本方常用于神经性呃逆、膈肌痉挛等中医辨证属胃中虚寒者。

柿蒂汤	
出处	《济生方》
组成	柿蒂 丁香各一两（各15g）
用法	上哎咀，每服四钱，水一盏半，加生姜五片，煎至七分，去滓服，不拘时候
功用	温中降逆
主治	胸满，咳逆不止

【鉴别】

	丁香柿蒂汤	柿蒂汤
相同点	均能温中降逆止呃，主治胃寒气逆之呃逆不止，皆有柿蒂、生姜	
不同点	配伍人参，降逆之力较优，兼能益气补虚	组成较丁香柿蒂汤少人参，全方无补益之力，主治寒呃而正气不虚者

	旋覆代赭汤	橘皮竹茹汤	丁香柿蒂汤
相同点	均有降逆止呕、益气养胃之功，同治胃虚气逆之证，故方中皆用人参补中益气，生姜和胃止呕		
不同点	重在降逆化痰，主治胃虚痰阻，气逆不降之心下痞硬，噫气不除	降逆清热，主治胃虚有热之呃逆	以温胃降逆为主，主治胃气虚寒之呃逆

复习思考题

1. 厚朴在枳实薤白桂枝汤、半夏厚朴汤、枳实消痞丸、厚朴温中汤、苏子降气汤中各有何配伍意义？

2. 苏子降气汤、定喘汤、小青龙汤、麻黄杏仁甘草石膏汤主治证的病因病机及临床表现有何不同？

3. 暖肝煎、天台乌药散与橘核丸功用与主治有何不同？

4. 旋覆代赭汤中旋覆花与代赭石的配伍要点是什么？

5. 橘皮竹茹汤与丁香柿蒂汤的主治证有何异同？

第十一章

理血剂

凡以活血化瘀或止血作用为主，用于治疗瘀血证或出血证的方剂，统称为理血剂。本类方剂属于"八法"中的"消法"。

血主于心，藏于肝，统于脾。若血行不畅，瘀蓄内阻，或血不循经，离经妄行，或亏损不足，均可形成瘀血、出血或血虚等证。血瘀证治宜活血祛瘀，出血证宜以止血为主，血虚证则当补血。因补血剂已在补益剂中叙述，故本章方剂分为活血祛瘀剂与止血剂两类。

使用理血剂时，必须辨清血瘀或出血的原因，分清病证的标本缓急，做到急则治其标，缓则治其本或标本兼顾。治疗血瘀之证，逐瘀过猛或是久用逐瘀之品，均易耗血伤正，故常辅以养血益气之品，使祛瘀而不伤正；峻猛逐瘀，只宜暂用，不可久服，当中病即止。因逐瘀之品性多破泄，易于动血、伤胎，故凡妇女经期、孕期及平素月经过多者均当慎用或忌用。对于出血病证者，止血之品多有滞血留瘀之弊，故应在止血剂中适当配伍活血祛瘀之品，或选用兼具活血祛瘀的止血药，使血止而不留瘀；至于因瘀血内阻、血不循经导致的出血病证，治当祛瘀为先，因瘀血不去则出血不止。

第一节　活血祛瘀剂

活血祛瘀剂，适用于蓄血证及各种瘀血阻滞病证，代表方如桃核承气汤、血府逐瘀汤、补阳还五汤等。

桃核承气汤

【出处】《伤寒论》。

【组成】桃仁去皮尖，五十个（12g）　大黄四两（12g）　桂枝去皮，二两（6g）　甘草炙，二两（6g）　芒硝二两（6g）

【用法】上四味，以水七升，煮取二升半，去滓，内芒硝，更上火，微沸，下火，先食，温服五合，日三服，当微利（现代用法：水煎服，芒硝冲服）。

【功用】破瘀泄热。

【主治】下焦蓄血证。少腹急结，小便自利，至夜发热，或其人如狂，甚则谵语烦躁；以及血瘀经闭、痛经，脉沉实而涩者。

【证治机理】　本证由瘀热互结于下焦所致。《伤寒论》原治邪在太阳不解，循经内传入腑化热，与血相搏结于下焦之蓄血证。瘀热互结于下焦，故少腹急结；病在血分，膀胱气化未受影响，故小便自利；热在血分，血属于阴，故至夜发热；心主血脉而藏神，瘀热上扰，心神不宁，故其人如狂，甚则烦躁谵语；瘀热内结，正气未虚，故脉象沉实；瘀血内阻，故脉涩。治当逐瘀泄热。

【方解】本方又名桃仁承气汤，由调胃承气汤减芒硝之量，再加桃仁、桂枝而成。方中桃仁苦甘平，活血破瘀；大黄苦寒，下瘀泄热，二者合用，瘀热并治，共为君药。芒硝咸苦寒，泄热软坚，助大黄下瘀泄热；桂枝辛甘温，通行血脉，既助桃仁活血祛瘀，又防硝、黄寒凉凝血之弊，共为臣药。炙甘草护胃安中，并缓和诸药峻烈之性，为佐使药。诸药合用，共奏破瘀泻泄热之功。

【附方】

本方为逐瘀泄热法之基础方，亦为治瘀热互结之下焦蓄血证的代表方。

【配伍特点】活血与攻下相伍，而成下瘀血之法；且寒中寓温，以防凉遏。

【现代运用】本方常用于急性盆腔炎、胎盘滞留、附件炎、肠梗阻、子宫内膜异位症、急性脑出血等中医辨证属瘀热互结于下焦者。

【使用注意】服后"当微利"，使蓄血除，瘀热清，邪有出路，诸证自平。

	抵当汤	抵当丸	下瘀血汤
出处	《伤寒论》	《伤寒论》	《金匮要略》
组成	水蛭熬 虻虫去翅足，熬，各三十个（各6g） 桃仁去皮尖，二十个（5g） 大黄酒洗，三两（9g）	水蛭熬，二十个（4g） 虻虫去翅足，熬，二十个（4g） 桃仁去皮尖，二十五个（6g） 大黄三两（9g）	大黄二两（6g） 桃仁二十枚（12g） 䗪虫熬，去足，二十枚（9g）
用法	上四味，以水五升，煮取三升，去滓，温服一升，不下，更服	上四味，捣分四丸，以水一升，煮一丸，取七合服之。晬时当下血，若不下者，更服	上三味，末之，炼蜜和为四丸，以酒一升，煎一丸，取八合，顿服之，新血下如豚肝
功用	破瘀下血	破血逐瘀	泄热逐瘀
主治	下焦蓄血证。少腹硬满，小便自利，大便色黑易解，发狂或善忘，沉实，及妇女经闭少腹硬满拒按者	发热，少腹硬满，小便自利	瘀血化热，瘀热内结证。产后少腹刺痛拒按，按之有硬块，或见恶露不下，口燥舌干，大便结燥，其则可见肌肤甲错，舌质紫红而有瘀斑瘀点，苔黄燥，脉沉涩有力；亦治血瘀而致经水不利之证

【鉴别】

	桃核承气汤	抵当丸	抵当汤	下瘀血汤
相同点	均能破血下瘀，主治瘀热互结于下焦之蓄血证，皆伍用桃仁、大黄			
不同点	主治瘀热初结之少腹急结，至夜发热，以及经闭等证，配伍桂枝温通血脉	配伍水蛭、虻虫，破血逐瘀力较强，主治瘀热互结较久，蓄血较重之少腹硬满者，丸剂作用和缓	与抵当丸药物组成相同，但水蛭、虻虫、桃仁剂量均较大，且为汤剂，故破血逐瘀力更强，主治瘀热互结较久，蓄血较重之少腹硬满，其人发狂者	配伍䗪虫以攻下瘀血，主治妇人产后瘀血阻滞之少腹刺痛拒按，按之有硬块者

血府逐瘀汤

【出处】《医林改错》。

【组成】桃仁四钱（12g） 红花三钱（9g） 当归三钱（9g） 生地黄三钱（9g） 川芎一钱半（4.5g） 赤芍二钱（6g） 牛膝三钱（9g） 桔梗一钱半（4.5g） 柴胡一钱（3g） 枳壳二钱（6g） 甘草二钱（6g）

【用法】水煎服。

【功用】活血化瘀，行气止痛。

【主治】胸中血瘀证。胸痛，头痛，痛如针刺而有定处，或呃逆，或饮水即呛，干呕，或内热瞀闷，或心悸怔忡，失眠多梦，急躁易怒，入暮潮热，唇暗或两目暗黑，舌质暗红或有瘀斑、瘀点，脉涩或弦紧。

【证治机理】本证因瘀血内阻胸部，气机郁滞所致，即王清任所称"胸中血府血瘀"之证。血瘀胸中，气机阻滞，清阳郁遏不升，则胸痛、头痛、痛如针刺且有定处；胸中血瘀，影响及胃，胃气上逆，故呃逆干呕，甚则水入即呛；瘀久化热，则内热瞀闷、入暮潮热；瘀热扰心，则心悸怔忡、失眠多梦；瘀滞日久，肝失条达，故急躁易怒；至于唇、目、舌、脉所见，皆为瘀血征象。治宜活血化瘀，兼以行气止痛。

【方解】方中桃仁破血行滞而润燥，红花活血祛瘀以止痛，共为君药。赤芍、川芎助君药活血祛瘀；牛膝性善下行，能活血通经，祛瘀止痛，并引胸中之瘀血下行，共为臣药。佐以生地黄、当归滋阴养血，配伍诸活血药，使祛瘀而不伤阴血；桔梗、枳壳，一升一降，宽胸行气，桔梗并能载药上行；柴胡疏肝解郁，升达清阳，与桔梗、枳壳同用，尤善理气行滞，使气行则血行。甘草调和诸药，为使药。本方为治胸中血瘀证之常用方。

【配伍特点】活血与行气相伍，祛瘀与养血同施，升降兼顾，气血并调。

【现代运用】本方常用于冠心病心绞痛、风湿性心脏病、胸部挫伤及肋软骨炎之胸痛，以及脑血栓形成、高血压病、高脂血症、血栓闭塞性脉管炎、神经官能症、脑震荡后遗症之头痛、头晕等中医辨证属血瘀气滞者。

【附方】

	通窍活血汤	膈下逐瘀汤	少腹逐瘀汤	身痛逐瘀汤
出处	《医林改错》	《医林改错》	《医林改错》	《医林改错》
组成	赤芍　川芎各一钱（各3g）　桃仁研泥　红花各三钱（各9g）老葱切碎，三根（6g）　鲜姜切碎，三钱（9g）　红枣去核，七个（5g）麝香绢包，五厘（0.15g）　黄酒半斤（250g）	五灵脂炒，二钱（6g）　当归三钱（9g）　川芎二钱（6g）桃仁研泥，三钱（9g）　丹皮　赤芍　乌药各二钱（各6g）　元胡一钱（3g）　甘草三钱（9g）　香附钱半（4.5g）　红花三钱（9g）　枳壳钱半（4.5g）	小茴香炒，七粒（1.5g）干姜炒，二分（3g）元胡一钱（3g）　没药研，二钱（6g）当归三钱（9g）　川芎二钱（6g）　官桂一钱（3g）　赤芍二钱（6g）　生蒲黄三钱（9g）　五灵脂炒，二钱（6g）	秦艽一钱（3g）　川芎二钱（6g）　桃仁红花各三钱（各9g）甘草二钱（6g）　羌活一钱（3g）　没药二钱（6g）　当归三钱（9g）　五灵脂炒，二钱（6g）　香附一钱（3g）　牛膝三钱（9g）地龙去土，二钱（6g）
用法	将前七味煎一盅，去滓，将麝香入酒内，再煎二沸，临卧服	水煎服	水煎服	水煎服
功用	活血通窍	活血祛瘀，行气止痛	活血祛瘀，温经止痛	活血行气，祛瘀通络，通痹止痛
主治	瘀阻头面的头痛昏晕，或耳聋年久，或头发脱落，面色青紫，或酒渣鼻，或白癜风，以及妇女干血痨、小儿疳积见肌肉消瘦、腹大青筋、潮热，舌暗红，或有瘀斑、瘀点	膈下瘀血证。膈下瘀血形成结块，或小儿痞块；或肚腹疼痛，痛处不移；或卧则腹坠似有物者	少腹寒凝血瘀证。少腹瘀血积块疼痛或不痛，或痛而无积块，或少腹胀满，或经期腰酸，少腹作胀，或月经一月见三五次，接连不断，断而又来，其色或紫或黑，或有瘀块，或崩漏兼少腹疼痛，或瘀血阻滞，久不受孕，舌暗苔白，脉沉弦而涩	瘀血痹阻经络证。肩痛、臂痛、腰痛、腿痛，或周身疼痛，痛如针刺，经久不愈

【鉴别】

桃核承气汤	血府逐瘀汤
相同点 均能活血祛瘀，主治瘀血阻滞证，皆伍用桃仁	
不同点 主治瘀热互结于下焦之蓄血证，治宜瘀热并治，故以桃仁配伍调胃承气汤以破瘀泄热，并伍桂枝以温通血脉，防硝黄寒凉凝血	主治瘀血阻滞胸中，兼有气机不畅之胸中血瘀证，治宜活血祛瘀，行气止痛，故以桃红四物汤配伍四逆散以气血并调，配伍桔梗、牛膝以升降并用，调畅气机

	血府逐瘀汤	通窍活血汤	膈下逐瘀汤	少腹逐瘀汤	身痛逐瘀汤
相同点	均能活血祛瘀止痛，主治瘀血阻滞诸证，皆以桃红四物汤加减方为基础方				
不同点	桃红四物汤伍四逆散气血并调，配桔梗、牛膝升降同施，主治瘀血阻滞在胸中，兼有气机不畅之证	生地、当归，配伍麝香、老葱、生姜，辛香温通力强，重在活血通窍，主治瘀血阻于头面之证	桃红四物汤去生地，伍五灵脂、延胡索、丹皮以增活血祛瘀之功，尤其配乌药、香附、枳壳，重在行气止痛，主治瘀阻膈下之证	四物汤去生地，伍五灵脂、蒲黄、延胡索、没药活血祛瘀，配小茴香、官桂、干姜重在温经散寒止痛，主治寒凝血瘀之少腹疼痛、月经不调、崩漏等	桃红四物汤去生地、赤芍，配伍秦艽、羌活、地龙重在活血通络，宣痹止痛，主治瘀血阻络之肢体痹痛或关节疼痛

补阳还五汤

【出处】《医林改错》。

【组成】黄芪生，四两（120g） 归尾二钱（6g）赤芍钱半（4.5g）地龙去土，一钱（3g） 川芎一钱（3g）红花一钱（3g）桃仁一钱（3g）

【用法】水煎服。

【功用】补气，活血，通络。

【主治】气虚血瘀之中风。半身不遂，口眼㖞斜，语言謇涩，口角流涎，小便频数或遗尿失禁，舌暗淡，苔白，脉缓无力。

【证治机理】本方证由正气亏虚，气虚血滞，脉络瘀阻所致。正气亏虚，不能行血，以致脉络瘀阻，筋脉肌肉失去濡养，故见半身不遂、口眼㖞斜；气虚血瘀，舌本失养，故语言謇涩；气虚失于固摄，故口角流涎、小便频数、遗尿失禁；舌暗淡、苔白、脉缓无力均为气虚血瘀的体现。本证以气虚为本，血瘀为标，治当补气为主，活血通络为辅。

【方解】本方重用生黄芪，大补元气，意在气旺则血行，瘀去则络通，为君药。当归尾活血通络而不伤血，为臣药。赤芍、川芎、桃仁、红花助当归尾活血祛瘀，为佐药。地龙通经活络，力专善走，周行全身，配合诸药以行药力，为佐使药。本方为益气活血法之代表方，亦是治气虚血瘀之中风后遗症之常用方。

【配伍特点】重用补气，佐以活血，气旺血行，补而不滞。

【现代运用】本方常用于脑血管意外后遗症、冠心病、小儿麻痹后遗症，以及其他原因引起的偏瘫、截瘫，或单侧上肢或下肢痿软等中医辨证属气虚血瘀者。

复元活血汤

【出处】《医学发明》。

【组成】柴胡半两（15g）　瓜蒌根　当归各三钱（各9g）　红花　甘草　穿山甲炮，各二钱（各6g）　大黄酒浸，一两（30g）　桃仁酒浸，去皮尖，研如泥，五十个（15g）

【用法】除桃仁外，锉如麻豆大，每服一两（30g），水一盏半，酒半盏，同煎至七分，去滓，大温服之，食前，以利为度，得利痛减，不尽服（现代用法：共为粗末，每服30g，加黄酒30mL，水煎服）。

【功用】活血祛瘀，疏肝通络。

【主治】跌打损伤，瘀血阻滞证。瘀阻胁下，痛不可忍。

【证治机理】本方证因跌打损伤，瘀血滞留于胁下，气机阻滞所致。胁下为肝经循

【附方】

行之处，跌打损伤，瘀阻胁下，气机阻滞，故胁下疼痛，甚至痛不可忍。治当活血祛瘀，兼疏肝行气通络。

【方解】方中重用酒制大黄，荡涤凝瘀败血，导瘀下行，推陈致新；柴胡疏肝行气，并可引诸药入肝经，两药合用，一升一降，以攻散胁下之瘀滞，共为君药。桃仁、红花活血祛瘀，消肿止痛；穿山甲破瘀通络，消肿散结，共为臣药。当归补血活血；瓜蒌根入血分助诸药消瘀散结，又可清热消肿，共为佐药。甘草缓急止痛，调和诸药，为使药。大黄、桃仁酒制及原方加酒煎服，是增强活血通络之意。全方配伍使瘀去新生，气行络通，胁痛自平。本方为治跌打损伤，瘀血阻滞证之常用方。

【配伍特点】破瘀疏肝通络合法，升降相合，气血并调。

【现代运用】本方常用于肋间神经痛、肋软骨炎、胸胁部挫伤、乳腺增生症等中医辨证属瘀血停滞者。

【使用注意】服药后应"以利为度"，不必尽剂，因瘀血已下，免伤正气；若虽"得利痛减"，而病未痊愈，需继续服药者，当据证易方或调整原方剂量。

七厘散	
出处	《同寿录》
组成	上朱砂水飞净，一钱二分（3.6g）　真麝香一分二厘（0.36g）　梅花冰片一分二厘（0.36g）　净乳香一钱五分（4.5g）　红花一钱五分（4.5g）　明没药一钱五分（4.5g）　瓜儿血竭一两（30g）　粉口儿茶二钱四分（7.2g）
用法	上为极细末，瓷瓶收贮，黄蜡封口，贮久更妙。治外伤，先以药七厘（0.5～1g），烧酒冲服，复用药以烧酒调敷伤处。如金刃伤重，急用此药干渗

续表

七厘散
功用	散瘀消肿，定痛止血
主治	跌打损伤，筋断骨折之瘀血肿痛，或刀伤出血。并治无名肿毒，烧伤烫伤等。伤轻者不必服，只用敷

【鉴别】

	复元活血汤	七厘散
相同点	均可以活血化瘀止痛，治疗跌打损伤之瘀血疼痛诸证，皆伍用红花	
不同点	以柴胡疏肝理气，配以大黄、桃仁、红花、当归等活血化瘀止痛药，又伍用穿山甲以通经活络，治疗由于跌打损伤导致的瘀阻胁下，痛不可忍之证	以乳没、红花、血竭、儿茶活血化瘀，接骨续筋，又配伍麝香、冰片开窍醒神，朱砂重镇安神，治疗跌打损伤、筋断骨折之重证。并由于方中寒凉药物偏多，又用于无名肿毒、烧伤烫伤的治疗

温经汤

【出处】《金匮要略》。

【组成】吴茱萸三两（9g） 当归二两（6g） 芍药二两（6g） 川芎二两（6g） 人参二两（6g） 桂枝二两（6g） 阿胶二两（6g） 牡丹皮去心，二两（6g） 生姜二两（6g） 甘草二两（6g） 半夏半升（6g） 麦冬去心，一升（9g）

【用法】上十二味，以水一斗，煮取三升，分温三服（现代用法：水煎服，阿胶烊化）。

【功用】温经散寒，祛瘀养血。

【主治】冲任虚寒，瘀血阻滞证。漏下不止，淋漓不畅，血色暗红有块，或月经超前或延后，或逾期不止，或一月再行，或经停不至，而见少腹里急，腹满，傍晚发热，手心烦热，唇口干燥，舌质暗红，脉细而涩。亦治妇人宫冷，久不受孕。

【证治机理】本方证因冲任虚寒，瘀血阻滞所致。冲为血海，任主胞胎，二脉皆起于胞宫，循行于少腹，与经、产关系密切。冲任虚寒，血凝气滞，故少腹里急、腹满；寒凝血瘀，血行不畅，则月经后期，甚经停不至，或久不受孕；若瘀血阻滞，血不循经，或冲任不固，则月经先期，或一月再行，甚或崩中漏下；若瘀血不去，新血不生，或失血过多，耗伤阴血，导致阴血不足，不能濡润，则唇口干燥；傍晚发热、手心烦热，为阴血耗损，虚热内生之象。本方证虽属瘀、寒、虚、热错杂，然以冲任虚寒，瘀血阻滞为主，治当温经散寒，祛瘀养血，兼清虚热。

【方解】方中吴茱萸辛热，入肝肾而走冲任，散寒行气止痛；桂枝辛甘温入血分，温通血脉，二者温经散寒，行血通脉，共为君药。当归、川芎、芍药活血祛瘀，养血调经，补血之虚，祛血之瘀，共为臣药。牡丹皮之辛苦微寒，活血祛瘀，并能清退虚热；阿胶甘平，养血止血，滋阴润燥；麦冬甘寒清润，滋阴润燥，合阿胶以滋阴养血，配牡丹皮以清虚热，并制桂、萸之温燥；阳明气血充足，则冲任得以盈满，配伍人参、甘草，益气健脾，以资生化之源，阳生阴长，气旺血充；半夏辛温行散，入胃经通降胃气，以助通冲任，散瘀结；生姜既温胃气以助生化，又助吴茱萸、桂枝以温经散寒，以上均为佐药。甘草调和诸药，兼为使药。诸药合用，温经散寒，活血养血，使瘀血去，新血生，血脉和畅，经血自调。方名温经，且重用吴茱萸，使本方功效重在温散寒邪，温中寓通，温中寓补，温中寓清，可谓主次分明，全面兼顾。本方为妇科调经之常用方。

【配伍特点】温清补消并用，以温经化瘀为主，温而不燥。

【现代运用】本方常用于功能性子宫出血、慢性盆腔炎、痛经、不孕症等中医辨证属冲任虚寒，瘀血阻滞者。

【附方】

	温经汤	艾附暖宫丸
出处	《妇人大全良方》	《仁斋直指方论》
组成	当归　川芎　芍药　桂心　莪术　牡丹皮各半两（各6g）　人参　甘草　牛膝各一两（各9g）	艾叶大叶者，去枝梗，三两（6g）　香附去毛，俱要合时采者，用醋五升，以瓦罐煮一昼夜，捣烂为饼，慢火焙干，六两（12g）　吴茱萸去枝梗　大川芎雀胎者　白芍药酒炒　黄芪取黄色、白色软者，各二两（各6g）　川椒酒洗，三两（6g）　续断去芦，一两五钱（5g）　生地黄生用，酒洗，焙干，一两（6g）　官桂五钱（5g）
用法	上㕮咀，每服五钱（15g），水一盏，煎至八分，去滓温服	上为细末，上好米醋打糊为丸，如梧桐子大。每服五七十丸，淡醋汤食远送下
功用	温经补虚，化瘀止痛	温暖子宫，调经止痛
主治	血海虚寒之月经不调，脐腹作痛，其脉沉紧	妇人子宫虚冷，带下白淫，面色萎黄，四肢酸痛，倦怠无力，饮食减少，经脉不调，血无颜色，肚腹时痛，久无子息

【鉴别】

	温经汤《金匮要略》	温经汤《妇人大全良方》	艾附暖宫丸
相同点	均可温中补虚，活血祛瘀，调经止痛，治疗胞宫虚寒，月经不调诸证		
不同点	以吴茱萸、桂枝配伍当归、川芎以温经散寒、养血祛瘀，又配伍牡丹皮、阿胶、白芍、麦冬滋阴养血、清热，全方温清补消并用，以温补为主，治疗冲任虚寒，胞宫阻滞之月经不调	以肉桂配伍当归、川芎、莪术、牛膝、牡丹皮以活血化瘀止痛为主，温补胞宫为辅，治疗血海虚寒，血气凝滞之月经不调，脐腹作痛	以艾叶、香附、吴茱萸、肉桂、川椒配伍黄芪、生地黄、白芍以温暖胞宫为主，补益气血为辅，主治妇人胞宫虚寒，气血不足证

生化汤

【出处】《傅青主女科》。

【组成】全当归八钱（24g）　川芎三钱（9g）　桃仁去皮尖，研，十四枚（6g）　干姜炮黑，五分（2g）　甘草炙，五分（2g）

【用法】黄酒、童便各半煎服（现代用法：水煎服，或酌加黄酒同煎）。

【功用】养血祛瘀，温经止痛。

【主治】产后瘀血腹痛。产后恶露不行，小腹冷痛，脉弦或迟细。

【证治机理】本方证由产后血虚寒凝，瘀血内阻所致。妇人产后，血亏气弱，寒邪极易乘虚而入，寒凝血瘀，故恶露不行；瘀阻胞宫，不通则痛，故小腹冷痛。治宜活血养血，化瘀生新，温经止痛。

【方解】方中重用全当归补血活血，化瘀生新，为君药。川芎活血行气止痛，桃仁活血祛瘀，均为臣药。炮姜入血散寒，温经止血；黄酒温通血脉以助药力，共为佐药。炙甘草和中缓急，调和诸药，用以为使。原方另用童便（现多不用）同煎者，取其益阴

化瘀，引败血下行之意。全方配伍，寓生新于化瘀之内，使瘀血去而新血生，诸症自愈。本方为治产后瘀血腹痛之代表方。

【配伍特点】补消温相伍，养血活血之中寓祛瘀生新之法。

【现代运用】本方常用于产后子宫复旧不良、产后宫缩疼痛、胎盘残留、人工流产后出血不止等中医辨证属产后血虚寒凝，瘀血内阻者。

失笑散

【出处】《太平惠民和剂局方》。

【组成】蒲黄炒香　五灵脂酒研，淘去沙土，各等分（各6g）

【用法】上先用酽醋调二钱，熬成膏，入水一盏，煎七分，食前热服（现代用法：共为细末，每服6g，用黄酒或醋冲服；亦可作汤剂，用纱布包，水煎服）。

【功用】活血祛瘀止痛。

【主治】瘀血疼痛证。心胸刺痛，脘腹疼痛，或产后恶露不行，或月经不调之少腹急痛。

【证治机理】本证因瘀血内停所致。瘀

阻胸中，则心胸刺痛；瘀滞中焦，则脘腹疼痛；瘀阻胞宫，则少腹急痛，或月经不调，或产后恶露不行。治宜活血祛瘀止痛。

【方解】方中五灵脂苦咸甘温，入肝经血分，功擅通利血脉，散瘀止痛；蒲黄甘平，活血消瘀止痛，炒用并能止血。二者相须为用，为化瘀散结止痛的常用组合。调以米醋，或用黄酒冲服，乃取其活血脉，行药力，化瘀血，以增强五灵脂、蒲黄活血止痛

【附方】

之功，且制五灵脂气味之腥臊。诸药合用，共奏祛瘀止痛、推陈出新之功；使瘀血得去，脉道通畅，则诸症自解。本方为治瘀血疼痛之常用方。

【配伍特点】独取祛瘀止痛之品，药简力专。

【现代运用】本方常用于痛经、冠心病、高脂血症、宫外孕、慢性胃炎等中医辨证属瘀血停滞者。

手拈散	
出处	《奇效良方》
组成	延胡索　五灵脂　草果　没药各等分
用法	研末，每服6g，开水送下
功用	活血祛瘀，行气止痛
主治	气血瘀滞之脘腹疼痛

【鉴别】

	失笑散	手拈散
相同点	均能活血祛瘀止痛，主治瘀血阻滞之痛证，皆配伍五灵脂	
不同点	主治瘀血阻滞之诸痛证，症见心腹刺痛、脘腹疼痛，或产后恶露不行，或月经不调之少腹急痛。治宜活血化瘀止痛，以五灵脂配蒲黄散瘀止痛力佳	主治瘀血阻滞脘腹，兼有气机不畅之脘腹血瘀证，症见脘腹疼痛。治宜活血祛瘀，行气止痛，故以五灵脂、延胡索配伍没药、草果以气血并调

丹参饮

【出处】《时方歌括》。

【组成】丹参一两（30g）　檀香　砂仁各一钱半（各4.5g）

【用法】以水一杯半，煎七分服（现代用法：水煎服）。

【功用】活血祛瘀，行气止痛。

【主治】血瘀气滞证。心胸刺痛，胃脘疼痛，痛有定处，拒按。

【证治机理】本证因气血瘀滞，互结于中所致。瘀血阻滞胸中，气机不畅，则心胸疼痛；瘀血阻滞中焦，则胃脘疼痛；痛有定处、拒按，皆为瘀血阻滞的表现。治宜活血

祛瘀，行气止痛。

【方解】方中丹参重用，味苦微寒，活血祛瘀，为君药。檀香辛温，理气调中，散寒止痛；砂仁辛温，行气温中，健脾化湿，共为臣药。三药合用，气血通畅，疼痛自止。本方为治血瘀气滞之疼痛的基础方。

【鉴别】

	失笑散	丹参饮
相同点	均能活血祛瘀止痛，主治瘀血阻滞之痛证，皆配伍五灵脂	
不同点	以五灵脂配蒲黄散瘀止痛力佳，主治瘀血阻滞之诸痛证	伍檀香、砂仁，行气止痛之力优，为治血瘀气滞所致之心胃诸痛之常用方

活络效灵丹

【出处】《医学衷中参西录》。

【组成】当归 丹参 生明乳香 生明没药各五钱（各 15g）

【用法】上药四味作汤服。若为散，一剂分作四次服，温酒送下（现代用法：水煎服）。

【功用】活血祛瘀，通络止痛。

【主治】气血凝滞证。心腹疼痛，或腿臂疼痛，或跌打瘀肿，或内外疮疡及癥瘕积聚等。

【证治机理】本方证由血瘀气滞所致。血随气行，血瘀则气滞，二者互为因果。瘀阻气滞，在内则局部疼痛拒按，部位固定，痛如针刺；在外则可见青紫瘀肿；血瘀气滞日久，则见癥瘕积聚。治宜活血祛瘀，行气止痛。

【方解】方中乳香、没药均可活血散瘀，行气通络，其中乳香偏于行气，没药偏于活血，为君药。当归性温味辛，补血活血止

痛，为臣药。丹参性微寒味苦，活血祛瘀，通行血脉，为佐药。服以温酒，意在行药势以助活血，为佐使。诸药配伍，使血活气行，络通痛止。本方为活血止痛之常用方。

【配伍特点】主以活血，兼可行气，功擅止痛，药简效专。

【现代运用】本方常用于治疗宫外孕、冠心病、脑血栓、坐骨神经痛等中医辨证属血瘀气滞者。

桂枝茯苓丸

【出处】《金匮要略》。

【组成】桂枝 茯苓 丹皮去心 桃仁去皮尖，熬 芍药各等分（各 6g）

【用法】上五味，末之，炼蜜和丸，如兔屎大，每日食前服一丸（3g），不知，加至三丸（现代用法：共为末，炼蜜和丸，每日服 3～5g；亦可作汤剂，水煎服）。

【功用】活血化瘀，缓消癥块。

【主治】瘀阻胞宫证。妇人素有癥块，妊娠漏下不止，或胎动不安，血色紫黑晦

【配伍特点】重用活血，伍以行气，寒温相宜，药简效专。

【现代运用】本方常用于慢性胃炎、胃及十二指肠溃疡、胃神经官能症、冠心病心绞痛等中医辨证属血瘀气滞者。

暗，腹痛拒按，或经闭腹痛，或产后恶露不尽而腹痛拒按者，舌质紫暗或有瘀点，脉沉涩。

【证治机理】本方原治妇人素有癥块，致妊娠胎动不安或漏下不止之证。证由瘀阻胞宫所致。瘀血癥块，停留于胞宫，冲任失调，胎元不固，则胎动不安；瘀阻胞宫，阻遏经脉，以致血溢脉外，故见漏下不止、血色紫黑晦暗；瘀血内阻胞宫，血行不畅，不通则痛，故腹痛拒按。治宜活血化瘀，缓消癥块。

【方解】方中桂枝辛甘而温，温通血脉，为君药。臣以桃仁活血祛瘀，与君药相伍，以化瘀消癥。牡丹皮既可活血散瘀助君臣之功，又能凉血以清瘀久所化之热；芍药养血和血，使消癥而不伤正，并能缓急止痛；茯苓甘淡渗湿祛痰，以助消癥之功，健脾益胃，扶助正气，均为佐药。以蜜为丸，甘缓

【鉴别】

而润，以缓诸药破泄之力，是为使药。诸药合用，使瘀化癥消，诸症皆愈。本方为治癥块瘀阻胞宫证之常用方，亦为缓消癥块法之代表方。

【配伍特点】温通活血寓凉血养血，消补并行，渐消缓散。

【现代运用】本方常用于子宫肌瘤、子宫内膜异位症、卵巢囊肿、附件炎、慢性盆腔炎等中医辨证属瘀血留滞者。

【使用注意】妇女妊娠而有瘀血癥块，只能渐消缓散，不可峻攻猛破。若攻之过急，则易伤胎元，故原书对其服法做了极为严格的规定："如兔屎大，每日食前服一丸（3g），不知，加至三丸。"即应从小剂量开始，不知渐加，使消癥而不伤胎；中病即止，不可久服；正常妊娠下血者慎用；若阴道下血较多，腰酸腹痛较甚者，则非本方所宜。

	鳖甲煎丸	桂枝茯苓丸
相同点	均活血祛瘀、消癥化积之剂	
不同点	具行气活血、祛湿化痰、消癥化积之用，所治病位在胁下	具活血化瘀、缓消癥块之功，所治病位在胞

大黄䗪虫丸

【出处】《金匮要略》。

【组成】大黄蒸，十分（7.5g） 黄芩二两（6g） 甘草三两（9g） 桃仁一升（6g） 杏仁一升（6g） 芍药四两（12g） 干地黄十两（30g） 干漆一两（3g） 虻虫一升（6g） 水蛭百枚（6g） 蛴螬一升（6g） 䗪虫半升（3g）

【用法】上十二味，末之，炼蜜和丸小豆大，酒饮服五丸，日三服（现代用法：共为细末，炼蜜为丸，重3g，每服1丸，温开水送服）。

【功用】活血消癥，祛瘀生新。

【主治】五劳虚极。形体羸瘦，腹满不能饮食，肌肤甲错，两目暗黑。

【证治机理】本证由五劳虚极，经络营卫俱虚，血脉凝涩，日久结成"干血"（血

瘀）所致。干血久瘀，新血难生，化热伤阴，肌肤失养，则肌肤甲错；阴血不能上荣于目，则两目暗黑；脾胃虚弱，纳运无力，则腹满不能饮食；水谷精微化生不足，无以充养机体，故形体羸瘦；舌质紫暗或边有瘀斑、脉涩皆为瘀血之征。证乃五劳虚极为本，干血久瘀为标，若瘀血不去，则新血难生，正气也无由以复。治当活血消癥，祛瘀生新。

【方解】方中大黄苦寒，泻下攻积，活血祛瘀；䗪虫咸寒，破血祛瘀，共为君药。桃仁、干漆、蛴螬、水蛭、虻虫助君药以破血通络，攻逐血瘀，均为臣药。杏仁开宣肺气，润肠通便，以通利气机；生地黄、芍药滋养阴血，使破血而不伤血；黄芩清瘀久所化之热，共为佐药。甘草、白蜜益气缓中，调和诸药；以酒饮服，助活血以行药力，用为佐使。诸药合用，攻中有补，使瘀血除、瘀热清，阴血得补，更以丸剂缓治，俾干血得化。本方为治"干血痨"之代表方。

【配伍特点】主以虫类，破瘀消癥，寓补于攻，祛瘀生新。

【现代运用】本方常用于治疗重症肝炎、脑梗死、乳腺增生、肠粘连、血栓闭塞性脉管炎等中医辨证属血瘀气滞者。

【使用注意】方中破血祛瘀之品较多，补虚扶正之力较弱，虽有"去病补虚"之意，但在"干血"去后，多应施以补益之剂以收全功。

鳖甲煎丸

【出处】《金匮要略》。

【组成】鳖甲炙，十二分（90g）　乌扇烧，三分（22.5g）　黄芩三分（22.5g）　柴胡六分（45g）　鼠妇熬，三分（22.5g）　干姜　大黄　桂枝　石韦去毛　厚朴　紫葳　半夏　阿胶　芍药　牡丹皮　䗪虫熬，各五分（37g）　葶苈　人参各一分（各7.5g）　瞿麦二分（15g）　蜂窠炙，四分（30g）　赤硝十二分（90g）　蜣螂熬，六分（45g）　桃仁二分（15g）

【用法】上二十三味，取煅灶下灰一斗，清酒一斛五斗，浸灰，候酒尽一半，着鳖甲于中，煮令泛烂如胶漆，绞取汁，内诸药煎，为丸，如梧桐子大。空心服七丸，日三服（现代用法：除硝石、鳖甲胶、阿胶以外，20味烘干碎断，加黄酒600g拌匀，加盖封闭，隔水炖至酒尽药熟，干燥，与硝石等三味混合粉碎成细粉，炼蜜为丸，每丸重3g。每次服1～2丸，日2～3次，温开水送下）。

【功用】软坚消癥，行气活血，祛湿化痰。

【主治】疟母、癥瘕。疟疾日久不愈，胁下痞硬成块，结成疟母；以及癥瘕结于胁下，推之不移，腹中疼痛，肌肉消瘦，饮食减少，时有寒热，女子月经闭止等。

【证治机理】本证由疟邪久踞少阳，正气日衰，气血运行不畅，寒热痰湿之邪与气血搏结，聚而成形，留于胁下渐积所致。有形之癥留于腹中，复阻滞气血流通，故腹中疼痛；瘀血成癥，新血难生，形体失养，故体羸消瘦；疟邪内踞，肝胆疏泄不利，运化失常，故饮食减少；邪踞于少阳，正邪互争，故寒热交作。法当软坚消癥、祛瘀化痰为主，兼顾调畅气血、扶助正气。

【方解】方中以鳖甲为君药，软坚化癥，灶下灰消癥祛积，清酒活血通经，三者为一体，共奏软坚消癥、活血化瘀之效。臣以赤硝、大黄、䗪虫、蜣螂、鼠妇攻逐之品，以助破血消癥之力。柴胡、黄芩、白芍和少阳而调肝气；厚朴、乌扇（射干）、葶苈子、半夏行气消痰；干姜、桂枝温中，与黄芩相伍，辛开苦降而调解寒热；人参、阿胶补气养血以扶正气；桃仁、牡丹皮、紫葳、蜂窠活血化瘀而去渐瘀之积；再以瞿麦、石韦利水祛湿，均为佐药。诸药配伍，以消癥痕。本方为治疟母之主方，亦为治癥痕之常用方。

【配伍特点】消补兼施，寒温并用，气血兼顾。

【现代运用】本方常用于肝硬化、肝脾肿大、肝癌、子宫肌瘤、卵巢囊肿等中医辨证属正气日衰，气滞血瘀者。

第二节　止血剂

止血剂，适用于血溢脉外，离经妄行而出现的吐血、衄血、咳血、便血、尿血、崩漏等各种出血证，代表方如十灰散、咳血方、小蓟饮子等。

十灰散

【出处】《十药神书》。

【组成】大蓟　小蓟　荷叶　侧柏叶　茅根　茜根　山栀　大黄　牡丹皮　棕榈皮各等分（各9g）

【用法】上药各烧灰存性，研极细，用纸包，以碗盖地上一夕，出火毒。用时先将白藕捣破绞汁，或萝卜汁磨真京墨半碗，调灰五钱，食后服下（现代用法：各药烧炭存性，为末，藕汁或萝卜汁调服9～15g；亦可作汤剂，水煎服）。

【功用】凉血止血。

【主治】血热妄行之上部出血证。咳血、吐血、嗽血、衄血，血色鲜红，舌红，脉数。

【证治机理】本方证由火热炽盛，气火上冲，损伤血络，离经妄行所致。火热炽盛，则血色鲜红、舌红、脉数；迫血妄行，则来势急暴。治宜凉血止血。

【方解】方中大蓟、小蓟凉血止血，既能增强澄本清源之力，又有塞流止血之功，故为君药。荷叶、侧柏叶、白茅根、茜根凉血止血；棕榈皮收涩止血，共为臣药。然本方证属气盛火旺，血热妄行所致，故以栀子清热泻火，大黄导热下行，以折血热上逆之势，使气火降而助血止；牡丹皮助诸药凉血清热，又合茜根、大黄活血化瘀，使血止而无留瘀之弊，均为佐药。诸药烧炭存性，可加强收涩止血作用；以藕汁或萝卜汁磨京墨调服，意在增强清热凉血止血之功。本方为一首急救止血方，亦是治疗血热妄行所致上部出血证之常用方。

【配伍特点】炒炭存性，纳清降以助凉血，佐祛瘀以防留瘀。

【现代运用】本方常用于上消化道出血、支气管扩张症及肺结核咯血等中医辨证属血热妄行者。

【使用注意】方中药物皆"烧炭"，但应注意"存性"，以助药力。

【附方】

	四生丸	地榆散
出处	《妇人大全良方》	《太平圣惠方》
组成	生柏叶 生地黄 生荷叶 生艾叶各等分（各9g）	地榆洗净去泥土，一两（15g） 白芍药一两（15g） 阿胶捣碎，炒令黄燥，三分（1g） 甘草生用，一两（15g） 艾叶一两（15g） 小蓟根一两（15g）
用法	共研，丸如鸡子大，每服一丸，水三盏，煎至一盏，去滓温服，不拘时候	上为散。每服三钱，以水一中盏，煎至六分，去滓温服，不拘时候
功用	凉血止血	凉血止血，养血滋阴
主治	血热妄行证。吐血、衄血、咳血，血色鲜红，口干咽燥，舌红或绛，脉弦数	吐血不止

【鉴别】

	十灰散	四生丸	地榆散
相同点	均可凉血止血，治疗血热迫血妄行之出血诸证		
不同点	凉血止血力强，并可散瘀血而不留瘀；十味药物均烧炭存性，增强其收敛止血之功；治疗血热迫血妄行之上部出血证	凉血止血力较十灰散弱；但四味药物均用鲜品，取其性味俱全之意；治疗血热迫血妄行轻证	凉血止血力在三方中最弱，并配伍阿胶、白芍以滋阴养血，主治吐血不止

咳血方

【出处】《丹溪心法》。

【组成】青黛（6g）瓜蒌仁（9g） 海粉（9g） 山栀子（9g） 诃子（6g）（原著本方无用量）

【用法】上为末，以蜜同姜汁为丸，嚼化（现代用法：水煎服）。

【功用】清肝宁肺，凉血止血。

【主治】肝火犯肺之咳血。咳嗽痰稠带血，咯吐不爽，心烦易怒，胸胁作痛，咽干口苦，颊赤便秘，舌红苔黄，脉弦数。

【证治机理】本方证因肝火犯肺，灼伤肺络所致。肺为清虚之脏，木火刑金，肺津受灼，炼液灼津为痰，清肃之令失司，则咳嗽痰稠、咯吐不爽；肝火灼肺，损伤肺络，则痰中带血；肝火内炽，热扰心神，故心烦易怒、胸胁作痛、咽干口苦、颊赤便秘；舌红苔黄、脉弦数为火热炽盛之征。本证病位虽在肺，但病本则在肝。故治当清肝泻火，使火清气降，肺金自宁。

【方解】方中青黛咸寒，入肝肺二经，

清肝泻火，凉血止血；栀子苦寒，入心肝肺经，清热凉血，泻火除烦，炒黑可入血分而止血。两药合用，澄本清源，共为君药。火热灼津成痰，痰不清则咳不止，咳不止则血难宁，故用瓜蒌仁甘寒入肺，清热化痰，润肺止咳；海粉（现多用海浮石）清肺降火，软坚化痰，共为臣药。诃子苦涩性平，入肺与大肠经，清降敛肺，化痰止咳，用以为佐。诸药合用，共奏清肝宁肺之功，使木不刑金，肺复宣降，痰化咳平，其血自止。本方为治肝火犯肺之咳血证的常用方。

【配伍特点】肝肺同治，主以清肝，于清泻之中求止血之功。

【现代运用】本方常用于支气管扩张症、肺结核等咳血中医辨证属肝火犯肺者。

小蓟饮子

【出处】《济生方》，录自《玉机微义》。

【组成】生地黄　小蓟　滑石　木通　蒲黄　藕节　淡竹叶　当归　山栀子　甘草各等分（各9g）

【用法】上㕮咀，每服半两，水煎，空心服（现代用法：水煎服）。

【功用】凉血止血，利水通淋。

【主治】热结下焦之血淋、尿血。尿中见血，小便频数，赤涩热痛，或血尿，舌红，脉数。

【证治机理】本方证因下焦瘀热，损伤膀胱血络，气化失司所致。热聚膀胱，损伤血络，血随尿出，故尿中带血，其痛者为血淋，其不痛者为尿血；由于瘀热蕴结下焦，膀胱气化失司，故见小便频数、赤涩热痛；舌红、脉数亦为热结之征。治宜凉血止血，利水通淋。

【方解】方中小蓟甘凉入血分，清热凉血止血，又可利尿通淋，为君药。生地黄甘苦性寒，凉血止血，养阴清热；蒲黄、藕节助君药凉血止血，并能消瘀，共为臣药。君臣相配，使血止而不留瘀。滑石、竹叶、木通清热利水通淋；栀子清泻三焦之火，导热从下而出；当归养血和血，引血归经，并防诸药寒凉滞血之弊，合而为佐。佐使以甘草缓急止痛，和中调药。诸药合用，共成凉血止血为主、利水通淋为辅之方。本方为治疗血淋、尿血属实热证之常用方。

【配伍特点】凉血清利合法，止血之中寓以化瘀，清利之中寓以养阴。

【现代运用】本方常用于急性泌尿系感染、泌尿系结石、肾结核等中医辨证属下焦瘀热，蓄聚膀胱者。

槐花散

【出处】《普济本事方》。

【组成】槐花炒　柏叶杵，焙　荆芥穗　枳壳麸炒，各等分（各6g）

【用法】上为细末，用清米饮调下二钱，空心食前服（现代用法：为细末，每服6g，开水或米汤调下；亦可作汤剂，水煎服）。

【功用】清肠止血，疏风行气。

【主治】风热湿毒，壅遏肠道，损伤血络便血证。便前出血，或便后出血，或粪中带血，以及痔疮出血，血色鲜红或晦暗，舌红苔黄，脉数。

【证治机理】本方所治之肠风、脏毒，皆因风热或湿热邪毒，壅遏肠道血分，损伤脉络，血渗外溢所致。若属风热邪毒所致，则血色鲜红；若属湿热邪毒壅聚，则血色晦暗；舌红苔黄、脉数均为湿热之征。治宜清肠凉血为主，兼疏风行气。

【方解】方中槐花苦微寒，善清大肠湿热，凉血止血，为君药。侧柏叶苦涩微寒，凉血止血，为臣药。荆芥穗辛散疏风，微温不燥，炒用入血分而止血；盖大肠气机被风热湿毒所遏，故用枳壳行气宽肠，共为佐药。诸药合用，既能凉血止血，又能清肠疏风，使风热、湿热邪毒得清，而便血自止。本方是治疗肠风、脏毒下血之常用方。

【配伍特点】寓行气于止血之中，寄疏风于清肠之内，相反相成。

【现代运用】本方常用于治疗痔疮、结肠炎、肠癌或其他大便下血等中医辨证属风热或湿热邪毒，壅遏肠道，损伤脉络者。

黄土汤

【出处】《金匮要略》。

【组成】甘草　干地黄　白术　附子炮　阿胶　黄芩各三两（各9g）灶心黄土半斤（30g）

【用法】上七味，以水八升，煮取三升，分温二服（现代用法：先煎灶心土，澄清去渣，取汤汁，再煎余药，阿胶烊化）。

【功用】温阳健脾，养血止血。

【主治】脾阳不足，脾不统血证。大便

【鉴别】

下血，先便后血，或吐血、衄血，以及妇人崩漏，血色暗淡，四肢不温，面色萎黄，舌淡苔白，脉沉细无力。

【证治机理】本方证因脾阳不足，统摄无权所致。脾主统血，脾阳不足失去统摄之权，则血从上溢而为吐血、衄血；血从下走则为便血、崩漏；血色暗淡、四肢不温、面色萎黄、舌淡苔白、脉沉细无力皆为中焦虚寒，阴血不足之象。治宜温阳止血为主，兼以健脾养血。

【方解】方中灶心黄土（即伏龙肝）辛温而涩，温中止血，为君药。白术、附子温阳健脾，助君药以复脾土统血之权，共为臣药。然辛温之术、附易耗血动血，且出血者，阴血每亦亏耗，故以生地黄、阿胶滋阴养血止血，生地黄、阿胶得术、附则滋而不腻；更配苦寒之黄芩以制约术、附过于温燥之性，亦兼"止血"之能，为佐药。甘草调药和中为使。诸药合用，为温中健脾、养血止血之良剂。本方是治疗脾阳不足之便血或崩漏之常用方。

【配伍特点】寓止血于温阳滋阴之中，寒热并用，刚柔相济。

【现代运用】本方常用于消化道出血及功能性子宫出血等中医辨证属脾阳不足者。

	黄土汤	归脾汤
相同点	均可用于治疗脾不统血之便血、崩漏	
不同点	治疗脾阳不足，统摄无权之便血、崩漏等证。治宜温阳健脾为主，养血止血为辅。方中灶心黄土合炮附子、白术为主，配伍生地黄、阿胶、黄芩以温阳健脾而摄血，滋阴养血而止血	治疗心脾两虚，统摄无权之便血、崩漏等证。治宜心脾同治，气血并调。方中重用黄芪、龙眼肉，配伍人参、白术、当归、茯神、酸枣仁、远志，补气健脾，养心安神

复习思考题

1. 补阳还五汤为活血祛瘀剂，为何重用补气之黄芪？

2. 温经汤和生化汤皆为养血与祛瘀并用之妇科常用方，临床如何区别运用？

3. 孕妇一般禁用活血祛瘀药，为何桂枝茯苓丸可治妊娠而有癥块者？

4. 比较小蓟饮子和导赤散在主治、功用、配伍等方面的异同。

5. 黄土汤和归脾汤均可用于脾不统血之出血证，临证如何区别使用？

第十二章

治风剂

凡以疏散外风或平息内风等作用为主，用于治疗风病的方剂，统称为治风剂。

治风剂适用于外感风邪或风从内生之证。风病可分为外风和内风两类。外风是指六淫之邪侵袭肌表、经络、筋肉、骨节之证。因风邪常与寒、湿、燥、热等相合为患，故其又有风热、风湿、风寒之别。他如风邪毒气，从皮肤破伤处侵入人体而致之破伤风，亦属外风范围。外风主要表现为头痛、恶风、肌肤瘙痒、肢体麻木、筋骨挛痛、关节屈伸不利，或口眼㖞斜，甚则角弓反张等症。内风是指脏腑所生之风，多见于肝风上扰、热盛动风、阴虚风动及血虚生风等。内风常见眩晕、震颤、四肢抽搐、足废不用、语言謇涩，或卒然昏倒、不省人事、口眼㖞斜、半身不遂等症。外风治宜疏散，内风治宜平息。因此，本类方剂可分为疏散外风剂和平息内风剂两类。

使用治风剂，首先要辨明风病之内外属性。其次辨明外风证之寒、热及兼夹病邪，如风邪夹寒、夹热、夹湿、夹痰者，则应与祛寒、清热、化湿、化痰等法配合。此外，外风与内风之间，亦可相互影响。外风可引动内风，内风又可兼夹外风。故此，立法用药，须分清主次，全面兼顾。

第一节　疏散外风剂

疏散外风剂，适用于外风所致之病证，代表方如川芎茶调散、消风散、大秦艽汤等。

川芎茶调散

【出处】《太平惠民和剂局方》。

【组成】薄荷叶不见火，八两（12g）川芎　荆芥去梗，各四两（各12g）细辛去芦，一两（3g）防风去芦，一两半（4.5g）白芷　羌活　甘草爁，各二两（各6g）

【用法】上为细末，每服二钱（6g），食后，茶清调下（现代用法：共为细末，每服6g，每日2次，饭后清茶调服；亦可作汤剂，水煎服）。

【功用】疏风止痛。

【主治】外感风邪头痛。偏正头痛，或颠顶作痛，目眩鼻塞，或恶寒发热，舌苔薄白，脉浮。

【证治机理】本证为外感风邪，上扰头目，阻遏清阳所致。头为诸阳之会，风邪外袭，循经上犯头部，扰乱清阳，遏阻气机，故头痛、目眩；风邪袭表，邪正相争，故见恶寒发热、鼻塞、舌苔薄白、脉浮等症。若风邪稽留不解，头痛久而不愈者，其痛或偏或正，或牵引眉棱骨痛，休作无时，即为头风。治宜散风邪，止头痛。

【方解】方中川芎辛温，为"诸经头痛之要药"，善于祛风活血而止头痛，长于治少阳、厥阴经头痛，为君药。薄荷、荆芥轻而上行，善疏风止痛，并能清利头目，为臣药。羌活、白芷、细辛、防风均能疏风止痛，其中羌活长于治太阳经头痛；白芷长于治阳明经头痛；细辛散寒止痛，并长于治少阴经头痛；防风辛散上部风邪。诸药助君臣

药以增强疏风止痛之效，均为佐药。炙甘草益气和中，调和诸药，为佐使药。服时以茶清调下，取其苦凉之性，既可上清头目，又能制约风药的过于温燥与升散。诸药合用，共奏疏风止痛之效。本方为治外感风邪头痛之常用方。

【配伍特点】辛散疏风于上，诸经兼顾；佐入苦凉之品，寓降于升。

【现代运用】本方常用于感冒头痛、偏头痛、血管神经性头痛、慢性鼻炎头痛、颈椎病性头痛等中医辨证属风邪所致者。

【附方】

菊花茶调散	
出处	《丹溪心法附余》
组成	菊花 川芎 荆芥穗 羌活 甘草 白芷各二两（各6g） 细辛洗净，一两（3g） 防风去芦，一两半（4.5g） 蝉蜕 僵蚕 薄荷各五钱（各1.5g）
用法	上为末，每服二钱（6g），食后茶清调下
功用	疏风止痛，清利头目
主治	风热上犯头目之偏正头痛，或颠顶作痛，头晕目眩

【鉴别】

	川芎茶调散	菊花茶调散
相同点	均能疏风解表止痛，主治外感风邪头痛，皆有羌活、防风、白芷、细辛、川芎、甘草	
不同点	主治外感风邪头痛，或有发热恶寒，目眩，鼻塞，苔白，脉浮	方中加菊花、蝉蜕、僵蚕，疏散风热、清利头目之力增强。主治风热上泛头目之偏正头痛，或颠顶痛，头晕目眩

	川芎茶调散	九味羌活汤
相同点	均能疏风解表止痛，主治外感风邪头痛，皆有羌活、防风、白芷、细辛、川芎、甘草	
不同点	疏风止头痛为主，主治外感风邪头痛，或有发热恶寒，目眩，鼻塞，苔白，脉浮	发汗祛湿为主，兼清里热，主治外感风寒湿邪而有里热，肢体酸痛，伴发热恶寒，无汗，口苦而渴，苔白腻，脉浮。苍术祛湿，生地黄、黄芩清里热

消风散

【出处】《外科正宗》。

【组成】当归　生地　防风　蝉蜕　知母　苦参　胡麻　荆芥　苍术　牛蒡子　石膏各一钱（各6g）甘草　木通各五分（各3g）

【用法】水二盅，煎至八分，食远服（现代用法：水煎服）。

【功用】疏风除湿，清热养血。

【主治】风疹、湿疹。皮肤瘙痒，疹出色红，或遍身如云片斑点，抓破后渗出津水，苔白或黄，脉浮数。

【证治机理】本证系由风热或风湿之邪侵袭人体，浸淫血脉，内不得疏泄，外不得透达，郁于肌肤腠理之间所致，故见皮肤疹出色红、瘙痒，或津水流溢；苔白或黄、脉浮数为风热之征。治宜疏风止痒为主，配以除湿、清热、养血。

【附方】

【方解】方中荆芥、防风、蝉蜕、牛蒡子辛散以达邪，疏风以止痒，为君药。风湿相搏而致水液流溢，苍术祛风除湿，苦参清热燥湿，木通渗利湿热，俱为臣药。风邪易于化热，故用石膏、知母清热泻火；风热或风湿浸淫血脉则伤阴血，苦寒渗利之品亦可伤及阴血，故用当归、生地黄、胡麻仁以养血活血，滋阴润燥，既补已伤之阴血，且达"治风先治血，血行风自灭"之意，又制约诸药之温燥，皆为佐药。生甘草清热解毒，调和诸药，为使药。诸药合用，使风湿得去，血脉调和，则瘙痒自止。本方为治风疹、湿疹之常用方。

【配伍特点】辛散苦燥甘润相伍，外疏清利之中寓润养之法。

【现代运用】本方常用于荨麻疹、湿疹、过敏性皮炎、药物性皮炎、神经性皮炎等中医辨证属风邪所致者。

当归饮子	
出处	《济生方》
组成	当归去芦　白芍药　川芎　生地黄洗　白蒺藜炒,去尖　防风去芦　荆芥穗各一两（各9g）何首乌　黄芪去芦　甘草炙,各半两（15g）

续表

当归饮子

用法	上㕮咀，每服四钱（12g），水一盏半，加生姜五片，煎至八分，去滓温服，不拘时候
功用	养血活血，祛风止痒
主治	血虚有热，风邪侵袭。皮肤疮疖，或肿或痒，或发赤疹瘙痒

【鉴别】

	消风散	当归饮子
相同点	均是治疗瘙痒性皮肤病的常用方，有疏风清热、养血止痒之功，用于风疹、湿疹及其他皮肤瘙痒	
不同点	石膏、知母、生地黄清热，苦参、木通、苍术利湿，故宜于湿热较重者	当归、芍药、川芎、何首乌和黄芪，除养血以外，尚能补益肺气以固表，故宜于血虚表弱之瘙痒日久而气血不足者

防风通圣散

【出处】《黄帝素问宣明论方》。

【组成】防风　川芎　当归　芍药　大黄　薄荷叶　麻黄　连翘　芒硝各半两（各6g）　石膏　黄芩　桔梗各一两（各12g）　滑石三两（20g）　甘草二两（10g）　荆芥　白术　栀子各一分（各3g）

【用法】上为末，每服二钱，水一大盏，加生姜三片，煎至六分，温服（现代用法：作水丸，每服6g，加生姜3片，煎汤送服，日2次；亦可作汤剂，水煎服）。

【功用】疏风解表，泄热通便。

【主治】风热壅盛，表里俱实证。憎寒壮热，头目昏眩，目赤睛痛，口苦而干，咽喉不利，胸膈痞闷，咳呕喘满，涕唾稠黏，大便秘结，小便赤涩，舌苔黄腻，脉数有力。并治疮疡肿毒，肠风痔漏，鼻赤，瘾疹等。

【证治机理】本证为外感风邪，内有蕴热，表里皆实所致。外感风邪，邪正交争于表，故憎寒壮热；风热上攻，以致头目昏眩、目赤睛痛；风淫于内，肺胃受邪，化而为热，故口苦舌干、咳呕喘满、咽喉不利、涕唾稠黏、便秘溲赤；舌苔黄腻、脉数有力亦为里实之征。所治之疮疡肿毒，肠风痔漏，鼻赤，瘾疹等证，亦辨证属风热壅盛者。治宜疏风解表，泄热通便。

【方解】方中防风、荆芥、薄荷、麻黄升散发汗，疏散表邪。石膏、连翘、桔梗、黄芩苦寒直折，清肺胃之热。大黄、芒硝泄热通便，使热结从大便而出；栀子、滑石清热利尿，引热自小便出，四药相伍，使里热从二便分消。川芎、当归、芍药养血和血，寓"治风先治血，血行风自安"之意。白术健脾，生姜既能发表，又可和胃，甘草缓峻而和中。本方为治风热壅盛，表里俱实证之常用方。

【配伍特点】汗下清利于合法，分消表里邪热，养血益气扶正。

【现代运用】本方常用于感冒、流行性感冒、荨麻疹、湿疹、神经或血管性头痛、三叉神经痛等中医辨证属风热壅盛，里闭不通者。

大秦艽汤

【出处】《素问病机气宜保命集》。

【组成】秦艽三两（9g） 甘草 川芎 川独活 当归 白芍 石膏各二两（各6g） 羌活 防风 白芷 黄芩 白术 茯苓 生地黄 熟地黄各一两（各3g） 细辛半两（1.5g）

【用法】上十六味，锉。每服一两，水煎去滓，温服无时（现代用法：水煎服）。

【功用】祛风清热，养血活血。

【主治】风邪初中经络证。口眼喎斜，舌强不能言语，手足不能运动，风邪散见，不拘一经者。

【附方】

【证治机理】本证为风邪初中，病在经络，气血痹阻，筋脉失养所致。中风多因正气不足，营血虚弱，脉络空虚，不能养筋，而外风乘虚而入，致气血痹阻，经络不畅，故口眼喎斜、手足不能运动、舌强不能言语。治以祛风清热，养血活血。

【方解】方中重用秦艽祛风通络，为君药。羌活、独活、防风、白芷、细辛均为辛散之品，既疏散外风以祛邪，又通络搜邪，为臣药。熟地黄、当归、白芍、川芎养血活血，使血足筋荣，络通血行，并能制诸风药之温燥；白术、茯苓、甘草益气健脾，以化生气血；生地黄、石膏、黄芩以清郁热，共为佐药。甘草调和诸药，亦兼使药。诸药相配，疏养结合，邪正兼顾。本方为治风邪初中经络之常用方。

【配伍特点】辛温甘寒，外散内补，气血兼顾，清养并行。

【常用加减】如遇天阴，加生姜煎七八片；如心下痞，每两加枳实一钱同煎。

【现代运用】本方常用于面神经麻痹、脑血管痉挛、脑梗死而致的语言謇涩、肢体运动障碍等中医辨证属风邪初中经络者。

小续命汤	
出处	《备急千金要方》
组成	麻黄 防己 人参 桂心 黄芩 芍药 甘草 川芎 杏仁各一两（各9g） 防风一两半（4.5g） 附子一枚（3g） 生姜五两（15g）
用法	上十二味，㕮咀，以水一斗，先煮麻黄三沸去沫，内诸药，煮服三升，分三服，甚良。不瘥，更合三四剂必佳，取汗随入风轻重虚实也
功用	祛风散寒，益气温阳
主治	阳气不足，风中经络。口眼喎斜，语言不利，筋脉拘急，半身不遂，或神志闷乱等。亦治风湿痹痛

【鉴别】

	大秦艽汤	小续命汤
相同点	同治风邪初中经络证，组方均有辛散祛风药	
不同点	证因营血不足，风邪兼有郁热，故方中配伍归、芎、芍、地以养血活血，柔养筋脉，配生地黄、石膏、黄芩清解郁热，功善疏风清热，养血活血	证因阳气虚弱，风寒外中，故方中配伍麻黄、生姜发散风寒，人参、附子、肉桂以温阳益气，功善祛风散寒，益气温阳

牵正散

【出处】《杨氏家藏方》。

【组成】白附子　白僵蚕　全蝎去毒，并生用，各等分（各5g）

【用法】上为细末，每服一钱（3g），热酒调下，不拘时候（现代用法：共为细末，每次3g，温酒送服，日服2～3次；亦可作汤剂，水煎服）。

【功用】祛风化痰，通络止痉。

【主治】风中头面经络。口眼㖞斜，或面肌抽动，舌淡苔白。

【证治机理】本证为风痰阻于头面经络所致。太阳外中于风，阳明内蓄痰浊，风痰相引，阻滞头面经络，经隧不利，筋肉失养，则弛缓不用；无邪之处，气血运行通畅，筋肉相对而急，缓为急所牵引，故口眼㖞斜、面肌抽动。治宜祛风化痰，通络止痉。

【方解】方中白附子祛风化痰，尤善散头面之风，为君药。全蝎、僵蚕祛风止痉，其中全蝎长于通络，僵蚕且能化痰，共为臣药。用热酒调服，以助宣通血脉，并能引药入络，直达病所，以为佐使。三味合用，风邪得散，痰浊得化，痉急得缓。经络复畅，筋肉得养，则㖞斜之口眼得以复正，是名

"牵正"。本方为治风痰阻于头面经络之常用方。

【配伍特点】辛温上行以祛风痰，药简力宏。

【现代运用】本方常用于治疗面神经炎、三叉神经痛、头痛、偏头痛等中医辨证属风痰阻络者。

小活络丹（原名活络丹）

【出处】《太平惠民和剂局方》。

【组成】川乌炮，去皮、脐　草乌炮，去皮、脐　地龙去土　天南星炮，各六两（各6g）　乳香研　没药研，各二两二钱（各3g）

【用法】上为细末，入研药和匀，酒面糊为丸，如梧桐子大，每服二十丸，空心，日午冷酒送下，荆芥茶下亦得（现代用法：以上6味，粉碎成细末，过筛，加炼蜜制成丸药，每丸重3g，每服1丸，每日2次，用陈酒或温开水送服；亦可作汤剂，川乌、草乌先煎30分钟）。

【功用】祛风除湿，化痰通络，活血止痛。

【主治】风寒湿痹。肢体筋脉挛痛，关节屈伸不利，疼痛游走不定。亦治中风，手足不仁，日久不愈，经络中有湿痰瘀血，而

见腰腿沉重，或腿臂间作痛。

【证治机理】本证为风寒湿邪与瘀血痰浊阻滞经络所致。风寒湿邪侵入经络，可至周身气血不得宣通，营卫不畅，津凝为痰，血停为瘀，经络痹阻，使肌肉筋骨失养，日久不愈，故见肢体筋脉疼痛、麻木拘挛、关节屈伸不利、疼痛游走不定；至于中风所致手足不仁、腰腿沉重，或腿臂间作痛者，亦因湿痰瘀血阻滞经络。治宜祛风除湿，化痰通络，活血止痛。

【方解】方中制川乌、制草乌辛热峻烈，善搜风除湿，散寒止痛，宣痹通络，共为君药。天南星辛温燥烈，祛风散寒，燥湿化痰，善祛经络之顽痰，为臣药。乳香、没药行气活血止痛；地龙善行走窜，通经活络，共为佐药。以酒送服者，取其辛散温通之性以助药势，并引诸药直达病所，为使药。诸药合用，使经络之风得散，寒湿之邪得除，痰瘀得消，则经络通畅而诸症解。本方为治风寒痰湿瘀血痹阻经络之常用方。

【配伍特点】辛热温通，峻药缓用，功善止痛。

【现代运用】本方常用于风湿性关节炎、类风湿关节炎、骨质增生症、颈椎病、腰椎病等中医辨证属风寒湿而兼有痰凝血瘀者。

【附方】

大活络丹

出处	《兰台轨范》
组成	白花蛇 乌梢蛇 威灵仙 两头尖俱酒浸 草乌 天麻煨 全蝎去毒 首乌黑豆水浸 龟板炙 麻黄 贯众 甘草炙 羌活 官桂 藿香 乌药 黄连 熟地 大黄蒸 木香 沉香各二两（各60g） 细辛 赤芍 没药去油，另研 丁香 乳香去油，另研 僵蚕 天南星姜制 青皮 骨碎补 白蔻 安息香酒蒸 黑附子制 黄芩蒸 茯苓 香附酒浸，焙 玄参 白术各一两（各30g） 防风二两半（75g） 葛根 虎胫骨炙，现代用人工品代 当归各一两半（各45g） 血竭另研，七钱（21g） 地龙炙 犀角现用水牛角代 麝香另研 松脂各五钱（各15g） 牛黄另研 冰片另研，各一钱半（各4.5g） 人参三两（90g）
用法	上共五十味为末，蜜丸如桂圆核大，金箔为衣。每服一丸（5g），陈酒送下
功用	祛风扶正，活络止痛
主治	风湿痰瘀阻于经络而正气不足之中风瘫痪、痿痹、阴疽、流注，或治跌打损伤等

【鉴别】

	小活络丹	大活络丹
相同点	功用均可祛风散寒通络，治疗全身肌肉关节拘挛疼痛	
不同点	以祛风、散寒、除湿药配伍化痰、活血药组方，纯为祛邪所设，故适用于邪实而正气不衰者	以祛风、温里、除湿、活血药配伍补气、养血、滋阴、助阳等扶正之品组方，故适用于邪实正虚之证，属标本兼顾之治

玉真散

【出处】《外科正宗》。

【组成】天南星 防风 白芷 天麻 羌活 白附子各等分（各6g）

【用法】上为细末，每服二钱（6g），热酒一盏调服。更敷伤处。若牙关紧急、腰背反张者，每服三钱（9g），用热童便调服（现代用法：共为细末，每次3～6g，每日3次，用热酒或童便调服；外用适量，敷患处；亦可作汤剂，水煎服。服药后须盖被取汗，并宜避风）。

【功用】祛风化痰，定搐止痉。

【主治】破伤风。牙关紧急，口撮唇紧，身体强直，角弓反张，甚则咬牙缩舌，脉弦紧。

【证治机理】本证为风毒自皮肉破损处侵入所致。风毒侵入经脉，引动肝风，上入脑络，痰蒙清窍，故见牙关紧急、口撮唇紧、身体强直、角弓反张，甚则咬牙缩舌，脉弦紧。治宜祛风化痰，定搐止痉。

【方解】方中天南星、白附子祛风化痰，定搐止痉，为治破伤风之要药，共为君药。羌活、白芷、防风辛散疏风，助君药疏散风邪，为臣药。天麻息风止痉，为佐药。热酒或童便善通经络，行气血，为引经之使药。综观全方用药，以疏散为主，祛风之力较强，用于破伤风，有风散搐定之功。本方为治破伤风之代表方。

【配伍特点】法取辛温疏散，祛风化痰以止痉。

【现代运用】本方常用于高热惊厥、破伤风、脑炎、脑膜炎等见肌肉挛急、角弓反张者；面神经炎、三叉神经痛、头痛、偏头痛等中医辨证属外风者亦可使用。

第二节 平息内风剂

平息内风剂，适用于内风所致之病证，代表方如羚角钩藤汤、镇肝熄风汤、天麻钩藤饮、大定风珠等。

羚角钩藤汤

【出处】《通俗伤寒论》

【组成】羚角片先煎，钱半（4.5g） 霜桑叶二钱（6g） 京川贝去心，四钱（12g） 鲜生地五钱（15g） 双钩藤后入，三钱（9g） 滁菊花三钱（9g） 茯神木三钱（9g） 生白芍三钱（9g） 生甘草八分（3g） 淡竹茹鲜制，与羚羊角先煎代水，五钱（15g）

【用法】水煎服。

【功用】凉肝息风，增液舒筋。

【主治】热盛动风证。高热不退，烦闷躁扰，手足抽搐，发为痉厥，甚则神昏，舌绛而干，或舌焦起刺，脉弦而数。

【证治机理】本证为温热病邪传厥阴，肝经热盛，热极动风所致。邪热炽盛，故高热不退；热扰心神，则烦闷躁扰，甚则神昏；肝藏血主筋，热灼阴伤，热极动风，风火相扇，灼伤阴津，筋脉失养，以致手足抽搐，发为痉厥，舌质绛而干，或舌焦起刺，脉弦而数。治宜凉肝息风，增液舒筋。

【方解】方中羚羊角，清泄肝热，为息风止痉之要药；钩藤清热平肝，息风止痉，共为君药。桑叶、菊花辛凉疏泄，清热平肝息风，为臣药。鲜生地黄、白芍、生甘草相配，酸甘化阴，滋阴增液，柔肝舒筋，以缓肝急；川贝母、鲜竹茹以清热化痰；茯神木宁心安神，共为佐药。生甘草调和诸药，又为使药。本方为治肝热生风证之常用方。

【配伍特点】咸寒而甘与辛凉合方，清息之中寓辛疏酸甘之意，共成"凉肝息风"之法。

【附方】

【现代运用】本方常用于流行性乙型脑炎、流行性脑脊髓膜炎、高血压病、脑出血、脑梗死、帕金森病、重症肺炎、小儿破伤风等中医辨证属肝经热盛，热极生风者。

钩藤饮	
出处	《医宗金鉴》
组成	人参（3g） 全蝎去毒（0.9g） 羚羊角（0.3g） 天麻（6g） 甘草炙（1.5g） 钩藤（9g）（原著本方无用量）
用法	水煎服
功用	清热息风，益气解痉
主治	小儿天钓证。惊悸壮热，眼目上翻，手足瘈疭，爪甲青色，证似惊风，但目多仰视者

【鉴别】

	羚角钩藤汤	钩藤饮
相同点	均能息风解痉，治疗高热惊厥，皆有羚羊角、钩藤、甘草	
不同点	除凉肝息风以外，配伍生地黄、白芍、甘草酸甘化阴，滋阴增液；川贝母、竹茹清热化痰；茯苓安神	除清热凉肝息风以外，配伍人参益气

镇肝熄风汤

【出处】《医学衷中参西录》。

【组成】怀牛膝一两（30g） 生赭石轧细，一两（30g） 生龙骨捣碎，五钱（15g） 生牡蛎捣碎，五钱（15g） 生龟板捣碎，五钱（15g） 生杭芍五钱（15g） 玄参五钱（15g） 天冬五钱（15g） 川楝子捣碎，二钱（6g） 生麦芽二钱（6g） 茵陈二钱（6g） 甘草钱半（4.5g）

【用法】水煎服。

【功用】镇肝息风，滋阴潜阳。

【主治】类中风。头目眩晕，目胀耳鸣，脑部热痛，心中烦热，面色如醉，或时常噫气，或肢体渐觉不利，口角渐形㖞斜；甚或眩晕颠仆，昏不知人，移时始醒；或醒后不能复原，脉弦长有力。

【证治机理】本证为肝肾阴虚，肝阳化风所致。肝肾阴虚，肝阳偏亢，阳亢化风，风阳上扰，气血随风上逆，故见头目眩晕、目胀耳鸣、脑部热痛、面红如醉；肾水不能上济心火，心肝火盛，则心中烦热；肝阳偏亢，气血随之逆乱，遂致卒中，轻则风中经络，肢体渐觉不利、口眼渐形㖞斜，重则风中脏腑，眩晕颠仆、不知人事等。本证以肝肾阴虚为本，肝阳上亢，气血逆乱为标，以标实为主。治宜镇肝息风，滋阴潜阳。

【方解】方中重用怀牛膝滋补肝肾，以引血下行，为君药。代赭石质重沉降，镇肝降逆，合牛膝以引气血下行；龙骨、牡蛎、龟甲、白芍益阴潜阳，镇肝息风，共为臣药。玄参、天冬滋阴清热，合龟甲、白芍滋水以涵木，滋阴以柔肝；茵陈、川楝子、生麦芽清泄肝热，疏肝理气，以顺其性，均为

佐药。甘草调和诸药，合生麦芽又能和胃安中，以防金石、介壳类药物碍胃，用为佐使。本方为治阴虚阳亢之类中风的常用方。

【配伍特点】镇降下行，重在治标，滋潜清疏，以适肝性。

【常用加减】心中热甚者，加生石膏一两；痰多者，加胆星二钱；尺脉重按虚者，加熟地黄八钱、净萸肉五钱；大便不实者，去龟板、赭石，加赤石脂一两。

【现代运用】本方常用于高血压病、动脉硬化症、脑出血或脑梗死等中医辨证属肝阳上亢，肝肾阴虚者。

【附方】

建瓴汤	
出处	《医学衷中参西录》
组成	生怀山药一两（30g）　怀牛膝一两（30g）　生赭石轧细，八钱（24g）　生龙骨捣碎，六钱（18g）　生牡蛎捣碎，六钱（18g）　生怀地黄六钱（18g）　生杭芍四钱（12g）　柏子仁四钱（12g）
用法	磨取铁锈浓水，以之煎药
功用	镇肝息风，滋阴安神
主治	肝阳上亢证。头目眩晕，耳鸣目胀，心悸健忘，烦躁不宁，失眠多梦，脉弦长而硬

【鉴别】

	镇肝熄风汤	建瓴汤
相同点	均有镇肝息风、滋阴潜阳之功，主治肝肾阴虚，肝阳上亢之证，皆含有怀牛膝、代赭石、龙骨、牡蛎和白芍	
不同点	镇肝潜阳之力较强，补肝肾之中兼有疏肝之法	镇肝潜阳与补益肝肾并重，兼有宁心安神之功

天麻钩藤饮

【出处】《中医内科杂病证治新义》。

【组成】天麻（9g）　钩藤（12g）　生决明（18g）　山栀　黄芩（各9g）　川牛膝（12g）　杜仲　益母草　桑寄生　夜交藤　朱茯神（各9g）（原著本方无用量）

【用法】水煎服。

【功用】平肝息风，清热活血，补益肝肾。

【主治】肝阳偏亢，肝风上扰证。头痛，眩晕，失眠，舌红苔黄，脉弦或数。

【证治机理】本证由肝肾不足，肝阳偏亢，肝风内生所致。肝阳偏亢，风阳上扰，故头痛、眩晕；肝阳有余，化热扰心，而见失眠多梦等。本证属本虚标实，而以标实为主，治宜平肝息风，清热安神，补益肝肾。

【方解】方中天麻息风止痉，平抑肝阳；钩藤息风止痉，清热平肝，共为君药。石决明咸寒质重，平肝潜阳，除热明目；川牛膝引血下行，并能活血利水，共为臣药。杜仲、桑寄生补益肝肾以制上亢之肝阳；栀子、黄芩清肝降火；益母草活血利水；夜交藤、朱茯神宁心安神，均为佐药。本方为治肝阳偏亢，肝风上扰证之常用方。

【配伍特点】清平养并用，主以平肝；心肝肾同治，重在治肝。

【现代运用】本方常用于高血压病、高血压性脑病、脑出血、高热惊厥、癫痫、梅尼埃病、神经官能症等中医辨证属肝阳上亢者。

大定风珠

【出处】《温病条辨》。

【组成】生白芍六钱（18g）　阿胶三钱（9g）　生龟板四钱（12g）　干地黄六钱（18g）　麻仁二钱（6g）　五味子二钱（6g）　生牡蛎四钱（12g）　麦冬连心，六钱（18g）　甘草炙，四钱（12g）　鸡子黄生，二枚（2个）　鳖甲生，四钱（12g）

【用法】水八杯，煮取三杯，去滓，入阿胶烊化，再入鸡子黄，搅令相得，分三次服（现代用法：水煎去渣，入阿胶烊化，再入鸡子黄，搅匀，分3次温服）。

【功用】滋阴息风。

【主治】阴虚风动证。温病后期，神倦瘛疭，舌绛苔少，脉气虚弱，时时欲脱者。

【证治机理】本证为温病后期，邪热久羁，灼伤真阴，或因误汗、妄攻，重伤阴液所致。肝为风木之脏，阴液大亏，水不涵木，虚风内动，故手足瘛疭；真阴欲竭，故见神倦乏力、舌绛苔少、脉气虚弱，有时时欲脱之势。治当滋阴养液，平息内风。

【方解】方中鸡子黄、阿胶为血肉有情之品，滋阴养液以息虚风，共为君药。麦冬、干生地黄、生白芍滋阴增液，养血柔肝，为臣药。生龟甲、生鳖甲滋阴潜阳；生牡蛎平肝潜阳；麻子仁养阴润燥；五味子酸收敛阴，共为佐药。甘草调和诸药，与白芍配伍，酸甘化阴。诸药合用，滋补真阴，潜阳息风，使阴液得复，筋脉得养，则虚风自息。本方为治温病后期，真阴大亏，虚风内动证之常用方，亦为滋阴息风法之代表方。

【配伍特点】血肉有情之品与滋养潜镇合方，寓息风于滋养之中，共成"酸甘咸法"。

【现代运用】本方常用于乙型脑炎、眩晕、甲状腺功能亢进症、甲亢术后手足搐搦症、神经性震颤等中医辨证属阴虚风动者。

【使用注意】若阴液虽亏而邪热犹盛者，则非本方所宜，《温病条辨》有言："壮火尚盛者，不得用定风珠、复脉。"

【附方】

	小定风珠	三甲复脉汤	阿胶鸡子黄汤
出处	《温病条辨》	《温病条辨》	《通俗伤寒论》
组成	鸡子黄生用，一枚（1个） 真阿胶二钱（6g） 生龟板六钱（18g） 童便一杯（15mL） 淡菜三钱（9g）	炙甘草六钱（18g） 干地黄六钱（18g） 生白芍六钱（18g） 麦不去心，五钱（15g） 阿胶三钱（9g） 麻仁三钱（9g） 生牡蛎五钱（15g） 生鳖甲八钱（24g） 生龟板一两（30g）	陈阿胶烊冲，二钱（6g） 生白芍三钱（9g） 石决明杵，五钱（15g） 双钩藤二钱（6g） 大生地四钱（12g） 清炙草六分（2g） 生牡蛎杵，四钱（12g） 络石藤三钱（9g） 茯神木四钱（12g） 鸡子黄先煎代水，二枚（2个）
用法	水五杯，先煮龟板、淡菜，得二杯，去滓，入阿胶，上火烊化，纳鸡子黄，搅令相得，再冲童便，顿服之	水八杯，煮取三杯，分三次服	水煎服
功用	滋阴潜阳，息风降逆	滋阴复脉，潜阳息风	滋阴养血，柔肝息风
主治	温邪久羁下焦，消烁肝肾阴液，虚火上冲，既厥且哕，脉细而劲	温病热邪久稽下焦，热深厥甚，脉细促，心中憺憺大动，甚者心中痛，或手足蠕动者	热伤阴血，虚风内动证。筋脉拘急，手足瘛疭，或头目眩晕，舌绛苔少，脉细数者

【鉴别】

	大定风珠	小定风珠	三甲复脉汤	阿胶鸡子黄汤
相同点	均能滋阴息风，用于温邪久羁，热伤阴血所致之风动证			
不同点	在三甲复脉汤基础上加鸡子黄、五味子，滋阴息风之力较强，且有收敛之功，适用于脉气虚弱，有时时欲脱之势者	滋阴息风之力弱于大定风珠，尚能降逆止哕	滋阴息风之力稍逊，长于复脉，适用于脉细促，心中憺憺大动者	以血肉有情之品合滋阴柔肝药以滋阴息风，尚能镇肝息风，标本兼顾

复习思考题

1.如何理解"治风先治血，血行风自灭"的意义？试举方例说明之。

2.试述川芎茶调散的组方配伍意义及主治证。

3.羚角钩藤汤与大定风珠在组方配伍、功用及主治证方面有何不同？试分析比较之。

4.试分析镇肝熄风汤与天麻钩藤饮在组方、配伍、功用及主治证的异同。

第十三章

治燥剂

凡以轻宣外燥或滋阴润燥等作用为主，用于治疗燥证的方剂，统称为治燥剂。

治燥剂适用于燥邪袭表或燥从内生之证。燥证，有外燥和内燥之分，系指感受秋令燥邪或脏腑津液枯耗所致病证，临床以咽干口渴、肌肤干燥、舌燥、脉细等为主症。外燥其病始于肺卫，可用辛散轻宣的药物轻宣外燥，但由于秋令气候有偏凉或偏热之异，正如《通俗伤寒论》云："秋深初凉，西风肃杀，感之者多病风燥，此属燥凉，较严冬为轻。若久晴无雨，秋阳以曝，感之者病多温燥，此属燥热，较暮春风温为重。"因此，凉燥治宜辛苦温润，温燥治宜辛凉甘润。内燥是由于津液亏耗，脏腑失润所致，常累及肺、胃、肾、大肠等脏腑，上燥多病在肺，中燥多涉及胃，下燥多病在肾与大肠，内燥宜用甘凉濡润的药物滋阴润燥。

根据"燥者濡之"的原则，治疗燥证当以濡润为法。外燥宜轻宣祛邪外达，内燥宜滋养濡润复津，故治燥剂分为轻宣外燥剂和滋润内燥剂两类。

治燥剂多由甘凉滋润药物为主组成，易于助湿碍气而影响脾胃运化，故素体多湿、脾虚便溏、气滞痰盛者均当慎用。燥邪最易化热，伤津耗气，故其组方在轻宣或滋润之中常需配伍清热泻火或益气生津之品，慎用辛香耗津或苦寒化燥之品，以免重伤津液。

第一节 轻宣外燥剂

轻宣外燥剂，适用于外感凉燥或温燥之证，代表方如杏苏散、桑杏汤、清燥救肺汤等。

杏苏散

【出处】《温病条辨》。

【组成】苏叶（9g） 半夏（9g） 茯苓（9g） 甘草（3g） 前胡（9g） 苦桔梗（6g） 枳壳（6g） 生姜（3片） 橘皮（6g） 大枣去核（3枚） 杏仁（9g）（原著本方无用量）

【用法】水煎温服。

【功用】轻宣凉燥，理肺化痰。

【主治】外感凉燥证。咳嗽痰稀，鼻塞头微痛，或恶寒无汗，苔白，脉弦。

【证治机理】外感凉燥证乃因外感凉燥之邪，肺失宣肃，痰湿内阻所致。凉燥伤表，则恶寒无汗、头微痛；凉燥伤肺，宣肃失常，津液内结，则咳嗽痰稀；鼻为肺之门户，肺气为燥邪郁遏，燥伤肺津，则鼻塞。法当轻宣凉燥，理肺化痰。

【方解】方中苏叶辛温不燥，发汗解表，宣畅肺气，使凉燥之邪从表而解；杏仁苦温而润，肃降肺气，润燥止咳，二药配伍，苦辛温润，合用为君。前胡疏风解表以助苏叶，降气化痰以助杏仁；桔梗、枳壳宣降肺气，既疏理胸膈气机，又化痰止咳，三药合用，复肺之宣肃，使气顺津布，达理肺化痰之效，共用为臣。陈皮、半夏行气燥湿化痰，茯苓渗湿健脾以杜生痰之源；生姜、大枣调和营卫，滋脾行津以助润燥，共为佐药。甘草调和药性，且合桔梗宣肺利咽，为佐使之用。本方为治疗凉燥之代表方。

【配伍特点】苦辛微温，肺脾同治，重在治肺轻宣。

【现代运用】本方常用于上呼吸道感染、慢性支气管炎、肺气肿等中医辨证属外感凉燥或外感风寒较轻，肺失宣降者。

桑杏汤

【出处】《温病条辨》。

【组成】桑叶一钱（3g） 杏仁一钱五分（4.5g） 沙参二钱（6g） 象贝一钱（3g） 香豉一钱（3g） 栀皮一钱（3g） 梨皮一钱（3g）

【用法】水二杯，煎取一杯，顿服之，重者再作服。轻药不得重用，重用必过病所（现代用法：水煎顿服）。

【功用】轻宣温燥，润肺止咳。

【主治】外感温燥证。干咳无痰，或痰

【鉴别】

少而黏，咽干鼻燥，口微渴，身热不甚，或头痛，微恶风寒，舌红，苔薄白而干，脉浮数而右脉大。

【证治机理】外感温燥证系因温燥伤于肺卫，肺失清肃，津液受损所致。温燥乃初秋之气，邪犯肺卫，其病轻浅，故头痛、身热不甚、微恶风寒；燥邪为患，肺先受之，燥性干涩，易伤津液，故见咳嗽无痰或痰少而黏、口渴、咽干鼻燥；舌红、苔薄白而干为温燥邪气在肺卫之征；右脉候肺，温燥伤肺卫，故脉浮数而右脉大。治宜辛凉清宣以解表，润肺化痰以止咳。

【方解】方中桑叶轻清宣散，甘寒清润，长于疏散风热，宣肺清热，解温燥之邪；杏仁苦温润降，功善肃降肺气而止咳，共为君药。淡豆豉辛凉透散，以助桑叶轻宣发表；贝母润肺化痰止咳，合而为臣。沙参养阴生津，润肺止咳；梨皮甘凉，益阴降火，生津润肺；栀子皮质轻而寒，入上焦清泄肺热，共为佐药。本方为治温燥初起轻证之常用方。

【配伍特点】辛凉甘润，透散温燥而不伤津，凉润肺金而不滋腻。

【现代运用】本方常用于上呼吸道感染、急慢性支气管炎、支气管扩张症、百日咳等中医辨证属外感温燥者。

	桑菊饮	桑杏汤
相同点	均可辛凉宣泄，用治外感温热或燥热证	
不同点	以桑叶配伍菊花，伍以薄荷、连翘、桔梗、杏仁轻宣解表，宣肺止咳，为辛凉解表之轻剂	以桑叶配伍杏仁，伍以沙参、梨皮、栀子、贝母等，轻宣燥热，润肺止咳，为清宣凉润之方

清燥救肺汤

【出处】《医门法律》。

【组成】桑叶经霜者，去枝、梗，净叶，三钱（9g）　石膏煅，二钱五分（7.5g）　甘草一钱（3g）　人参七分（2g）　胡麻仁炒，研，一钱（3g）　真阿胶八分（2.5g）　麦门冬去心，一钱二分（3.5g）　杏仁泡，去皮尖，炒黄，七分（2g）　枇杷叶刷去毛，蜜涂，炙黄，一片（3g）

【用法】水一碗，煎六分，频频二三次，滚热服（现代用法：水煎，频频热服）。

【功用】清燥润肺，益气养阴。

【主治】温燥伤肺重证。身热头痛，干咳无痰，气逆而喘，咽喉干燥，鼻燥，胸满胁痛，心烦口渴，舌干少苔，脉虚大而数。

【证治机理】温燥伤肺重证，多由秋令久晴无雨，感受温燥所致。肺合皮毛而主表，燥热伤肺，故身热头痛；温燥伤肺，肺失肃降，故见干咳无痰、气逆而喘、胸满胁痛、咽喉干燥、鼻燥；燥热偏重，灼伤气阴，则心烦口渴、舌干少苔、脉虚大而数。治当清燥润肺，益气养阴。

【方解】方中重用霜桑叶为君药，取其质轻寒润入肺，清透宣泄燥热，清肺止咳。石膏辛甘大寒，善清肺热而兼能生津止渴，与甘寒养阴生津之麦冬相伍，可助桑叶清除温燥，并兼顾损伤之津液，共为臣药。肺为娇脏，清肺不可过于寒凉，故石膏煅用。杏仁、枇杷叶苦降肺气，止咳平喘；阿胶、胡麻仁以助麦冬养阴润燥；人参、甘草益气补中，培土生金，均为佐药。甘草调和药性，兼为使药。本方为治温燥伤肺重证之代表方。

【配伍特点】宣清合法，宣中有降，清中有润，气阴双补，培土生金。

【现代运用】本方常用于肺炎、支气管哮喘、急慢性支气管炎、支气管扩张症、肺癌等中医辨证属温燥伤肺重证者。

【使用注意】本方治证虽属外燥，但温燥伤肺较重，故临证可依肺热及阴伤之程度，调整桑叶、石膏、麦冬等君臣药之用量，不可拘泥，当圆机活法。

【鉴别】

	桑杏饮	清燥救肺汤
相同点	均可治外感温燥伤肺证	
不同点	以桑叶配伍杏仁，再伍以沙参、梨皮、贝母、栀子等，轻宣燥热，润肺止咳，用治温燥伤肺，邪在肺卫之轻证	以桑叶配伍石膏，再伍以麦冬、阿胶、胡麻仁、人参等，清泄燥热，益气养阴，用治温燥伤肺，气阴两伤之重证

方名	竹叶石膏汤	清燥救肺汤
相同点	均可治热在气分，气阴两伤证	
不同点	石膏量重，伍以麦冬、人参、竹叶、半夏等，病位偏在胃，重在清热除烦，并可益气养阴，降逆和胃，用治热在气分，气阴两伤，胃气不和证	桑叶量重，石膏煅用量轻，伍以枇杷叶、麦冬、阿胶、人参等，病位偏在肺，清泄燥热，益气养阴，用治温燥伤肺，气阴两伤证

第二节 滋润内燥剂

滋润内燥剂，适用于脏腑津液不足之内燥证，代表方如麦门冬汤、养阴清肺汤、百合固金汤、玉液汤等。

麦门冬汤

【出处】《金匮要略》。

【组成】麦门冬七升（42g） 半夏一升（6g） 人参三两（9g） 甘草二两（6g） 粳米三合（6g） 大枣十二枚（4枚）

【用法】上六味，以水一斗二升，煮取六升，温服一升，日三夜一服（现代用法：水煎服）。

【功用】滋养肺胃，降逆下气。

【主治】

1. 虚热肺痿。咳唾涎沫，短气喘促，咽干口燥，舌红少苔，脉虚数。

2. 胃阴不足证。气逆呕吐，口渴咽干，舌红少苔，脉虚数。

【证治机理】虚热肺痿乃因肺胃阴津耗损，虚火上炎所致。肺胃阴伤，肺失胃养，肺叶枯萎，肃降失职，故咳逆上气；肺不布

【鉴别】

津，聚液为痰，故咳唾涎沫。胃阴不足，气不降而升，故气逆呕吐；胃阴不足，津不上承，故口渴咽干；舌红少苔、脉虚数乃阴虚内热之象。治宜润肺益胃，降逆下气。

【方解】方中麦冬重用为君，甘寒清润，入肺胃两经，养阴生津，滋液润燥，兼清虚热，两擅其功。臣以人参健脾补气，俾脾胃气旺，自能于水谷之中生化津液，上润于肺，亦即"阳生阴长"之意。佐以甘草、粳米、大枣甘润性平，合人参和中滋液，培土生金；半夏用量为麦冬七分之一，降逆下气，化痰和胃，一则降逆以止咳止呕，二则开胃行津以润肺，三则防大剂量麦冬之滋腻壅滞。甘草调和药性，兼作使药。本方为治肺胃阴伤，气机上逆所致肺痿咳嗽或呕吐之常用方。

【配伍特点】重用甘寒清润，少佐辛温降逆，滋而不腻，温而不燥，培土生金，肺胃并治。

【现代运用】本方常用于慢性支气管炎、支气管扩张症、慢性咽喉炎、矽肺、肺结核等中医辨证属肺阴虚，火气上逆者。亦治胃及十二指肠溃疡、慢性萎缩性胃炎等中医辨证属胃阴不足，气逆呕吐者。

	竹叶石膏汤	麦门冬汤
相同点	均以麦冬、人参配伍半夏，可治热病气阴两伤，兼有气逆证	
不同点	石膏量重为君，伍以麦冬、人参、半夏，且麦冬用量两倍于半夏，治证为实热证，兼有气阴两伤，胃气不和	麦冬量重为君，伍以半夏、人参等，且麦冬用量七倍于半夏，治证为虚热证，气阴两伤，虚火上逆

养阴清肺汤

【出处】《重楼玉钥》。

【组成】大生地二钱（6g） 麦门冬一钱二分（4g） 生甘草五分（2g） 元参钱半（5g） 贝母去心，八分（3g） 丹皮八分（3g） 薄荷五分（2g） 炒白芍八分（3g）

【用法】水煎服。

【功用】养阴清肺，解毒利咽。

【主治】阴虚肺燥之白喉。喉间起白如腐，不易拭去，咽喉肿痛，初起或发热或不发热，鼻干唇燥，或咳或不咳，呼吸有声，似喘非喘，脉数无力或细数。

【证治机理】白喉多因素体阴虚蕴热，复感燥气疫毒所致。《重楼玉钥》云："缘此症发于肺肾，凡本质不足者，或遇燥气流行，或多食辛热之物，感触而发。"肺肾阴虚，虚火上炎，复感燥热疫毒，炼液灼津，以致咽喉肿痛，布生假膜，起白如腐，不易拭去，且发展迅速；热达于外，则初起即有发热，若热闭于里，则亦可初起不发热；疫毒深重，气道受阻，肺阴耗伤，宣肃失令，故鼻干唇燥，呼吸有声，似喘非喘，或咳或不咳；脉数无力或细数乃阴虚有热之征。治宜养阴清肺为主，兼解毒利咽。

【方解】方中生地黄甘苦而寒，既能滋肾水而润肺燥，又能清热凉血以解疫毒，故重用为君药。麦冬养阴润肺清热，益胃生津润喉；玄参清热解毒散结，启肾水上达于咽喉，二药共助生地黄养阴清热解毒，为臣药。白芍敛阴和营泄热；牡丹皮凉血活血消肿；贝母润肺化痰散结；薄荷辛凉宣散利咽，使药力升浮，共为佐药。生甘草清热解毒，调和药性，为佐使之药。本方为治阴虚白喉之常用方。

【配伍特点】甘寒辛凉，滋肾润肺，金水相生，清解寓散。

【现代运用】本方常用于白喉、急性扁桃体炎、急性咽喉炎、鼻咽癌等中医辨证属阴虚燥热者。

【使用注意】白喉忌解表，尤忌辛温发汗。原书方后记载："如有内热及发热，不必投表药，照方服去，其热自除。"

沙参麦冬汤

【出处】《温病条辨》。

【组成】沙参三钱（9g） 玉竹二钱（6g） 生甘草一钱（3g） 冬桑叶一钱五分（4.5g） 麦冬三钱（9g） 生扁豆一钱五分（4.5g） 天花粉一钱五分（4.5g）

【用法】水五杯，煮取二杯，日再服（现代用法：水煎服）。

【功用】清养肺胃，生津润燥。

【主治】燥伤肺胃阴分证。咽干口渴，或身热，或干咳少痰，舌红少苔，脉细数。

【证治机理】本方在《温病条辨》治"燥伤肺胃阴分"。盖肺为燥金之脏，外合皮毛，燥邪侵袭，首先犯肺，耗伤肺津。肺为胃行其津液，肺津耗伤累及于胃，而致肺胃津液损伤。肺津被耗则咽干，或干咳少痰；胃液损伤则口渴；舌红少苔、脉细数皆为阴津受损而生内热之征。治当清养肺胃，生津润燥。

【方解】方中沙参味甘微苦性寒，有养阴清肺之功；麦冬甘寒，入肺胃经，既可养肺阴，又可益胃津，二药合而为君，滋养肺胃阴津，并润燥清虚热。玉竹甘平，养阴润燥，滋而不腻；天花粉清热生津止渴，共为臣药。桑叶轻清疏散，清宣燥热并治咳；白扁豆健脾胃而助运化，寓培土生金之义，是为佐药。生甘草调药和中，用作使药。诸药相配，共成清养肺胃、生津润燥之效。本方为治燥伤肺胃阴分证之常用方。

【配伍特点】甘寒清润为主，佐辛凉疏散，甘平培土之品，药性平和。

【现代运用】本方常用于慢性支气管炎、支气管扩张症、慢性咽喉炎、肺结核等中医辨证属肺阴虚者。亦治胃及十二指肠溃疡、慢性萎缩性胃炎等中医辨证属胃阴虚者。

百合固金汤

【出处】《慎斋遗书》。

【组成】熟地 生地 当归身各三钱（各9g） 白芍 甘草各一钱（各3g） 桔梗 玄参各八分（各2g） 百合 贝母 麦冬各一钱半（各5g）

【用法】水煎服。

【功用】滋润肺肾，化痰止咳。

【主治】肺肾阴虚，虚火上炎证。咳嗽气喘，痰中带血，咽喉燥痛，头晕目眩，午后潮热，舌红少苔，脉细数。

【证治机理】本咳喘而痰中带血证乃肺肾阴虚，虚火上炎所致。肺肾两脏金水相生，肺阴亏耗，不能输布津液下达于肾，而肾水既亏，水不制火，则虚火上炎而灼烁肺金，形成肺肾两亏、母子俱损之证。肺失濡润，火伤血络，故咳嗽气喘、痰中带血；肺肾阴亏，津液不能上承咽喉，加之虚火上炎，故咽喉燥痛；阴精不足，头目失养，则头晕目眩；午后潮热、舌红少苔、脉细数均为阴虚内热之象。治宜滋养肺肾，化痰

止咳。

【方解】方中生地黄、熟地黄滋阴清热凉血，共为君药。百合滋阴清热，润肺止咳；麦冬助君药清热养阴，润肺止咳；玄参助君药滋阴清虚火，皆为臣药。君臣相伍，滋肾润肺，金水并补。当归、白芍养血益阴；贝母清热润肺止咳；桔梗宣肺利咽化痰，均为佐药。甘草清热泻火，调和诸药，为佐使之用。本方为治肺肾阴亏，虚火上炎所致咳痰带血证之常用方。

【配伍特点】主以甘寒，肺肾同治，金水相生，润中寓清。

【现代运用】本方常用于肺结核、慢性支气管炎、支气管扩张症、慢性咽喉炎、自发性气胸等中医辨证属肺肾阴虚，虚火上炎者。

玉液汤

【出处】《医学衷中参西录》。

【组成】生山药一两（30g） 生黄芪五钱（15g） 知母六钱（18g） 生鸡内金捣细，二钱（6g） 葛根钱半（5g） 五味子三钱（9g） 天花粉三钱（9g）

【用法】水煎服。

【功用】益气滋阴，固肾止渴。

【主治】气阴两虚之消渴病。口常干渴，饮水不解，小便频数量多，或小便浑浊，困倦气短，舌嫩红而干，脉虚细无力。

【证治机理】本方所治消渴，系由元气不升，真阴不足，脾肾两虚所致。元气不升，真阴不足，津液不能敷布濡养咽喉，则口常干渴、饮水不解；脾肾亏虚，气化失常，故小便频数量多、困倦气短、脉虚细无力。治宜益气滋阴，固肾止渴。

【方解】方中生山药、生黄芪益气养阴，补脾固肾，为君药。阴虚而内热生，遂以知母、天花粉苦甘性寒为臣药，滋阴清热，润燥止渴，合君药则元气升而真阴复，气旺自能生水。原书云："黄芪能大补肺气，以益肾水之上源，使气旺自能生水，而知母又大能滋肺中津液，俾阴阳不至偏胜，即肺脏调和而生水之功益著也。"佐以葛根升阳生津，助脾气上升，散精达肺；鸡内金助脾健运，化水谷为津液；五味子酸收而固肾生津，不使津液下流。本方为治消渴气阴两虚证之常用方。

【配伍特点】甘温寒涩合法，脾肾同治，寓固肾于补脾之中，纳清降于生津之内。

【现代运用】本方常用于糖尿病、尿崩症等中医辨证属气阴两虚者。

增液汤

【出处】《温病条辨》。

【组成】玄参一两（30g）　麦冬连心，八钱（24g）　细生地八钱（24g）

【用法】水八杯，煮取三杯，口干则与饮，令尽，不便，再作服（现代用法：水煎服）。

【功用】增液润燥。

【主治】阳明温病，津亏便秘证。大便秘结，口渴，舌干红，脉细数或沉而无力。

【证治机理】阳明温病之便秘，多缘热结、液干两端。本方所治大便秘结为热病耗津，阴亏液涸，不能濡润大肠，"无水舟停"所致，故伴有口渴、舌干红、脉细数等津液亏乏，阴虚内热之象；脉象沉而无力亦主里主虚之候。治疗之法，针对阴亏液涸，"水不足以行舟，而结粪不下者"（《温病条辨》），当增水行舟，润燥通便。

【方解】方中重用玄参，苦咸而寒，滋阴润燥，软坚润下，为君药。生地黄、麦冬甘寒，清热养阴，壮水生津，与玄参配伍，加强滋阴润燥之力，共为臣药。方中三药合用，重剂而投，大补阴液，增水行舟，促使糟粕下行，故名之曰"增液汤"，且可借三药寒凉之性以清热，从而使诸症得解。本方为"增水行舟"法之代表方，亦为治热病津亏便秘证之常用方。

【配伍特点】重剂咸寒甘润，增水行舟，"寓泻于补，以补药之体，作泻药之用，既可攻实，又可防虚"。（《温病条辨》）

【现代运用】本方常用于温热病津亏肠燥便秘及习惯性便秘、肛裂、慢性牙周炎、慢性咽喉炎、复发性口腔溃疡、糖尿病、皮肤干燥综合征等中医辨证属阴津不足者。

【鉴别】

	增液汤	增液承气汤
相同点	同属"增水行舟"之剂，治无水舟停之便秘证，均含玄参、生地黄和麦冬	
不同点	纯用增液之品，以补药之体作泻药之用，无耗气伤津之虞，适应于单纯津亏便秘证。为滋阴增液之基础方	系增液汤加大黄、芒硝，其泻下之力更强，用于肠燥阴亏，热结较重者

复习思考题

1. 凉燥、温燥临床如何鉴别诊断？请举出临床常用的代表方剂。

2. 清燥救肺汤与桑杏汤均可治疗温燥伤肺证，二方在组成、功用、主治方面有何异同？

3. 麦门冬汤主治肺胃阴虚证，方中为何配伍辛温性燥的半夏？其用量有何特点？

4. 增液汤中药物用量对其临证所治病证有何影响？

第十四章

祛湿剂

凡以化湿利水、通淋泻浊等作用为主，用于治疗水湿病证的方剂，统称为祛湿剂。本类方剂属于"八法"中的"消法"。

祛湿剂适用于水湿之邪侵袭人体或湿从内生之证。湿邪有外湿与内湿之分。外湿者，每因居住湿地、阴雨湿蒸、冒雨涉水、汗出沾衣等，邪从外侵，驻留肌表、经络、筋骨、关节等部位所致恶寒发热，头痛身重，肢节酸痛，或面目浮肿等。内湿者，每因过食生冷、过饮酒酪肥甘等，加之运化不利，使湿邪内生，多伤及脏腑，症见脘腹胀满，呕恶泄利，或水肿淋浊、黄疸等。因湿邪伤人常兼风、寒、暑、热等邪，且人体正气又有虚、实、强、弱之别，故湿邪伤人常有化寒、化热之异。祛湿剂分为化湿和胃剂、清热祛湿剂、利水渗湿剂、温化寒湿剂、祛湿化浊剂、祛风胜湿剂六类。

祛湿剂多由芳香温燥或甘淡渗利之品组成，易于耗伤阴津，故素体阴虚津亏、病后体弱及孕妇、产后等均应慎用。

第一节 化湿和胃剂

化湿和胃剂，适用于湿邪中阻，脾胃失和证，代表方如平胃散、藿香正气散等。

平胃散

【出处】《简要济众方》。

【组成】苍术去黑皮，捣为粗末，炒黄色，四两（12g）　厚朴去粗皮，涂生姜汁，炙令香熟，三两（9g）　陈橘皮洗令净，焙干，二两（6g）　甘草炙黄，一两（3g）

【用法】上为散。每服二钱（6g），水一中盏，加生姜二片，大枣二枚，同煎至六分，去滓，食前温服（现代用法：共研细末，每服4～6g，姜枣煎汤送下；亦可作汤剂，加生姜2片、大枣2枚，水煎服）。

【功用】燥湿运脾，行气和胃。

【主治】湿滞脾胃证。脘腹胀满，不思饮食，口淡无味，恶心呕吐，嗳气吞酸，肢体沉重，怠惰嗜卧，常多自利，舌苔白腻而厚，脉缓。

【证治机理】本证系由湿阻气滞，脾胃失和所致。脾为太阴湿土，居中州而主运化，其性喜燥恶湿。湿困脾胃，气机失畅，见脘腹胀满；脾失健运，胃失和降，则食少无味、恶心呕吐、嗳气吞酸、泄泻；肢体沉重、怠惰嗜卧、舌苔白腻、脉缓等皆为湿邪困阻之象。治以燥湿运脾为主，辅之行气和胃，使气行而湿化。

【方解】方中苍术辛香苦温，为燥湿运脾要药，使湿去则脾运有权，脾健则湿邪得化,为君药。厚朴辛温而散,长于行气除满,俾气行则湿化,且其味苦性燥而能燥湿,与苍术有相须之妙,为臣药。陈皮辛行温通,理气和胃,燥湿醒脾,协苍术、厚朴燥湿行气之力益彰,为佐药。甘草甘平入脾,既可益气补中而实脾,合诸药泄中有补,使祛邪而不伤正,又能调和诸药,为佐使药。煎煮时少加生姜、大枣调和脾胃,以

增补脾和胃之效。本方为治湿滞脾胃证之基础方。

【配伍特点】苦辛芳香温燥,主以燥化,辅以行气;主以运脾,兼以和胃。

【现代运用】本方常用于急慢性胃肠炎、胃及十二指肠溃疡、消化不良、胃肠神经官能症等中医辨证属湿滞脾胃者。

【附方】

	不换金正气散（不换金散）	柴平汤
出处	《易简方》	《景岳全书》
组成	藿香 厚朴 苍术 陈皮 半夏 甘草 各等分（各10g）	柴胡 人参 半夏 黄芩 甘草 陈皮 厚朴 苍术（原著本方无用量）
用法	上㕮咀,每服四钱（12g）,水一盏,加生姜三片,煎至六分,去滓热服	水二盅,加姜、枣煎服
功用	解表化湿,和胃止呕	和解少阳,祛湿和胃
主治	湿浊内停兼表寒证。呕吐腹胀,恶寒发热,或霍乱吐泻,或不服水土,舌苔白腻等	湿疟。一身尽痛,手足沉重,寒多热少,脉濡

【鉴别】

	平胃散	不换金正气散	柴平汤
相同点	均可燥湿运脾,行气和胃,用于治疗湿滞脾胃之证,组成中皆含有苍术、厚朴、陈皮和甘草		
不同点	为治疗湿滞脾胃证之基础方	较平胃散多藿香、半夏二味,其燥湿和胃、降逆止呕之力益佳,且兼具解表之功;用于湿邪中阻,兼有表寒之证	即小柴胡汤与平胃散合方,功可和解少阳、燥湿化痰和胃;用于治疗素多痰湿,复感外邪,痰湿阻于少阳,寒多热少之湿疟

藿香正气散

【出处】《太平惠民和剂局方》。

【组成】大腹皮　白芷　紫苏　茯苓去皮,各一两（各3g）　半夏曲　白术　陈皮去白　厚朴去粗皮,姜汁炙　苦桔

梗各二两（各 6g） 藿香去土，三两（9g）
甘草炙，二两半（6g）

【用法】上为细末，每服二钱（6g），水
一盏，姜三片，枣一枚，同煎至七分，热
服。如欲出汗，衣被盖，再煎并服（现代用
法：散剂，每服 6g，生姜 3 片、大枣 1 枚，
煎汤送服；亦可作汤剂，加生姜 3 片、大枣
1 枚，水煎服）。

【功用】解表化湿，理气和中。

【主治】外感风寒，内伤湿滞证。霍乱
吐泻，恶寒发热，头痛，胸膈满闷，脘腹疼
痛，舌苔白腻，脉浮或濡缓；以及山岚瘴
疟，水土不服等。

【证治机理】本证系由风寒在表，湿滞
脾胃所致，尤以夏月常见。风寒犯表，正邪
相争，则恶寒发热、头痛；内伤湿滞，湿浊
中阻，脾胃不和，升降失常，则恶心呕吐、
肠鸣泄泻；湿阻气滞，则胸膈满闷、脘腹疼
痛；舌苔白腻、脉浮或濡缓乃外感风寒，内
伤湿滞之征。治疗当以外散风寒、内化湿
浊、理气和中、升清降浊为法。

【方解】方中藿香辛温芳香，外散风寒，
内化湿滞，辟秽和中，为治霍乱吐泻之要
药，重用为君。半夏曲、陈皮理气燥湿，和
胃降逆以止呕；白术、茯苓健脾助运，除湿
和中以止泻，助藿香内化湿浊以止吐泻，同
为臣药。紫苏、白芷辛温发散，助藿香外散
风寒，紫苏尚可醒脾宽中、行气止呕，白芷
兼能燥湿化浊；大腹皮、厚朴行气化湿，畅
中行滞，且寓气行则湿化之义；桔梗宣肺利
膈，既益解表，又助化湿；煎加生姜、大
枣，内调脾胃，外和营卫，俱为佐药。甘草
调和药性，并协姜、枣以和中，用为使药。
诸药相合，使风寒外散，湿浊内化，气机畅

通，脾胃调和，清升浊降，则寒热吐泻、腹
痛诸症可除。本方为治外感风寒，内伤湿滞
证之常用方。

【配伍特点】表里同治而以除湿治里为
主，脾胃同调而以升清降浊为要。

【现代运用】本方常用于夏秋季节性感
冒、流行性感冒、胃肠型感冒、急性胃肠
炎、消化不良等中医辨证属外感风寒，内伤
湿滞者。

第二节 清热祛湿剂

清热祛湿剂，适用于外感湿热，或湿
热内蕴所致的湿温、黄疸、霍乱、热淋、痢
疾、泄泻、痿痹等病证，代表方如茵陈蒿
汤、八正散、三仁汤等。

茵陈蒿汤

【出处】《伤寒论》。

【组成】茵陈六两（18g） 栀子十四
枚（12g） 大黄去皮，二两（6g）

【用法】上三味，以水一斗二升，先煮
茵陈，减六升，内二味，煮取三升，去滓，
分三服（现代用法：水煎服）。

【功用】清热利湿退黄。

【主治】黄疸阳黄。一身面目俱黄，黄
色鲜明，发热，无汗或但头汗出，口渴欲
饮，恶心呕吐，腹微满，小便短赤，大便
不爽或秘结，舌红苔黄腻，脉沉数或滑数
有力。

【证治机理】湿从热化者为阳黄，湿从
寒化者为阴黄。本证乃湿热瘀滞，熏蒸肝
胆，发为阳黄。胆汁外溢，浸渍肌肤，则一
身面目俱黄，黄色鲜明；湿热壅滞，气机失

畅，则腹微满、恶心呕吐、大便不爽甚或秘结；热不得外越，湿不得下泄，则无汗或但头汗出、小便不利；湿热内郁，津液不化，则口中作渴。发热、舌苔黄腻、脉沉数或滑数等皆为湿热内蕴之征。是证以湿热瘀滞，邪无去路为病机要点。法当清热利湿，化瘀通滞，导邪外出。

【方解】方中重用茵陈为君药，以其苦寒降泄，长于清利脾胃肝胆湿热，为治黄疸要药。栀子泄热降火，清利三焦湿热，合茵陈可使湿热从小便而去，为臣药。大黄泄热

【附方】

逐瘀，通利大便，伍茵陈则令湿热瘀滞由大便而去，为佐药。诸药相合，使二便通利，湿热瘀滞前后分消，则腹满自减，黄疸渐消。本方为治湿热黄疸之基础方。

【配伍特点】主以苦寒清利，佐以通腑泄热，分消退黄，药简效宏。

【现代运用】本方常用于急、慢性传染性黄疸性肝炎，胆囊炎，胆结石，钩端螺旋体病，以及疟疾、伤寒、败血症等中医辨证属肝胆湿热蕴结者。

	栀子柏皮汤	茵陈四逆汤	茵陈五苓散
出处	《伤寒论》	《伤寒微旨论》	《金匮要略》
组成	栀子十五枚（10g）　甘草炙，一两（3g）　黄柏二两（6g）	甘草　茵陈各二两（各6g）干姜一两半（4.5g）　附子破八片，一个（6g）	茵陈蒿末十分（10g）五苓散五分（5g）
用法	上三味，以水四升，煮取一升半，去滓，分温再服	水煎服	上二物合，先食饮方寸匕（6g），日三服
功用	清热利湿	温里助阳，利湿退黄	利湿退黄
主治	黄疸，热重于湿证。身热，发黄，心烦懊侬，口渴，苔黄	阴黄。黄色晦暗，皮肤冷，背恶寒，手足不温，身体沉重，神倦食少，口不渴或渴喜热饮，大便稀溏，舌淡苔白，脉紧细或沉细无力	湿热黄疸，湿重于热，小便不利者

【鉴别】

	茵陈蒿汤	栀子柏皮汤	茵陈四逆汤	茵陈五苓散
相同点	均主治湿热内蕴所致之阳黄			
不同点	以茵陈配栀子、大黄，清热利湿并重，宜于湿热俱盛之黄疸	以栀子配黄柏，以清热为主，宜于湿热黄疸属热重于湿者	以茵陈与干姜、附子配伍，有温阳利湿退黄之功，宜于寒湿内阻之阴黄	即五苓散加茵陈，具有利湿清热、退黄之功效，适用于湿重热轻之黄疸

八正散

【出处】《太平惠民和剂局方》。

【组成】车前子 瞿麦 萹蓄 滑石 山栀子仁 甘草炙 木通 大黄面裹煨，去面，切，焙，各一斤（各9g）

【用法】上为散，每服二钱，水一盏，入灯心，煎至七分，去滓，温服，食后临卧。小儿量力少少与之（现代用法：散剂，每服6~10g，灯心煎汤送服；亦可作汤剂，加灯心，水煎服）。

【功用】清热泻火，利水通淋。

【主治】热淋。尿频尿急，溺时涩痛，淋沥不畅，尿色浑赤，甚则癃闭不通，小腹急满，口燥咽干，舌苔黄腻，脉滑数。

【证治机理】本证由湿热下注，蕴于膀胱所致。膀胱湿热，气化不利，则尿频尿急、排尿涩痛、淋沥不畅，甚则癃闭不通、少腹急满；湿热蕴蒸，则尿色浑赤；津液不布，则口燥咽干；湿热内蕴，则舌苔黄腻、

【附方】

脉来滑数。法当清热利水通淋。

【方解】方中滑石清热利湿，利水通淋；木通上清心火，下利湿热，使湿热之邪从小便而去，共为君药。萹蓄、瞿麦、车前子均为清热利水通淋之品，合滑石、木通则利尿通淋之效尤彰，同为臣药。栀子仁清热泻火，清利三焦湿热；大黄荡涤邪热，通利肠腑，合诸药可令湿热由二便分消，俱为佐药。甘草调和诸药，兼以清热缓急，故有佐使之功。煎加灯心则更增利水通淋之力。诸药合用，既可直入膀胱清利而除邪，又兼通利大肠导浊以分消，务使湿热之邪尽从二便而去，共成清热泻火、利水通淋之剂。本方为治热淋之常用方。

【配伍特点】集寒凉降泄之品，纳通腑于清利以通淋。

【现代运用】本方常用于急性膀胱炎、尿道炎、肾盂肾炎、前列腺炎、泌尿系结石等中医辨证属膀胱湿热者。

五淋散		
出处	《太平惠民和剂局方》	
组成	赤茯苓六两（18g） 当归去芦 甘草生用， 各五两（各15g） 赤芍药去芦，锉 山栀子仁各二十两（各15g）	
用法	上为细末，每服二钱（6g），水一盏，煎至八分，空心，食前服	
功用	清热凉血，利水通淋	
主治	湿热血淋，尿如豆汁，溺时涩痛，或溲如砂石，脐腹急痛	

【鉴别】

	八正散	导赤散	小蓟饮子	五淋散
相同点	均有清热利水通淋之功，用于治疗热淋。可治疗湿热蕴结膀胱淋证			
不同点	八正散集滑石、木通、萹蓄、瞿麦、车前子等大队清热利湿之品，利尿通淋之效颇著，且配入大黄之降泄，令诸药直达下焦，为临床治疗热淋之主方	仅以木通、竹叶清热通淋，并配入生地黄，既可上清心火，又能下利小肠，且利水而不伤阴，适用于心经热盛或心火下移小肠之口糜口疮、小便赤涩热痛或热淋轻证，若兼阴津不足者尤宜	以小蓟、生地黄、藕节、蒲黄等凉血止血药与利水通淋之品为伍，故宜于膀胱有热、灼伤血络之血淋	重用栀子、赤芍，故具清热凉血之功，尤宜于治疗血淋

三仁汤

【出处】《温病条辨》。

【组成】杏仁五钱（15g）　飞滑石六钱（18g）　白通草二钱（6g）　白豆蔻二钱（6g）　竹叶二钱（6g）　厚朴二钱（6g）　生薏苡仁六钱（18g）　半夏五钱（15g）

【用法】甘澜水八碗，煮取三碗，每服一碗，日三服（现代用法：水煎服）。

【功用】宣畅气机，清热利湿。

【主治】湿温初起或暑温夹湿之湿重于热证。头痛恶寒，身重疼痛，肢体倦怠，面色淡黄，胸闷不饥，午后身热，苔白不渴，脉弦细而濡。

【证治机理】本证多由于长夏之季感受湿热，卫阳被遏，脾胃失和所致。夏秋之季，天暑下逼，地湿上腾，人处气交之中，易感受湿热病邪，加之脾胃呆滞，湿邪内困，导致内外湿邪相合而成湿温之病。湿温初起，邪遏卫阳，则头痛恶寒；湿性重浊，故身重疼痛、肢体倦怠；湿邪内蕴，气机不畅，脾失健运，则胸闷不饥；湿为阴邪，湿遏热伏，故午后身热；面色淡黄、苔白不渴、脉弦细而濡皆湿邪为患，气机受阻，湿重于热之征。法当宣畅气机，清热利湿。至于暑温初起夹湿而见湿重热轻者，治法亦同。

【方解】方中以滑石为君，清热利湿而解暑。以薏苡仁、杏仁、豆蔻为臣，其中薏苡仁淡渗利湿以健脾，使湿热从下焦而去；豆蔻芳香化湿，利气宽胸，畅中焦之脾气以助祛湿；杏仁宣利上焦肺气，三仁相合，三焦并调，使气行湿化。佐以通草、竹叶甘寒淡渗，助君药利湿清热之效；半夏、厚朴行气除满，化湿和胃，以助君臣理气除湿之功。原方甘澜水又名"劳水"，以此煎药，意在取其下走之性以助利湿之效。诸药相合，使三焦湿热上下分消，气行湿化，水道通利，湿温可除。本方为治湿温初期之常用方。

【配伍特点】芳化苦燥寒清同用，宣上畅中渗下并行。

【现代运用】本方常用于肠伤寒、胃肠炎、肾盂肾炎、肾小球肾炎、布鲁菌病等中医辨证属湿重于热者。

【使用注意】湿温初起，证多疑似，每易误治，故吴瑭于《温病条辨》中明示："世医不知其为湿温，见其头痛恶寒，身重疼痛，以为伤寒而汗之，汗伤心阳，湿随辛温发表之药蒸腾上逆，内蒙心窍则神昏，上蒙清窍则耳聋，目瞑不言。见其中满不饥，以

为停滞而大下之，误下伤阴，而重抑脾阳之升，脾气转陷，湿邪乘势内渍，故洞泄。见其午后身热，以为阴虚而用柔药润之，湿为胶滞阴邪，再加柔润阴药，二阴相合，同气相求，遂有锢结而不可解之势。"

【附方】

	藿朴夏苓汤	黄芩滑石汤
出处	《感证辑要》引《医原》	《温病条辨》
组成	杜藿香二钱（6g） 真川朴一钱（3g） 姜半夏钱半（4.5g） 赤苓三钱（9g） 光杏仁三钱（9g） 生苡仁三钱（9g） 白蔻仁三钱（9g） 猪苓钱半（4.5g） 淡豆豉三钱（9g） 建泽泻钱半（4.5g）	黄芩三钱（9g） 滑石三钱（9g） 茯苓皮三钱（9g） 大腹皮二钱（6g） 白蔻仁一钱（3g） 通草一钱（3g） 猪苓三钱（9g）
用法	水煎服	水六杯，煮取二杯，渣再煮一杯，分温三服
功用	解表化湿	清热利湿
主治	湿温初起兼表证。身热恶寒，肢体倦怠，胸闷口腻，舌苔薄白，脉濡缓	湿热蕴结中焦之湿温病。发热身痛，汗出热解，继而复热，渴不多饮，或竟不渴，舌苔淡黄而滑，脉缓

【鉴别】

	三仁汤	藿朴夏苓汤	黄芩滑石汤
相同点	三方均能治疗湿温		
不同点	主治证为湿重于热，用药偏重于宣畅三焦，化湿之力不及藿朴夏苓汤，而优于黄芩滑石汤；清热之力不及黄芩滑石汤，而优于藿朴夏苓汤	清热之力不及另二方，偏重于芳香化湿和解表，适用于湿温初起，湿重热微，表证明显者	清热之力强于另二方，清热利湿并用，适用于湿热并重者

甘露消毒丹

【出处】《医效秘传》。

【组成】飞滑石十五两（15g） 淡黄芩十两（10g） 绵茵陈十一两（11g） 石菖蒲六两（6g） 川贝母 木通各五两（各5g） 藿香 连翘 白蔻仁 薄荷 射干各四两（各4g）

【用法】生晒研末，每服三钱，开水调下，或神曲糊丸，如弹子大，开水化服亦可

（现代用法：散剂，每服 6～9g；或为丸剂，每服 9～12g；亦可作汤剂，水煎服）。

【功用】利湿化浊，清热解毒。

【主治】湿温时疫之湿热并重证。发热口渴，胸闷腹胀，肢酸倦怠，颐咽肿痛，或身目发黄，小便短赤，或泄泻淋浊，舌苔白腻或黄腻或干黄，脉濡数或滑数。

【证治机理】本证由湿热疫毒，蕴于气分所致。湿热交蒸，蕴而化毒，充斥气分，以致发热口渴、肢酸倦怠；湿邪困阻，气机失畅，故胸闷腹胀；热毒上壅，则咽痛颐肿；湿热熏蒸肝胆，胆汁外溢，则身目发黄；湿热下注，则小便短赤、淋浊，甚或泄泻；舌苔白腻或黄腻或干黄、脉濡数或滑数亦为湿热稽留气分之征。本证病涉三焦，症状繁杂，但皆由湿热蕴毒而致，法当利湿化浊，清热解毒。

【方解】方中重用滑石、茵陈、黄芩为

【鉴别】

君，其中滑石利水渗湿，清热解暑，两擅其功；茵陈善清利湿热而退黄；黄芩清热燥湿，泻火解毒，三药相伍，正合湿热并重之病机。臣以豆蔻、石菖蒲、藿香行气化湿，悦脾和中，令气畅湿行，助君药祛湿之力。连翘、薄荷、射干、川贝母清热解毒，透邪散结，消肿利咽，助君药解毒之功；木通清热通淋，助君药导湿热从小便而去，俱为佐药。诸药共奏利湿化浊、清热解毒之功，故可令弥漫三焦之湿热毒邪俱除。本方为治湿温时疫之常用方。

【配伍特点】苦寒芳化渗利同用，上解中化下利并行。

【现代运用】本方常用于肠伤寒、传染性黄疸性肝炎、胆囊炎、急性胃肠炎、肠伤寒、钩端螺旋体病等中医辨证属湿热并重者。

	三仁汤	甘露消毒丹
相同点	均有清热利湿之功，治疗湿温邪留气分之证	
不同点	滑石为君，配伍"三仁"、通草、竹叶清利湿热，故重在化湿理气，兼以清热，适用于湿多热少之湿温初起或暑温夹湿证	重用滑石、茵陈、黄芩为君，配伍连翘、射干、贝母散结消肿，故利湿化浊与清热解毒并重，适用于湿热疫毒充斥气分之证

连朴饮

【出处】《霍乱论》。

【组成】制厚朴二钱（6g）　川连姜汁炒　石菖蒲　制半夏各一钱（各3g）　香豉炒　焦栀各三钱（各9g）　芦根二两（60g）

【用法】水煎服。

【功用】清热化湿，理气和中。

【主治】湿热霍乱。胸脘痞闷，恶心呕吐，口渴不欲多饮，心烦溺赤，泄泻，或霍乱吐泻，舌苔黄腻，脉濡数。

【证治机理】本证由湿热内蕴，脾胃升降失常所致。湿热中阻，气滞不行，脾失健运，胃失和降，则胸脘烦闷、恶心呕吐、大便泄泻；湿阻气滞，津不上承，则口渴而不欲多饮；湿热下注，则小便短赤；热扰心神，则心烦不宁；舌苔黄腻、脉濡数亦湿热内蕴之象。法当清热利湿，理气和中。

【方解】方中芦根用量独重，取其清热止呕除烦，兼具利小便而导湿热之功，为君药。黄连苦寒，清热燥湿，姜制又增和胃止呕之功；厚朴宣畅气机，化湿行滞，为臣药。半夏辛燥，降逆和胃止呕；栀子苦寒，清心泄热，导湿热从小溲而出；石菖蒲芳香化湿醒脾；淡豆豉宣郁止烦，合栀子以清宣郁热而除心烦，俱为佐药。诸药配伍，清热化湿，理气和中，俾湿热去、脾胃和，则痞闷、吐泻诸症可除。本方为治湿热霍乱之常用方。

【配伍特点】苦辛合法，寒温并用，清化降利以和中。

【现代运用】本方常用于急性胃肠炎、肠伤寒、副伤寒、细菌性痢疾等中医辨证属湿热蕴伏者。

当归拈痛汤（拈痛汤）

【出处】《医学启源》。

【组成】羌活半两（15g） 防风三钱（9g） 升麻一钱（3g） 葛根二钱（6g） 白术一钱（3g） 苍术三钱（9g） 当归身三钱（9g） 人参二钱（6g） 甘草五钱（15g） 苦参酒浸，二钱（6g） 黄芩炒，一钱（3g） 知母酒洗，三钱（9g） 茵陈酒炒，五钱（15g） 猪苓三钱（9g） 泽泻三钱（9g）

【用法】上锉，如麻豆大。每服一两（30g），水二盏半，先以水拌湿，候少时，煎至一盏，去滓温服。待少时，美膳压之（现代用法：水煎服）。

【功用】利湿清热，疏风止痛。

【主治】湿热相搏，外受风邪证。遍身肢节烦痛，或肩背沉重，或脚气肿痛，脚膝生疮，舌苔白腻或微黄，脉濡数。

【证治机理】本证由风湿热邪留滞经脉关节，气血失畅所致。湿热之邪，或由外感，或自内生，与外受风邪相合，风湿热邪浸淫经脉关节，气血运行失畅，则遍身肢节烦痛、痛处有灼热感；湿热流注肩背腠理经络，故觉肩背沉重；湿热化毒，注于下肢，则脚气肿痛、脚膝生疮；舌苔白腻或微黄、脉濡数亦为湿热内蕴之象。法当祛风胜湿清热以除邪，和血行滞通痹以止痛。

【方解】方中羌活辛散祛风，苦燥胜湿，通痹止痛，尤擅治上肢肩背之痛；茵陈苦泄下降，清热利湿。两药相合，共成祛风散邪、除湿清热、通痹止痛之功，使风湿热邪由内外分消，故重用以为君药。臣以猪苓、泽泻甘淡以助茵陈渗湿热于下；黄芩、苦参寒凉以助茵陈清热毒于内。佐入防风、升麻、葛根辛散以助羌活祛风湿于外；苍术辛温，擅除内外之湿；白术甘温，专以健脾燥湿；知母苦寒质润，既可助诸药清热之力，又可防苦燥渗利伤阴之偏；当归养血活血。人参、甘草健脾和胃，二药合当归亦能补益气血，使辛散温燥而无耗气伤阴之虞，俱为佐药。甘草清热解毒，调和诸药，兼作使药。诸药相合，共奏利湿清热、疏风止痛之功。本方为治风湿热痹或湿热脚气之常用方。

【配伍特点】辛散清利之中寓补气养血之法，表里同治，上下分消，正邪兼顾。

【现代运用】本方常用于风湿性关节炎、类风湿关节炎、神经性皮炎、痛风等中医辨证属风湿热邪为患者。

【附方】

宣痹汤	
出处	《温病条辨》
组成	防己五钱（15g）　杏仁五钱（15g）　滑石五钱（15g）　连翘三钱（9g）　山栀三钱（9g）　薏苡五钱（15g）　半夏醋炒，三钱（9g）　晚蚕砂三钱（9g）　赤小豆皮三钱（9g）
用法	水八杯，煮取三杯，分温三服
功用	清热祛湿，通络止痛
主治	风湿热痹证。寒战热炽，骨节烦疼，面目萎黄，舌色灰滞

【鉴别】

	当归拈痛汤	宣痹汤
相同点	均有清热利湿、通痹止痛之功，用于治疗风湿热痹	
不同点	清热利湿中伍以羌活、防风、升麻、葛根、苍术等大队辛散祛风胜湿之品，故适用于痹证之风湿热邪俱甚者	当归拈痛汤在宣痹汤中仅伍防己等少量祛风之药，故重在清利湿热，适用于痹证之湿热偏甚者

二妙散

【出处】《丹溪心法》。

【组成】黄柏炒　苍术米泔水浸，炒（各15g）（原著本方无用量）

【用法】上二味为末，沸汤，入姜汁调服（现代用法：二药等分，研细末和匀，每次3～6g；或制成丸剂，每次6g；亦可作汤剂，水煎服）。

【功用】清热燥湿。

【主治】湿热下注证。筋骨疼痛，或两足痿软，或足膝红肿疼痛，或湿热带下，或下部湿疮，小便短赤，舌苔黄腻。

【证治机理】本证由湿热注于下焦所致。湿热下注，浸淫经脉关节，则致筋骨疼痛、足膝红肿或脚气肿痛；湿热下注于带脉与前阴，则为带下臭秽；湿热浸淫下焦，郁滞肌肤，则患湿疮；湿热不攘，筋脉迟缓，则两足痿软无力而成痿证；小便短赤、舌苔黄腻皆为湿热之征。法当清热燥湿。

【方解】方中黄柏寒凉苦燥，其性沉降，擅清下焦湿热，为君药。苍术辛苦而温，其性燥烈，一则健脾助运以治湿，一则芳化苦燥以除湿，为臣药。二药制用，可减其苦寒或温燥之性，以防败胃伤津之虞。再入姜汁少许调药，即可藉其辛散以助祛湿，亦可防黄柏苦寒伤中。本方为治湿热下注证之基础方。

【配伍特点】苦燥辛芳，寒温相制，长于下焦，药简效专。

【现代运用】本方常用于风湿性关节炎、阴囊湿疹、神经性皮炎、急性肾小球肾炎、阴道炎等中医辨证属湿热下注者。

【附方】

	三妙丸	四妙丸
出处	《医学正传》	《成方便读》
组成	黄柏切片，酒拌，略炒，四两（12g） 苍术米泔浸一二宿，细切，焙干，六两（18g） 川牛膝去芦，二两（6g）	黄柏 苍术 牛膝 薏苡仁各八两（各24g）
用法	上为细末，面糊为丸，如梧桐子大，每服五七十丸（10～15g），空腹，姜、盐汤下。忌鱼腥、荞麦、热面、煎炒等物	水泛为丸，每服6～9g，温开水送下
功用	清热燥湿	清热利湿，舒筋壮骨
主治	湿热下注之痿痹。两脚麻木或肿痛，或如火烙之热，痿软无力	湿热痿证。两足麻木、痿软、肿痛

【鉴别】

	二妙散	三妙丸	四妙丸
相同点	均有清热祛湿之功，用于治疗湿热下注证，皆含有黄柏和苍术		
不同点	为治湿热下注证之基础方	即二妙散加牛膝以补肝肾、强筋骨、引药下行，故专治下焦湿热之两脚麻木，痿软无力	四妙丸乃三妙丸再加薏苡仁以渗湿健脾，适用于脾虚湿热下注之痿证

中满分消丸

【出处】《兰室秘藏》。

【组成】白术 人参 炙甘草 猪苓去黑皮 姜黄各一钱（各3g） 白茯苓去皮 干生姜 砂仁各二钱（各6g） 泽泻 橘皮各三钱（各9g） 知母炒，四钱（12g） 黄芩去腐，炒，夏用一两二钱（36g） 黄连净，炒 半夏汤洗七次 枳实炒，各五钱（各15g） 厚朴姜制一两（30g）

【用法】上除泽泻、茯苓、生姜各另为末外，共为极细末，入上三味和匀，汤浸蒸饼为丸，如梧桐子大。每服一百丸，焙热，白汤下，食远服。量病人大小加减（现代用法：水煎服；亦可为丸，每服9g，日2次）。

【功用】行气健脾，泄热利湿。

【主治】湿热鼓胀。腹大坚满，脘腹撑急疼痛，烦渴口苦，渴而不欲饮，小便赤，大便秘结或垢溏，苔黄腻，脉弦数。

【证治机理】本方主治湿热鼓胀，即中满热胀、气胀、水胀属湿热者。感受外邪，或平素嗜食厚味、酒酪、辛辣之品，脾胃受伤，健运失职，湿热内生而不攘。湿热交阻于内，气机运行不畅，故腹大坚满、脘腹撑急疼痛；湿热郁阻，肠胃失于传导和降，故大便或秘结难行，或垢溏不爽；热荡于内，心神被扰，故心烦口苦；湿热相兼，见口渴不欲饮；湿热下注，故小便黄赤；苔黄腻、脉弦数均为湿热蕴结之象。治宜行气健脾，泄热利湿。

【方解】方中重用厚朴、枳实为君，行气除满，以治脘腹胀痛诸症。臣以黄芩、黄连、生姜、半夏，辛开苦降，开结除痞，分理湿热。知母既能清热泻火，又可滋阴润燥；姜黄苦燥温通，活血行气，以助分消中满；泽泻、猪苓，使湿热从小便而出；人参、茯苓、白术健脾渗湿，三者合甘草，乃取"四君"之义，补益脾气，扶正祛邪；陈皮、砂仁理气化湿，降逆和胃，且助君药行气之力，共为佐药。炙甘草健脾益气，调和药性，用为佐使。诸药合用，共奏行气健脾、泄热利湿之功。本方为治湿热鼓胀之常用方。

【配伍特点】辛散、苦泄、淡渗共用，行化湿阻，寓补于消。

【现代运用】本方常用于肝硬化腹水、传染性黄疸性肝炎、泌尿系感染等中医辨证属湿热壅盛，气机阻滞者。

第三节　利水渗湿剂

利水渗湿剂，适用于水湿壅盛证，代表方如五苓散、猪苓汤、防己黄芪汤等。

五苓散

【出处】《伤寒论》。

【组成】猪苓去皮，十八铢（9g）　泽泻一两六铢（15g）　白术十八铢（9g）　茯苓十八铢（9g）　桂枝去皮，半两（6g）

【用法】上五味，捣为散，以白饮和，服方寸匕，日三服，多饮暖水，汗出愈，如法将息（现代用法：散剂，每服6～10g，多饮热水，取微汗；汤剂：水煎服，温服取微汗）。

【功用】利水渗湿，温阳化气。

【主治】

1.蓄水证。小便不利，头痛微热，烦渴欲饮，甚则水入即吐，舌苔白，脉浮。

2.痰饮。脐下动悸，吐涎沫而头眩，或短气而咳者。

3.水湿内停证。水肿，泄泻，小便不利，以及霍乱吐泻等。

【证治机理】本方原治伤寒太阳病之"蓄水证"，后世用于多种水湿内停证候。蓄水证即太阳表邪不解，循经传腑，以致膀胱气化不利，而成太阳经腑同病之证。表邪未解，故头痛微热、脉浮；膀胱气化失司，故小便不利；水蓄下焦，津液不得上承于口，故渴欲饮水；饮入之水不得输布而上逆，故水入即吐；水湿内盛，泛溢肌肤，则为水肿；下注大肠，则为泄泻；水湿稽留，升降失常，清浊相干，则霍乱吐泻；水停下焦，水气内动，则脐下动悸；水饮上犯，阻遏清阳，则吐涎沫而头眩；水饮凌肺，肺气不利，则短气而咳。症虽不同，但皆属膀胱气化不利，水湿内停所致，故治宜利水渗湿，兼温阳化气。

【方解】方中重用泽泻为君，利水渗湿。臣以茯苓、猪苓助君药利水渗湿。佐以白术补气健脾，助运化水湿。膀胱气化有赖于阳气之蒸腾，故佐以桂枝温阳化气以助利水，并可辛温发散以祛表邪。诸药相伍，共奏淡渗利湿、健脾助运、温阳化气、解表散邪之功。本方为利水渗湿之代表方。

【配伍特点】甘温与苦温而辛合法，渗利之中寓化气之法，主以利水。

【现代运用】本方常用于慢性肾炎、肝纤维化、急性胃肠炎、尿潴留、脑积水、关节积液、梅尼埃病等中医辨证属水湿或痰饮内停者。

【使用注意】原方后注"多饮暖水，汗出愈"，旨在扶助阳气，温行水气以助发汗，既可令表邪由汗而解，又可使水饮内外分消。

【附方】

	四苓散	胃苓汤
出处	《丹溪心法》	《世医得效方》
组成	白术　茯苓　猪苓各一两半（各5g）　泽泻二两半（9g）	五苓散　平胃散（各3～6g）（原著本方无用量）
用法	四味共为末，每次12g，水煎服	上二钱合和，紫苏、乌梅煎汤下；未效，加木香、缩砂、白术、丁香煎服
功用	健脾渗湿	祛湿和胃，行气利水
主治	脾失健运，水湿内停证。水泻，小便不利。	夏秋之间，脾胃伤冷，水谷不分，泄泻如水，以及水肿、腹胀、小便不利者

【鉴别】

	五苓散	四苓散	胃苓汤
相同点	均可健脾利水渗湿，用于治疗脾失健运，水湿内停，小便不利，皆含有泽泻、茯苓、猪苓和白术		
不同点	为利水渗湿之代表方，适用于水湿内停的各种病证。配伍桂枝温阳化气行水、兼散表邪是其特点	为五苓散减去桂枝而成，重在健脾渗湿，适用于脾失健运，湿胜泄泻	为五苓散与平胃散合方，故有燥湿和中、行气利水之功，适用于水湿内盛，气机阻滞之水肿、泄泻、腹胀、舌苔厚腻者

猪苓汤

【出处】《伤寒论》。

【组成】猪苓去皮　茯苓　泽泻　阿胶　滑石碎，各一两（各10g）

【用法】以水四升，先煮四味，取二升，去滓，内阿胶烊消，温服七合，日三服（现代用法：水煎服，阿胶烊化）。

【功用】利水渗湿，养阴清热。

【主治】水热互结伤阴证。发热，口渴欲饮，小便不利，或心烦不寐，或咳嗽，或呕恶，或下利，舌红苔白或微黄，脉细数。亦治热淋、血淋等。

【证治机理】本证由伤寒之邪传里化热，与水相搏所致。水热互结，气化不利，热灼阴津，津不上承，则小便不利、发热、口渴欲饮；阴虚生热，内扰心神，则心烦不寐；水气上逆犯肺则为咳嗽，流于胃脘则为呕恶，渗入肠中则为下利；水热结于下焦，膀胱气化不利则致小便热涩疼痛，热灼膀胱血络则为血淋；舌红苔白或微黄、脉细数为里热阴虚之征。治宜利水清热为主，兼以养阴止血。

【方解】方中猪苓归肾与膀胱经，专以淡渗利水，为君药。泽泻、茯苓助君药利水渗湿，且泽泻兼可泄热，茯苓又能健脾，共为臣药。滑石清热利水；阿胶滋阴止血，既益已伤之阴，又防诸药渗利重伤阴血，俱为佐药。诸药配伍，利水渗湿，兼养阴清热，使水湿去，邪热清，阴津复，则诸症可痊。本方为治水热互结伤阴证之常用方。

【配伍特点】甘寒淡渗，寓养血于清利，利水而不伤阴。

【现代运用】本方常用于泌尿系感染、肾炎、流行性出血热、产后癃闭等中医辨证属水热互结而兼有阴伤者。

【鉴别】

	五苓散	猪苓汤
相同点	均能利水渗湿，用于水湿内停之小便不利，皆含有泽泻、茯苓、猪苓三药	
不同点	伤寒蓄水证之主方。主治膀胱气化不利，水湿内停所致的头眩、咳嗽、水肿、泄泻等症，配伍桂枝温阳化气兼解太阳之表，白术健脾燥湿，共成温阳化气利水之剂	主治邪气入里化热，水热互结，灼伤阴津而成里热阴虚，水湿停蓄之证，故配伍滑石清热利湿，阿胶滋阴润燥，共成利水清热养阴之方

防己黄芪汤

【出处】《金匮要略》。

【组成】防己一两（12g）　甘草炒，半两（6g）　白术七钱半（9g）　黄芪去芦，一两一分（15g）

【用法】上锉麻豆大，每抄五钱匕（15g），生姜四片，大枣一枚，水盏半，煎八分，去滓，温服，良久再服。服后当如虫行皮中，从腰下如冰，后坐被上，又以一被绕腰以下，温令微汗，瘥（现代用法：加生姜4片，大枣1枚，水煎服）。

【功用】益气祛风，健脾利水。

【主治】表虚之风水或风湿。汗出恶风，

身重或肿，或肢节疼痛，小便不利，舌淡苔白，脉浮。

【证治机理】仲景原以本方治疗"风湿"或"风水"。本证缘于肺脾气虚，风湿外袭，或脾虚失运，水湿内停，复感风邪，风湿客于肌腠，流注关节，痹阻筋脉，则身体困重、肢节疼痛，或为水肿；蓄而不行，则小便不利；气虚卫表失固，故汗出恶风；舌淡苔白、脉浮为风邪在表之象。治宜祛风胜湿与益气固表、健脾利水合法。

【方解】方中防己祛风胜湿以止痛，黄芪益气补虚而固表，二药相使而用，为治表虚水湿之基本配伍，祛风除湿而不伤正，益气固表而不恋邪，共为君药。白术补气健脾祛湿，既助防己祛湿行水之力，又增黄芪益

气固表之功，为臣药。煎时加生姜以助防己祛风湿，加大枣以助芪、术补脾气，与生姜配伍，调和营卫，俱为佐药。甘草益气和中，调和诸药，兼使之职。本方为治表虚风水之常用方。

【配伍特点】祛风除湿与益气固表并用，祛邪而不伤正，固表而不留邪。

【现代运用】本方常用于风湿性关节炎、类风湿关节炎、心性水肿、营养不良性水肿、肾性水肿等中医辨证属表虚之风水或风湿者。

【使用注意】服本方后，可出现"如虫行皮中""从腰下如冰"之感，此乃卫阳振奋，风湿欲解，湿邪下行之兆。"以被绕腰"，意在保暖以取微汗。

【附方】

防己茯苓汤	
出处	《金匮要略》
组成	防己三两（9g）　黄芪三两（9g）　桂枝三两（9g）　茯苓六两（18g）　甘草二两（6g）
用法	上五味，以水六升，煮取二升，分温三服
功用	利水消肿，益气通阳
主治	卫阳不足之皮水。四肢肿，水气在皮肤中，四肢聂聂动者

【鉴别】

	防己黄芪汤	防己茯苓汤
相同点	均有益气利水消肿之功，为治疗气虚水肿之常用方，皆含防己、黄芪和甘草	
不同点	以防己配黄芪为君，伍以白术益气健脾利水、益气补虚固表之效佳，适宜于风水表虚，脉浮身重、汗出恶风者	以防己配茯苓为君，配入桂枝温阳化气，重在健脾利水消肿，适宜于阳气不足，水溢肌肤之皮水，水肿较甚、按之没指者

五皮散

【出处】《华氏中藏经》。

【组成】生姜皮　桑白皮　陈橘皮　大腹皮　茯苓皮各等分（各9g）

【用法】上为粗末，每服三钱（9g），水一盏半，煎至八分，去滓，不拘时候温服（现代用法：水煎服）。

【功用】利水消肿，理气健脾。

【主治】水停气滞之皮水证。一身悉肿，肢体沉重，心腹胀满，上气喘急，小便不利，以及妊娠水肿，苔白腻，脉沉缓。

【证治机理】本证由脾失健运，水停气滞，外溢肌肤而致。水湿内停，泛溢肌肤，则一身悉肿；水湿不化，气机壅滞，则心腹胀满；肺气不降，水道不通，则上气喘急、小便不利；肢体沉重、苔白腻、脉沉缓等皆水湿停聚之象。法当利水消肿，理气健脾。

【方解】方中茯苓皮甘淡性平，专行皮肤水湿，以奏健脾渗湿、利水消肿之功，为君药。大腹皮行气消胀，利水消肿；陈皮理气和胃，醒脾化湿，同为臣药。生姜皮散皮间水气以消肿；桑白皮肃降肺气以通调水道，俱为佐药。诸药相合，共祛皮表之水湿。本方为治皮水之代表方。

【配伍特点】纳行气于利水之中，佐肃肺于健运之内，"以皮行皮"。

【现代运用】本方常用于肾炎水肿、心源性水肿、肝硬化性水肿、经行浮肿、妊娠水肿等中医辨证属皮水者。

第四节　温化寒湿剂

温化寒湿剂，适用于阳虚不能化水或湿从寒化所致的痰饮、水肿、痹证、脚气等，代表方如苓桂术甘汤、真武汤、实脾散等。

苓桂术甘汤

【出处】《金匮要略》。

【组成】茯苓四两（12g）　桂枝三两（9g）　白术三两（9g）　甘草炙，二两（6g）

【用法】上四味，以水六升，煮取三升，分温三服（现代用法：水煎服）。

【功用】温阳化饮，健脾利水。

【主治】中阳不足之痰饮。胸胁支满，目眩心悸，或短气而咳，舌苔白滑，脉弦滑或沉紧。

【证治机理】本证系由中阳素虚，饮停心下所致。中焦阳虚，脾失健运，湿聚成饮，饮停胸胁，气机阻滞，故胸胁支满；饮阻中焦，清阳不升，故头目眩晕；水饮凌心，心阳受阻，则心悸；饮邪犯肺，肺失宣降，则短气而咳；舌苔白滑、脉弦滑或沉紧皆为痰饮内停之象。法当温阳化饮，健脾利水。

【方解】本方以茯苓为君，健脾利湿，既消已聚之饮，又杜生痰之源。饮属阴邪，非温不化，遂以桂枝为臣，温阳化饮。苓、桂相合，一利一温，共奏温化渗利之效。佐以白术健脾燥湿，助茯苓培土制水。炙甘草甘平，配桂枝以辛甘养阳，合白术以益气补脾，又可调和药性，而兼佐使之用。药仅四味，温阳健脾以助化饮，淡渗利湿以平冲逆，使中阳得健，痰饮得化，津液得布，诸症得愈。本方为"病痰饮者，当以温药和之"法之代表方。

【配伍特点】淡渗甘温合法，温而不热，

利而不峻，为治痰饮之和剂。

【现代运用】本方常用于心包积液、心力衰竭、心律失常、支气管哮喘、慢性支气管炎、梅尼埃病等中医辨证属痰饮内停而中阳不足者。

【鉴别】

	苓桂术甘汤	五苓散
相同点	均有温阳化饮之功，用于治疗痰饮病，皆有茯苓、桂枝、白术	
不同点	以茯苓为君，配伍桂枝温阳化饮，主入中焦脾胃，主治饮停中焦之胸胁支满、头眩、心下悸等症	以泽泻为君，配伍茯苓、猪苓直达下焦，以利水渗湿为主，主治饮停下焦之脐下悸、头眩、吐涎沫等症

甘草干姜茯苓白术汤（肾著汤）

【出处】《金匮要略》。

【组成】甘草二两（6g） 干姜四两（12g） 茯苓四两（12g） 白术二两（6g）

【用法】上四味，以水五升，煮取三升，分温三服（现代用法：水煎服）。

【功用】祛寒除湿。

【主治】肾著病。身重，腰下冷痛，腰重如带五千钱，饮食如故，口不渴，小便自利，舌淡苔白，脉沉迟或沉缓。

【证治机理】肾著病以腰部冷痛为主症，多由寒湿外侵，痹着于腰部所致。盖腰为肾之府，故名"肾著"。此病多起于劳作之后，汗出湿衣，衣湿而冷，或久居卑湿，或冒雨涉水，致使寒湿之气侵于腰间，阳气痹阻不行，故身体困重、腰下冷痛；邪气着于肌里，而未伤及脏腑，故其人饮食如故、小便自利；口不渴、舌淡苔白、脉沉迟或沉缓均为寒湿痹阻之象。法当温中燠土，祛寒除湿。

【方解】方中重用干姜为君，取其辛热之性，温中燠土以散寒湿。茯苓甘淡而平，利水渗湿，与干姜配伍，一热一利，热在胜寒，利以渗湿，使寒去湿消，为臣药。佐以苦温之白术，健脾燥湿，与茯苓相伍以助除湿之力。甘草调和药性，合术、苓补脾助运以祛湿止痛，合干姜辛甘化阳以培土散寒，为佐使药。四药相伍，温中燠土以散寒，补脾助运以祛湿，使寒湿去而冷重除。本方为治肾著病之代表方。

【配伍特点】辛热温散以祛寒，甘淡健脾以渗湿，治在中州。

【现代运用】本方常用于腰肌劳损、坐骨神经痛、风湿性关节炎、类风湿关节炎、椎管狭窄、冠心病及胃肠功能紊乱等中医辨证属肾著者。

【使用注意】原方用法之后有"小便则利"四字，即服本方之后，小便增多，此为饮从小便而去之兆，亦即《金匮要略》"夫短气有微饮者，当从小便去之"之意。

【鉴别】

	苓桂术甘汤	甘草干姜茯苓白术汤
相同点	皆有茯苓、白术、甘草三药，均具温中健脾渗湿之功	
不同点	以茯苓为君，配伍桂枝温阳化饮，主治饮停中焦之胸胁支满、头眩、心下悸等症，为治痰饮病之代表方	重用干姜为君，配伍苓、术、草，意在温中祛寒，兼以渗湿健脾，是治疗寒湿肾著病之代表方

真武汤

【出处】《伤寒论》。

【组成】茯苓三两（9g）　芍药三两（9g）　白术二两（6g）　生姜切，三两（9g）　附子炮，去皮，破八片，一枚（9g）

【用法】上五味，以水八升，煮取三升，去滓，温服七合，日三服（现代用法：水煎服）。

【功用】温阳利水。

【主治】

1. 阳虚水泛证。小便不利，四肢沉重疼痛，浮肿，腰以下为甚，畏寒肢冷，腹痛，下利，或咳，或呕，舌淡胖，苔白滑，脉沉细。

2. 太阳病发汗太过，阳虚水泛证。汗出不解，其人仍发热，心下悸，头眩，身瞤动，振振欲擗地。

【证治机理】本方治疗脾肾阳虚，水湿泛溢证；亦可治疗太阳病发汗太过，阳虚水泛证。脾阳虚则水湿难运，肾阳虚则气化不行，脾肾阳虚则水湿泛溢。肾阳虚衰，气化失常，水气内停则小便不利；水湿内停，溢于肌肤，则四肢沉重疼痛，甚则浮肿；湿浊内生，流走肠间，则腹痛、下利；上逆肺胃，则或咳或呕。若太阳病发汗太过，既过

伤其阳，阴不敛阳而浮越，则见仍发热；又伤津耗液，津枯液少，阳气大虚，筋脉失养，则身体筋肉瞤动，振振欲擗地；阳虚水泛，上凌于心，则心悸不宁；阻遏清阳，清阳不升，则头目眩晕；舌淡胖、苔白滑、脉沉细为阳虚水泛之象。法当温肾助阳，健脾利水。

【方解】本方以大辛大热之附子为君，温肾助阳，化气行水。白术甘苦而温，健脾燥湿；茯苓甘淡而平，利水渗湿。二者合用，使脾气得复，湿从小便而去，共为臣药。佐以辛温之生姜，既助附子温阳散寒，又合苓、术宣散水湿，兼能和胃降逆止呕。配伍酸收之白芍，其意有四：一者利小便以行水气；二者柔肝缓急以止腹痛；三者敛阴舒筋以解筋肉瞤动；四者防止附子燥热伤阴，亦为佐药。诸药合用，温脾肾以助阳气，利小便以祛水邪。本方为治阳虚水肿之常用方。

【配伍特点】辛热渗利合法，纳酸柔于温利之中，脾肾兼顾，重在温肾。

【现代运用】本方常用于慢性肾炎、肾病综合征、尿毒症、肾积水、肾结石、心力衰竭、心律失常、梅尼埃病等中医辨证属阳虚水饮内停者。

【附方】

附子汤	
出处	《伤寒论》
组成	附子炮, 去皮, 破八片, 二枚（15g）　茯苓三两（9g）　人参二两（6g）　白术四两（12g）　芍药三两（9g）
用法	上五味, 以水八升, 煮取三升, 去滓, 温服一升, 日三服
功用	温经助阳, 祛寒化湿
主治	寒湿内侵, 身体骨节疼痛, 恶寒肢冷, 苔白滑, 脉沉

【鉴别】

	附子汤	真武汤
相同点	均有温阳化湿之功, 治疗阳虚水湿泛溢证, 皆有附子、茯苓、白术、芍药四药	
不同点	用附、术, 并配伍人参, 温补脾阳而祛寒湿, 主治阳虚寒湿内盛所致之痹证	附、术量减半, 并佐以生姜温散水气, 重在温补肾阳而祛水气, 主治阳虚水湿泛溢之证

实脾散

【出处】《严氏济生方》。

【组成】厚朴去皮, 姜制, 炒　白术　木瓜去瓤　木香不见火　草果仁　大腹子　附子炮, 去皮脐　白茯苓去皮　干姜炮, 各一两（各30g）　甘草炙, 半两（15g）

【用法】上㕮咀, 每服四钱, 水一盏半, 生姜五片, 大枣一枚, 煎至七分, 去滓, 温服, 不拘时服（现代用法: 加生姜5片, 大枣1枚, 水煎服）。

【功用】温阳健脾, 行气利水。

【主治】脾肾阳虚, 水气内停之阴水。身半以下肿甚, 手足不温, 口中不渴, 胸腹胀满, 大便溏薄, 舌苔白腻, 脉沉弦而迟。

【证治机理】本证是由脾肾阳虚, 阳不化水, 水气内停所致。脾肾阳虚, 土不能制水, 令水邪妄行, 泛溢于肌肤, 则肢体浮肿; 水为饮邪, 其性下趋, 故身半以下肿甚; 阳虚失于温煦, 则手足不温; 水气内停, 阻滞气机, 则胸腹胀满; 脾阳不足, 运化失司, 则大便溏薄; 口中不渴、舌苔白腻、脉沉弦而迟为阳虚水停之象。法当温阳健脾, 行气利水。

【方解】方中附子温肾阳以助化气行水, 干姜温运脾阳以助运化水湿, 二者同用, 温补脾肾, 扶阳抑阴, 共为君药。茯苓、白术健脾和中, 渗湿利水, 为臣药。木瓜酸温, 除湿醒脾和中; 厚朴、木香、大腹子行气导滞, 化湿行水, 使气化则湿化, 气顺则胀消; 草果温中燥湿, 俱为佐药。甘草、生姜、大枣益脾和中，生姜兼能温散水气，甘草亦调和药性，用为佐使。诸药相伍，共奏温阳健脾、行气消肿之功。本方为治脾肾阳虚水肿之常用方。

【配伍特点】辛热与淡渗合法，纳行气

【鉴别】

方名	实脾散	真武汤
相同点	皆具温补脾肾、利水渗湿之功，均治阳虚水肿，均含有附子、白术和茯苓	
不同点	以附子、干姜为君，温脾助阳之力更胜，且佐入木香、厚朴、草果等行气导滞之品，主治脾肾阳虚水肿兼有胸腹胀满者	以附子为君，配伍芍药、生姜，偏于温肾，温阳利水之中兼以敛阴柔筋、缓急止痛，主治阳虚水湿内停之小便不利、浮肿者

于温利之中，脾肾兼顾，主以实脾。

【现代运用】本方常用于慢性肾炎、心源性水肿、妊娠羊水过多、肝硬化腹水等中医辨证属脾肾阳虚，水停气滞者。

鸡鸣散

【出处】《类编朱氏集验医方》。

【组成】槟榔七枚（35g）　陈皮　木瓜各一两（各30g）　吴茱萸二钱（6g）桔梗半两（15g）　生姜和皮，半两（15g）紫苏茎叶三钱（9g）

【用法】上为粗末，分作八服，隔宿用水三大碗，慢火煎，留碗半，去滓。留（用）水二碗，煎滓，取一小碗，两次以煎汁相和，安顿床头，次日五更分二三服。只是冷服，冬月略温服亦得。服了用饼饵压下。如服不尽，留次日渐渐服吃亦可。服药至天明，大便当下一碗许黑粪水，即是原肾家感寒湿，毒气下来也。至早饭前后，痛住肿消，但只是放迟迟吃物，候药力过。此药不是宣药，并无所忌（现代用法：水煎，凌晨空腹冷服）。

【功用】温化寒湿，行气降浊。

【主治】寒湿脚气。足胫肿重无力，麻木冷痛，恶寒发热，或挛急上冲，甚至胸闷泛恶。或风湿流注，脚足痛不可忍，筋脉浮肿。

【证治机理】脚气病以胫足软弱、着重麻木、或肿或痛为主要特征，分干脚气、湿脚气两大类型。本方所治乃寒湿风毒从下而受，留着经络，壅塞肌腠所致。因寒湿壅阻下焦经络，气血不得宣畅，故足胫肿重无力、麻木冷痛；风毒寒湿，郁滞肌表，则恶寒发热；寒湿踞于下，浊气上冲，则胸闷泛恶。因本方证病机为下焦寒湿，阻塞经络，气血不畅，浊气上逆，故治宜温化寒湿，行气降浊。

【方解】方中槟榔辛苦性温，质重沉降，行气逐湿，有治脚气之专长，用量独重，为君药。吴茱萸辛热散寒，开降浊气，温中止呕；木瓜舒筋活络，和胃化湿，二味合为臣药。佐以苏叶芳香化湿，疏散风寒；桔梗宣开肺气；陈皮理气醒脾。此三味畅气机以助散壅。佐使生姜温胃散寒降逆；姜皮散湿消肿。诸药合用，共奏温化寒湿、行气降浊之功，使寒湿得去，气血宣畅，脚气可愈。本方为治寒湿脚气之代表方。

【配伍特点】开上、疏中、导下合法，苦降辛开，寓升于降，开结气而降湿浊。

【现代运用】本方常用于单纯性下肢水肿、特发性浮肿、丝虫病象皮肿、不安腿综合征、风湿性关节炎等中医辨证属寒湿下阻者。

【使用注意】本方凌晨空腹凉服为宜。

第五节 祛湿化浊剂

祛湿化浊剂，适用于湿浊下注所致的白浊、妇女带下等，代表方如萆薢分清饮、完带汤等。

萆薢分清饮（原名萆薢分清散）

【出处】《杨氏家藏方》。

【组成】益智仁 川萆薢 石菖蒲 乌药各等分（各9g）

【用法】上为细末，每服三钱，水一盏半，入盐一捻，同煎至七分，食前温服（现代用法：水煎服，加入食盐少许）。

【功用】温肾利湿，分清化浊。

【主治】下焦虚寒之膏淋、白浊。小便

【附方】

频数，混浊不清，白如米泔，凝如膏糊，舌淡苔白，脉沉。

【证治机理】本证乃由下焦虚寒，湿浊不化所致。肾司开阖，若肾阳亏虚，气化失权，膀胱失约，则小便频数；元阳不足，封藏失司，清浊不分，则小便混浊、白如米泔，甚则凝如膏糊；舌淡苔白、脉沉为下焦虚寒之象。法当温肾利湿，分清化浊。

【方解】方中萆薢味苦性平，可利湿祛浊，为治疗白浊、膏淋之要药，故为君药。益智温补肾阳，涩精缩尿，为臣药。石菖蒲辛香苦温，化浊祛湿，兼祛膀胱之寒，以助萆薢分清化浊；乌药温肾散寒，行气止痛，能除膀胱冷气，治小便频数，为佐药。加盐同煎，则取其咸以入肾，引药直达下焦，为使药。诸药合用，共奏温肾祛湿、分清化浊之功。本方为治下焦虚寒膏淋之常用方。

【配伍特点】利温相合，通中寓涩，分清别浊，药简效专。

【常用加减】原书方后注"一方加茯苓、甘草"，则其利湿分清之力益佳。

【现代运用】本方常用于乳糜尿、慢性前列腺炎、滴虫性阴道炎、慢性盆腔炎等中医辨证属下焦虚寒，寒湿下注者。

萆薢分清饮		
出处	《医学心悟》	
组成	川萆薢二钱（6g） 黄柏炒褐色 石菖蒲各五分（各2g） 茯苓 白术各一钱（各3g） 莲子心七分（2g） 丹参 车前子各一钱五分（各4.5g）	
用法	水煎服	
功用	清热利湿，分清化浊	
主治	湿热白浊。小便混浊，尿有余沥，舌苔黄腻	

【鉴别】

	萆薢分清饮（《杨氏家藏方》）	萆薢分清饮（《医学心悟》）
相同点	皆用萆薢、石菖蒲利湿分清，均可治疗白浊	
不同点	配以益智、乌药，功可温暖下元，主治下焦虚寒之白浊	配伍黄柏、车前子以清热祛湿，功可清热利湿，主治下焦湿热之白浊

完带汤

【出处】《傅青主女科》。

【组成】白术土炒，一两（30g） 山药炒，一两（30g） 人参二钱（6g） 白芍酒炒，五钱（15g） 车前子酒炒，三钱（9g） 苍术制，三钱（9g） 甘草一钱（3g） 陈皮五分（2g） 黑芥穗五分（2g） 柴胡六分（2g）

【用法】水煎服。

【功用】补脾疏肝，化湿止带。

【主治】脾虚肝郁，湿浊下注之带下证。带下色白，清稀无臭，倦怠便溏，舌淡苔白，脉缓或濡弱。

【证治机理】本证由脾虚肝郁，带脉失约，湿浊下注所致。脾虚则水湿内停，肝郁则疏泄无权，带脉不固，湿浊下趋，故带下绵绵、色白、清稀无臭；脾虚生化之源不足，气血不能上荣，故肢体倦怠；脾失健运，水湿内停，清气不升，故大便溏薄；舌淡苔白、脉缓或濡弱为脾虚湿盛之象。法当益气健脾，疏肝解郁，化湿止带。

【方解】方中重用白术、山药益气补脾，白术善于燥湿化浊，山药并能补肾以固带脉，共为君药。人参补益元气，以助君药补脾之力；苍术燥湿运脾，车前子利湿泻浊，以增君药祛湿之能；白芍柔肝理脾，使肝木条达而脾土自强，共为臣药。佐以陈皮理气燥湿，可使君臣药补而不滞，又能行气以助化湿；柴胡、荆芥穗性能升散，伍白术可升发脾胃清阳，配白芍可疏达肝气郁滞，均为佐药。甘草和中调药，为使药。诸药相配，使脾气健运，肝气条达，清阳得升，湿浊得化，则带下自止。本方为治脾虚肝郁，湿浊下注带下证之常用方。

【配伍特点】扶土抑木，补中寓散，升清除湿，肝脾同治，重在治脾。

【现代运用】本方常用于阴道炎、宫颈炎、宫颈糜烂、慢性胃炎、结肠炎、肾炎等中医辨证属脾虚肝郁，湿浊下注者。

第六节 祛风胜湿剂

祛风胜湿剂，适用于风湿之邪侵犯肌表、经络、关节之证，代表方如羌活胜湿汤、独活寄生汤等。

羌活胜湿汤

【出处】《脾胃论》。

【组成】羌活 独活各一钱（各6g） 藁本 防风 甘草炙，各五分（各3g） 蔓荆子三分（2g） 川芎二分（1.5g）

【用法】上㕮咀，都作一服，水二盏，煎至一盏，去滓，食后温服（现代用法：水煎服）。

【功用】祛风胜湿止痛。

【主治】风湿犯表之痹证。肩背痛不可回顾，头痛身重，或腰脊疼痛，难以转侧，苔白，脉浮。

【证治机理】本证由汗出当风，或久居湿地，风湿之邪侵袭肌表所致。风湿相搏，郁于肌腠，阻于经络，则头痛身重、肩背或腰脊疼痛、难以转侧；苔白、脉浮为风湿郁于肌表之象。风湿在表，宜从汗解，故法当祛风胜湿止痛。

【方解】方中羌活、独活辛苦温燥，皆可祛风除湿，通利关节。其中羌活善祛上部风湿，独活善祛下部风湿，二者合用，可散

【附方】

周身风湿而止痹痛，为治周身痹痛之常用配伍，共为君药。防风散风胜湿而治一身之痛；川芎上行头目，旁通络脉，既可疏散周身风邪，又能活血行气而止头身之痛，共助君药散邪通痹止痛之力，用为臣药。藁本疏散太阳经之风寒湿邪，且善达巅顶而止头痛；蔓荆子亦轻浮上行，主散头面之邪，并可清利头目，俱为佐药。甘草缓诸药辛散之性，并调和诸药，为佐使药。本方为治风湿痹证之常用方。

【配伍特点】独取辛温行散之法，量小轻扬微汗蠲痹。

【现代运用】本方常用于感冒、头痛、风湿性关节炎等中医辨证属风湿在表者。

蠲痹汤	
出处	《杨氏家藏方》
组成	当归去上，酒浸一宿　羌活去芦头　姜黄　黄芪蜜炙　白芍药　防风去芦头，各一两半（各45g）　甘草二两，炙（15g）
用法	上㕮咀，每服半两（15g），水二盏，加生姜五片，枣三枚，同煎至一盏，去滓温服，不拘时候
功用	祛风除湿，益气和营
主治	风痹。身体烦疼，项背拘急，肩臂肘痛，举动艰难及手足麻痹

【鉴别】

	羌活胜湿汤	蠲痹汤
相同点	均用羌活、防风和甘草，皆可祛风除湿止痛，治疗风湿在表之头身疼痛	
不同点	配伍川芎、独活、藁本、蔓荆子，以祛周身风湿见长；主治风湿在表之痹证，其症以头身腰脊重痛为主	配伍黄芪益气，当归、白芍、姜黄养血活血止痛，较羌活胜湿汤增益气和营之功；主治风痹身体烦疼、举动艰难及手足麻痹者

方名	羌活胜湿汤	九味羌活汤
相同点	均用羌活、防风、川芎和甘草，皆可祛风除湿止痛，治疗风湿在表之头身疼痛	
不同点	配伍独活、藁本、蔓荆子，以祛周身风湿见长，发汗之力稍逊；主治风湿在表之痹证，其症以头身腰脊重痛为主	配伍细辛、白芷、苍术及生地黄、黄芩，发汗解表力强，兼能清热；主治风寒湿邪在表而里有蕴热之证，其症以恶寒发热为主，兼见口苦微渴

独活寄生汤

【出处】《备急千金要方》。

【组成】独活三两（9g） 桑寄生 杜仲 牛膝 细辛 秦艽 茯苓 肉桂心 防风 川芎 人参 甘草 当归 芍药 干地黄各二两（各6g）

【用法】上咬咀，以水一斗，煮取三升，分三服，温身勿冷也（现代用法：水煎服）。

【功用】祛风湿，止痹痛，益肝肾，补气血。

【主治】痹证日久，肝肾两虚，气血不足证。腰膝疼痛，肢节屈伸不利，或麻木不仁，畏寒喜温，心悸气短，舌淡苔白，脉细弱。

【证治机理】本证由风寒湿痹日久不愈，损伤肝肾，耗伤气血所致。风寒湿邪客于经络关节，气血运行不畅，又兼肝肾不足，气血亏虚，筋骨失养，故腰膝疼痛、肢节屈伸不利，或麻木不仁；寒湿伤阳，则畏寒喜温；气血不足，则心悸气短、舌淡苔白、脉细弱。其证属邪实正虚，治宜祛邪与扶正兼顾，既应祛风除湿散寒，又当补益肝肾气血。

【方解】方中重用独活为君，辛苦微温，善治伏风，长于祛下焦风寒湿邪而除痹痛。

细辛发散阴经风寒，搜剔筋骨风湿；防风、秦艽祛风胜湿，活络舒筋；桂心温里祛寒，通行血脉。四药助君药祛风胜湿，宣痹止痛，共为臣药。痹邪久羁，肝肾气血必伤，故以桑寄生、牛膝、杜仲补肝肾，祛风湿，壮筋骨；当归、芍药、地黄、川芎取"四物"之义，养血活血；人参、茯苓、甘草取"四君"之义，补气健脾，皆为佐药。甘草调和诸药，又为使药。诸药合用，风寒湿邪俱除，肝肾强健，气血充盛，诸症自缓。本方为治正虚痹证日久之常用方。

【配伍特点】辛温行散与甘温滋柔合法，纳益肝肾补气于祛邪蠲痹之中，邪正兼顾。

【现代运用】本方常用于慢性风湿性关节炎、慢性腰腿痛、坐骨神经痛、骨质增生症等中医辨证属风寒湿痹、肝肾亏损、气血不足者。

桂枝芍药知母汤

【出处】《金匮要略》。

【组成】桂枝四两（12g） 芍药三两（9g） 甘草二两（6g） 麻黄二两（6g）生姜五两（15g） 白术五两（15g） 知母四两（12g） 防风四两（12g） 附子炮，二枚（15g）

【用法】上九味，以水七升，煮取二升，

温服七合，日三服（现代用法：水煎服）。

【功用】祛风除湿，温经宣痹，养阴清热。

【主治】历节。肢体疼痛肿大，脚肿如脱，身体瘦弱，头眩短气，泛泛欲吐，或发热，舌淡苔白，脉沉细。

【证治机理】本证病机为素体阳虚，风湿流注关节，久郁化热伤阴，筋脉痹阻不通。风湿流注筋脉关节，气血运行不畅，故肢体疼痛肿大；痛久不解，正气日衰，故身体渐瘦；风邪上犯，则头眩；湿阻中焦，胃气上逆，故泛泛欲吐；湿无出路，流注下肢，则脚肿如脱；或可病久阴虚内热由生，而见发热；舌淡苔白、脉沉细为寒湿之象。治当祛风除湿，温经宣痹，养阴清热。

【方解】方中以桂枝、附子为君，祛风除湿以通脉，温经散寒以助阳。臣以麻黄、防风、白术，疏风散寒，祛湿止痛。佐以知母清热滋阴，白芍养血和营，生姜和胃止呕。使以甘草调和诸药。本方为治历节之常用方。

【配伍特点】寒温并用，以温为主，温经散寒以助阳；攻补兼施，以攻为主，祛风除湿止痹痛；刚柔相济，温燥不伤阴，凉柔不恋邪。

【现代运用】本方常用于风湿性关节炎、类风湿关节炎、肩关节周围炎、坐骨神经痛、支气管炎、肺炎、肺心病等中医辨证属风湿痹阻，正气受损者。

复习思考题

1. 试分析三仁汤的配伍特点，其证为何"禁汗""禁下""禁润"？

2. 五苓散、五皮散、真武汤、实脾散均可治疗水肿，临证应如何区别使用？

3. 简述真武汤配伍芍药的意义。

4. 比较五苓散与猪苓汤在组成、功用与主治方面的异同。

5. 桂枝汤、小建中汤、当归四逆汤、肾气丸、桃核承气汤、桂枝茯苓丸、五苓散、苓桂术甘汤配伍桂枝的意义是什么？

第十五章

祛痰剂

凡以消除痰涎作用为主，用于治疗各种痰病的方剂，统称为祛痰剂。本类方剂属于"八法"中"消法"。

祛痰剂适用于痰证。痰的成因很多，治法各不相同。如脾失健运，湿聚而成之湿痰，治宜燥湿化痰；痰阻气郁化火，痰热互结，或火热炼液而成之热痰，治宜清热化痰；虚火灼津而成之燥痰，治宜润燥化痰；脾肾阳虚，寒饮内停，或肺寒留饮之寒痰，治宜温化寒痰；脾湿生痰，夹肝风上扰而成之风痰，治宜治风化痰。据此，本章方剂分为燥湿化痰剂、清热化痰剂、润燥化痰剂、温化寒痰剂和治风化痰剂五类。

应用祛痰剂，首先应辨明痰病的性质，根据病证之风寒湿热燥选用相应之祛痰剂；其次，有咯血倾向者，不宜过用辛温燥烈之品；表邪未解或痰多者，慎用滋润之品，以防壅滞留邪。

第一节 燥湿化痰剂

燥湿化痰剂，适用于湿痰证，代表方如二陈汤、温胆汤等。

二陈汤

【出处】《太平惠民和剂局方》。

【组成】半夏汤洗七次 橘红各五两（各15g） 白茯苓三两（9g） 甘草炙，一两半（4.5g）

【用法】上药㕮咀，每服四钱（12g），用水一盏，生姜七片，乌梅一个，同煎六分，去滓，热服，不拘时候（现代用法：加生姜7片，乌梅1个，水煎温服）。

【功用】燥湿化痰，理气和中。

【主治】湿痰证。咳嗽痰多，色白易咯，胸膈痞闷，恶心呕吐，肢体困重，或头眩心悸，舌苔白滑或腻，脉滑。

【证治机理】本证多由脾失健运，湿无以化，聚而成痰而成。湿痰为病，上犯于肺，致肺失宣降，则咳嗽痰多、色白易咯；痰阻气机，肺失宣发，胃失和降，则见胸膈痞闷、恶心呕吐；湿性重滞，则肢体困重；湿痰阻遏清阳，则头目眩晕；痰浊凌心，则为心悸；舌苔白滑或腻、脉滑为湿痰之象。治宜燥化之法，以消湿痰。

【方解】方中半夏辛温苦燥，尤善燥湿化痰，且能和胃降逆，为君药。湿痰既成，每致气机阻遏，故以橘红为臣，既可理气行滞，又能燥湿化痰。痰由湿生，湿自脾来，故佐以茯苓健脾渗湿，以杜生痰之源。煎加生姜，既能制半夏之毒，又能助半夏化痰降逆，和胃止呕；复用少许乌梅，收敛肺气，与半夏、橘红相伍，散中兼收，使其祛痰不伤正气，且有"欲劫之而先聚之"之意，共为佐药。甘草为佐使，健脾和中，调和诸药。本方为治湿痰证之基础方。

【配伍特点】燥化行气运脾以现治痰之要，少佐酸收以顾正气。

【现代运用】本方常用于慢性支气管炎、变异性哮喘、肺气肿、慢性阻塞性肺病、慢性胃炎、妊娠呕吐、神经性呕吐、胆汁返流性胃炎、高脂血症、非酒精性脂肪肝、耳源性眩晕、分泌性中耳炎、冠心病稳定型心绞痛、假性球麻痹、癫痫、甲状腺肿、药物性肥胖等中医辨证属湿痰者。

【附方】

	导痰汤	涤痰汤	金水六君煎	六安煎
出处	《传信适用方》引皇甫坦方	《奇效良方》	《景岳全书》	《景岳全书》
组成	半夏汤洗七次，四两（12g） 天南星细切，姜汁浸，一两（3g） 枳实去瓢，一两（3g） 橘红一两（3g） 赤茯苓一两（3g）	南星姜制 半夏汤洗七次，各二钱半（各7.5g） 枳实麸炒 茯苓去皮，各二钱（各6g） 橘红一钱半（4.5g） 石菖蒲 人参各一钱（各3g） 竹茹七分（2g） 甘草半钱（1.5g）	当归二钱（6g） 熟地三五钱（9～15g） 陈皮一钱半（4.5g） 半夏二钱（6g） 茯苓二钱（6g） 炙甘草一钱（3g）	陈皮一钱半（4.5g） 半夏二三钱（6～9g） 茯苓二钱（6g） 甘草一钱（3g） 杏仁去皮尖，切，一钱（3g） 白芥子五七分（1.5～2g），老年气弱者不用
用法	上为粗末。每服三大钱（9g），水二盏，生姜十片，煎至一盏，去滓，食后温服	上作一服，水二盅，生姜五片，煎至一盅，食后服	水二盅，生姜三、五、七片，煎七八分，食远温服	水一盅半，加生姜三、五、七片，煎七分，食远服
功用	燥湿祛痰，行气开郁	涤痰开窍	滋养肺肾，祛湿化痰	燥湿化痰，降气止咳
主治	痰厥证。头目眩晕，痰饮壅盛，胸膈痞塞，胁肋胀满，头痛呕逆，喘急痰嗽，涕唾稠黏，舌苔厚腻，脉滑	中风痰迷心窍证。舌强不能言，喉中痰鸣，辘辘有声，舌苔白腻，脉沉滑或沉缓	肺肾虚寒，水泛为痰，或年迈阴虚，血气不足，外受风寒，咳嗽呕恶，多痰喘急等	风寒咳嗽及非风初感，痰滞气逆等

【鉴别】

	二陈汤	导痰汤	涤痰汤	金水六君煎	六安煎
相同点	均能燥湿化痰，主治湿痰证，皆有半夏、茯苓、甘草等				
不同点	为主治湿痰证的基础方	二陈汤去乌梅、甘草，加天南星、枳实，燥湿化痰与行气之功胜于二陈汤。主治痰浊内阻，气机不畅之痰厥证	导痰汤加石菖蒲、竹茹、人参、甘草，较导痰汤又多开窍扶正之功。常用治中风痰迷心窍、舌强不能言	二陈汤去乌梅，加滋阴养血之熟地黄、当归，肺肾并调，金水相生。常用于年迈阴虚、湿痰内盛之证	二陈汤去乌梅，加杏仁、白芥子，化痰理肺之功均较二陈汤为胜。常用于治疗外感风寒后痰滞气逆之咳嗽

温胆汤

【出处】《三因极一病证方论》。

【组成】半夏汤洗七次　竹茹　枳实麸炒，去瓤，各二两（各6g）　陈皮三两（9g）　甘草炙，一两（3g）　茯苓一两半（4.5g）

【用法】上为锉散，每服四大钱，水一盏半，姜五片，枣一枚，煎七分，去滓，食前服（现代用法：加生姜5片，大枣1枚，水煎服）。

【功用】理气化痰，清胆和胃。

【主治】胆郁痰扰证。胆怯易惊，心烦不眠，或呕恶呃逆，或眩晕，或癫痫等，舌苔腻微黄，脉弦滑。

【证治机理】本方证多由胆胃不和，痰热内扰所致。胆属木，为清净之府，喜宁谧而恶烦扰，喜柔和而恶抑郁，失其常则木郁不达，胃气因之不和而生痰涎。痰浊内阻，又致土壅木郁，遂成胆郁痰扰证。胆为痰扰，失于决断，则胆怯易惊、心烦不眠；胆胃不和，胃气上逆，则呕恶呃逆；痰蒙清窍，则可发为眩晕，甚至癫痫；苔腻微黄、脉弦滑均为痰热内扰之象。治宜理气化痰，利胆和胃。

【方解】方中半夏辛温，燥湿化痰，和胃止呕；竹茹甘而微寒，清热化痰，除烦止呕，共用为君。二者相伍，一温一凉，化痰清胆，和胃止呕。陈皮辛苦温，理气行滞，燥湿化痰；枳实辛苦微寒，降气导滞，消痰除痞，共为臣药。茯苓健脾渗湿，以杜生痰之源；煎加生姜、大枣调和脾胃，且生姜兼制半夏毒性，同属佐药。甘草为使，调和诸药。综观全方，半夏、陈皮、生姜偏温，竹茹、枳实偏凉，温凉兼进，全方不寒不燥，使胆胃得和、痰化热清。本方为治胆胃不和，痰热内扰证之常用方。

温胆汤最早见于《外台秘要》引《集验方》，方中生姜四两、半夏（洗）二两、橘皮三两、竹茹二两、枳实（炙）二枚、甘草（炙）一两，主治"大病后，虚烦不得眠，此胆寒故也"。是方药性以温为主，后世多以此方化裁，亦用治"虚烦"诸症。其中，尤以《三因极一病证方论》之温胆汤为后世所喜用，其减生姜四两为五片，另入茯苓一两半、大枣一枚，遂使方之温性有减而凉性得增，然仍沿用"温胆"之名。罗东逸云："和即温也，温之者，实凉之也。"

【配伍特点】化痰与理气共施，温而不燥；清胆与和胃并行，凉而不寒。

【现代运用】本方常用于抑郁症、焦虑症、血管神经性头痛、心脏神经官能症、精神病、癫痫、梅尼埃病、胆汁返流性食管炎、急慢性胃炎、消化性溃疡、慢性胆囊炎、围绝经期综合征、多囊卵巢综合征、慢性咽炎、慢性支气管炎、冠心病、室性早搏、慢性充血性心力衰竭、流行性出血热、糖尿病、小儿单纯性肥胖症、高脂血症、肠系膜上动脉综合征、结节性非化脓性脂膜炎等中医辨证属胆郁痰扰者。

【附方】

	黄连温胆汤	十味温胆汤
出处	《六因条辨》	《世医得效方》
组成	半夏汤洗七次　竹茹　枳实麸炒，去瓤，各二两（各6g）　陈皮三两（9g）　甘草炙，一两（3g）　茯苓一两半（4.5g）　黄连三两（各9g）	半夏汤洗七次　枳实去瓤，切，麸炒　陈皮去白，各三两（各9g）　白茯苓去皮，两半（4.5g）　酸枣仁微炒　大远志去心，甘草水煮，姜汁炒，各一两（各3g）　北五味子　熟地黄切、酒炒　条参各一两（各3g）　粉草五钱（1.5g）
用法	水煎服	上锉散，每服四钱（12g），水盏半，姜五片，枣一枚，煎，不以时服
功用	清热除烦，化痰和胃	化痰宁心，益气养血
主治	痰热内扰证。失眠多梦，眩晕，虚烦，口苦，舌苔黄腻，脉沉滑	痰浊内扰，心胆虚怯证。触事易惊，心悸不宁，不眠多梦，心胸烦闷，坐卧不安，短气乏力，或癫狂，舌淡苔腻，脉弦而虚

【鉴别】

	温胆汤	黄连温胆汤	十味温胆汤
相同点	均可燥湿化痰，和胃利胆，主治胆郁痰扰证；组成中皆有半夏、枳实、陈皮、茯苓和甘草		
不同点	为治疗胆胃不和，痰热内扰证之常用方	乃温胆汤加黄连而成，其清心除烦之功强于温胆汤，适用于痰浊化热，痰热内扰者	乃温胆汤减竹茹，加人参、熟地黄、五味子、酸枣仁、远志而成，其益气养血、宁心安神之功强于温胆汤，适用于痰浊内扰，心胆虚怯，神志不宁者

	温胆汤	酸枣仁汤
相同点	均可治虚烦不眠	
不同点	主治证为胆胃不和，痰浊内扰所致。重在理气化痰，和胃利胆	主治证为肝血不足，虚热内扰所致。重在养血安神，清热除烦

第二节　清热化痰剂

清热化痰剂，适用于热痰证，代表方如清气化痰丸、小陷胸汤、滚痰丸等。

清气化痰丸

【出处】《医方考》。

【组成】陈皮去白　杏仁去皮尖　枳实麸炒　黄芩酒炒　瓜蒌仁去油　茯苓各一两（各6g）　胆南星　制半夏各一两半（各9g）

【用法】姜汁为丸。每服二至三钱，温开水下（现代用法：以生姜汁为丸，每服6～9g，日2次，温开水送下；亦可作汤剂，加生姜3片，水煎服）。

【功用】清热化痰，理气止咳。

【主治】痰热咳嗽。咳嗽，咳痰黄稠，胸膈痞闷，甚则气急呕恶，舌质红，苔黄腻，脉滑数。

【证治机理】本方证因痰阻气滞，气郁化火，痰热互结所致。痰热壅肺，肺失清肃，故见咳嗽、咳痰黄稠；痰热内结，阻滞气机，则胸膈痞闷，甚则气逆于上，发为气急呕恶；舌质红、苔黄腻、脉滑数皆为痰热之象。治宜化痰与清热并进。

【方解】方中胆南星苦凉，长于清热豁痰，为君药。瓜蒌仁甘寒质润，清热化痰，尚能导痰热从大便而下；黄芩苦寒，长于清泻肺火，二者合用，助君药清肺热、化痰结；制半夏燥湿化痰，降逆止呕，虽属辛温之品，但与苦寒之黄芩相配，可去其温热之性，而取其化痰散结之功，三者共为臣药。治痰者当须降其火，治火者必须顺其气，故佐以杏仁降利肺气，陈皮理气化痰，枳实破气化痰，气顺则痰消；茯苓亦为佐药，健脾渗湿，以杜生痰之源。使以姜汁为丸，以增祛痰降逆之力。本方为治痰热咳嗽之常用方。

【配伍特点】苦寒与辛燥合法，清化佐以行降，气顺火清痰消。

【现代运用】本方常用于急性支气管炎、小儿支原体肺炎、慢性阻塞性肺病等中医辨证属痰热内结者。

【附方】

	清金降火汤	清金化痰汤
出处	《古今医鉴》	《杂病广要》
组成	陈皮一钱五分（5g） 半夏泡 茯苓 桔梗 枳壳麸炒 贝母去心 前胡各一钱（各3g） 杏仁去皮尖，一钱半（5g） 黄芩炒 石膏 瓜蒌仁各一钱（各3g） 甘草炙，三分（1g）	黄芩 山栀各一钱半（各4.5g） 桔梗二钱（6g） 麦门冬去心 桑白皮 贝母 知母 瓜蒌仁炒 橘红 茯苓各一钱（各3g） 甘草四分（3g）
用法	上锉一剂，加生姜三片，水煎，食远，临卧服	水二盅，煎八分，食后服
功用	清金降火，化痰止嗽	清金化痰
主治	热痰咳嗽	咳嗽，因火者。咽喉干痛，面赤，鼻出热气，其痰嗽而难出，色黄且浓，或带血丝，或出腥臭

【鉴别】

	清气化痰丸	清金降火汤	清金化痰汤
相同点	均可化痰清热，主治痰热咳嗽		
不同点	化痰与清热、理气并进，适用于以咳痰黄稠为主之痰热咳嗽	以石膏、黄芩清降肺胃之火，配伍瓜蒌、贝母、半夏清热化痰，又以前胡、桔梗、杏仁、枳壳、陈皮宣利肺气，其理气止咳之功胜于清气化痰丸，适用于以肺热咳嗽为主之痰热咳嗽	以黄芩、栀子、桑白皮清肺泻火，配伍贝母、知母、麦冬、桔梗以润肺化痰，其润肺化痰之功胜于清气化痰丸，适用于痰热阴伤之咳嗽

小陷胸汤

【出处】《伤寒论》。

【组成】黄连一两（6g） 半夏洗，半升（12g） 瓜蒌实大者一枚（20g）

【用法】上三味，以水六升，先煮瓜蒌，取三升，去滓，内诸药，煮取二升，去滓，分温三服（现代用法：水煎服）。

【功用】清热化痰，宽胸散结。

【主治】痰热互结之小结胸证。心下痞闷，按之则痛，或咳痰黄稠，舌红苔黄腻，脉滑数。

【证治机理】本方原治伤寒表证误下，邪热内陷，与痰浊结于心下的小结胸病。痰热互结，气郁不通，故胸脘痞闷、按之则痛；痰热壅肺，故咳痰黄稠；舌红苔黄腻、脉滑数均为痰热之象。治宜化痰与清热并举，辛开苦降，开结除痞。

【方解】方中全瓜蒌甘寒，清热涤痰，宽胸散结，用时先煮，意在"以缓治上"，善通胸膈之痹，用以为君。臣以苦寒之黄连，泄热除痞。佐以辛温之半夏，化痰散结，与黄连合用，辛开苦降，既清热化痰，又开郁除痞；与瓜蒌相伍，润燥相得，祛痰之力倍增。本方为治痰热互结证之常用方。

【配伍特点】苦辛润相合，辛开苦降，润燥相得，消痰除痞，药简效专。

【现代运用】本方常用于急性胃炎、反流性食管炎、肝炎、胆囊炎、胆道蛔虫症、糖尿病、冠心病、肺心病、急性支气管炎、胸膜炎、胸膜粘连、胸腔积液等中医辨证属痰热互结心下或胸膈者。

【附方】

柴胡陷胸汤

出处	《重订通俗伤寒论》
组成	柴胡一钱（3g） 姜半夏三钱（9g） 小川连八分（2.5g） 苦桔梗一钱（3g） 黄芩钱半（4.5g） 瓜蒌仁杵，五钱（15g） 小枳实钱半（4.5g） 生姜汁四滴，分冲
用法	水煎服
功用	和解清热，涤痰宽胸
主治	邪陷少阳，痰热结胸证。寒热往来，胸胁痞满，按之疼痛，呕恶不食，口苦且黏，目眩，或咳嗽痰稠，苔黄腻，脉弦滑数

【鉴别】

	小陷胸汤	柴胡陷胸汤
相同点	均可清热化痰，主治痰热结胸证	
不同点	为主治痰热结胸之基础方	乃小柴胡汤合小陷胸汤去人参、炙甘草、大枣，加桔梗、枳实而成，全方合和解少阳、清热涤痰于一方，主治邪陷少阳而兼有痰热结胸者

方名	小陷胸汤	大陷胸汤
相同点	均可治热实结胸证	
不同点	以瓜蒌配伍黄连、半夏，重在清热化痰，宽胸散结，用于痰热互结于心下之小结胸证。此证病位局限，病情相对较轻，病势较缓，症见胸脘痞闷、按之则痛、脉滑数	以大黄、芒硝与甘遂相配，重在泄热逐水，破结通便，用于水热互结于心下之大结胸证。此证病位涉及胸腹，病情较重，病势较急，症见心下痛、按之石硬，甚则从心下至少腹硬满而痛不可近，脉象沉紧

滚痰丸

【出处】《泰定养生主论》，录自《玉机微义》。

【组成】大黄酒蒸　片黄芩酒洗净，各八两（各24g）　礞石捶碎，同焰硝一两，投入小砂罐内盖之，铁线缚定，盐泥固济，晒干，火煅红，候冷取出，一两（3g）　沉香半两（1.5g）

【用法】上为细末，水丸如梧桐子大。每服四五十丸，量虚实加减服，清茶、温水送下，临卧食后服（现代用法：水泛小丸，每服6～9g，日1～2次，温开水送下）。

【功用】泻火逐痰。

【主治】实热老痰证。癫狂昏迷，或惊悸怔忡，或咳喘痰稠，或胸脘痞闷，或眩晕耳鸣，或绕项结核，或口眼蠕动，或不寐，或梦寐奇怪之状，或骨节卒痛难以名状，或嗳息烦闷，大便秘结，舌苔黄腻，脉滑数有力。

【证治机理】本方所治诸多"怪症"，皆因实热老痰久积不去所致。实热老痰上蒙清窍，则发为癫狂、昏迷；扰乱心神，则发为惊悸怔忡、梦寐怪状；内壅于肺，则咳喘痰稠，甚则嗳塞烦闷；阻遏气机，则胸脘痞闷；痰火上蒙，清阳不升，则发为眩晕耳鸣；痰热留于经络、关节，则口眼蠕动、绕项结核，或骨节卒痛；痰火内积，腑气不通，则大便秘结；舌苔黄厚、脉滑数有力均为实热老痰之征。治宜降火逐痰。

【方解】方中礞石甘咸性平质重，既可下气坠痰，以攻逐陈积之顽痰，亦可平肝镇惊，以治痰火上攻之惊痫，制以火硝，则攻逐下行之力尤强，为君药。臣以苦寒降泄之大黄，荡涤实热，开痰火下行之路，与礞石相伍，攻下与重坠并用，攻坚涤痰泄热之力尤胜。黄芩苦寒，善清肺及上焦之实热，与大黄相合，二者用量独重且酒制，以清降上行之热邪；沉香辛而苦温，行气开郁，降逆平喘，令气顺痰消，共为佐药。四药相合，为泻火逐痰之峻剂。本方为治实热老痰证之常用方。

【配伍特点】重坠攻下之中，纳苦寒清降之法，药简效宏。

【现代运用】本方常用于治疗精神分裂症、癫痫、病毒性脑炎、神经官能症、慢性支气管炎、肺部感染、慢性结肠炎等中医辨证属实热老痰为病者。

消瘰丸

【出处】《医学心悟》。

【组成】玄参蒸　牡蛎煅，醋研　贝母去心，蒸，各四两（各120g）

【用法】共为末，炼蜜为丸。每服三钱，开水下，日二服（现代用法：蜜丸，每服6～9g，日1～2次，温开水送下；亦可作汤剂，水煎服）。

【功用】清热化痰，软坚散结。

【主治】瘰疬，痰核，瘿瘤。颈项结块，或如串珠，咽干，舌红，脉弦滑略数。

【证治机理】本方证因肝肾阴亏，肝火郁结，灼津为痰，痰火凝聚而成。痰火凝结，结聚成核，故见颈项结块，或为瘰疬，或为痰核，或为瘿瘤；阴液亏乏，故咽干、舌红；脉弦滑略数为肝经痰热之征。治宜清热化痰、软坚散结之法。

【方解】方中贝母苦甘微寒，清热化痰，消瘰散结，用之为君。牡蛎咸微寒，软坚散结；玄参苦咸而寒，软坚散结，清热养阴，既能助贝母、牡蛎软坚散结以消瘰，又可滋水涵木，共为臣药。三药合用，可使阴复热除，痰化结散，则瘰疬、痰核自消。本方为治疗瘰疬、痰核、瘿瘤初起之常用方。

【配伍特点】咸苦寒润合法，纳平肝于清化软坚之中，药简力专。

【现代运用】本方常用于单纯性甲状腺肿、甲状腺功能亢进症、甲状腺结节、淋巴结结核、单纯性淋巴结炎、乳腺增生等中医辨证属痰火凝聚者。

【附方】

海藻玉壶汤
出处	《外科正宗》
组成	海藻 贝母 陈皮 昆布 青皮 川芎 当归 半夏 连翘 甘草节 独活各一钱（各3g） 海带五分（1.5g）
用法	水二盅，煎至八分，量病上下，食前后服之
功用	化痰软坚，消散瘿瘤
主治	瘿瘤初起，或肿或硬，或赤或不赤，但未破者

【鉴别】

	消瘰丸	海藻玉壶汤
相同点	均可化痰散结，主治瘿瘤等	
不同点	具清热化痰、软坚散结之功，主治痰与火结之瘰疬、瘿瘤	以海藻、昆布、海带化痰软坚散结，半夏、贝母化痰散结，连翘清热散结，陈皮、青皮、当归、川芎行气活血，其消散软坚之功胜于消瘰丸，主治痰与气结之瘿瘤

第三节 润燥化痰剂

润燥化痰剂，适用于燥痰证，代表方如贝母瓜蒌散等。

贝母瓜蒌散

【出处】《医学心悟》。

【组成】贝母一钱五分（4.5g） 瓜蒌一钱（3g） 花粉 茯苓 橘红 桔梗各八分（各2.5g）

【用法】水煎服。

【功用】润肺清热，理气化痰。

【主治】燥痰咳嗽。咳痰不爽，涩而难出，咽喉干燥，苔白而干。

【证治机理】本方证多由燥热伤肺，灼津成痰所致。燥热灼津成痰，故咳痰不爽、涩而难出；燥伤津液，故咽喉干燥；燥痰在肺，加之津液不足，故苔白而干。治宜清润化痰之法。

【方解】方中贝母苦甘微寒，润肺清热，化痰止咳；瓜蒌甘寒，清热润肺，宽胸化痰，二者共为君药。天花粉清热化痰，润燥生津，用之为臣。橘红理气化痰，茯苓渗湿健脾，二者一温燥一渗利，以助化痰之功；桔梗宣肺化痰，共为佐药。本方为治燥痰咳嗽之常用方。

【鉴别】

《医学心悟》另有一贝母瓜蒌散，较本方去天花粉、茯苓、桔梗，加胆南星、黄芩、黄连、黑山栀、甘草，主治痰火壅肺之类中风证。其证虽卒然昏倒、喉中痰鸣，但无歪斜偏废之候。

【配伍特点】重用甘寒，略佐辛温，清润化痰而不伤津。

【现代运用】本方常用于肺结核、肺炎、变异性哮喘等中医辨证属燥痰证者。

	贝母瓜蒌散	桑杏汤	清燥救肺汤
相同点	均可润肺止咳，治疗燥咳		
不同点	以润肺化痰药物为主组成，重在化痰润燥，适用于燥痰咳嗽	以清宣凉润药物组成，重在宣散，适于温燥外袭，肺燥津伤之轻证	以清肺燥与养气阴药物组成，重在清燥润肺，适于温燥伤肺，气阴两伤之重证

第四节　温化寒痰剂

温化寒痰剂，适用于寒痰证，代表方如苓甘五味姜辛汤、三子养亲汤等。

苓甘五味姜辛汤

【出处】《金匮要略》。

【组成】茯苓四两（12g）　甘草三两（9g）　干姜三两（9g）　细辛三两（5g）　五味子半升（5g）

【用法】上五味，以水八升，煮取三升，去滓，温服半升，日三服（现代用法：水煎温服）。

【功用】温肺化饮。

【主治】寒饮咳嗽。咳痰量多，清稀色白，胸满不舒，舌苔白滑，脉弦滑。

【证治机理】本方证多因脾阳不足，温化失职，寒湿内生，聚而成饮，寒饮犯肺所致。寒饮停肺，肺失宣降，故咳嗽痰多、清稀色白；饮阻气机，故胸满不舒；舌苔白滑、脉弦滑皆为寒饮内停之象。治宜温肺化饮。

【方解】方以辛热之干姜为君，既可温肺以化饮，又可温脾以化湿。细辛为臣，以其辛散之性，温肺散寒，与干姜配伍则温肺散寒化饮之力尤胜。茯苓健脾渗湿，既利已聚之饮，且合干姜可温脾助运以杜生饮之源；久咳伤肺，干姜、细辛之温散恐耗伤肺气，故佐以五味子敛肺止咳，使散不伤正，收不留邪，且可复肺司开合之职，使饮邪无处伏匿，均为佐药。使以甘草，和中调药。本方为治寒痰咳嗽之常用方。

【配伍特点】温散之中佐以酸收，开阖

相济，温肺散饮。

【现代运用】本方常用于慢性支气管炎、

【附方】

桂苓五味甘草汤

出处	《金匮要略》
组成	茯苓四两（12g） 桂枝去皮，四两（12g） 甘草炙，三两（9g） 五味子半升（5g）
用法	以水八升，煮取三升，去滓，分三次温服
功用	敛气平冲
主治	青龙汤下已，多唾口燥，寸脉沉，尺脉微，手足厥逆，气从小腹上冲胸咽，手足痹，其面翕热如醉状，因复下流阴股，小便难，时复冒者

【鉴别】

	苓甘五味姜辛汤	桂苓五味甘草汤
相同点	均可温肺化饮，主治寒饮证，皆有茯苓、五味子和甘草	
不同点	为治疗寒饮咳嗽之常用方	以桂枝平冲降逆，茯苓利湿健脾并引逆气下行，五味子敛气，适用于寒饮将去但又冲气上逆之证

	苓甘五味姜辛汤	小青龙汤
相同点	均可温肺化饮，治疗寒饮内停证，组方皆有干姜、细辛、五味子和甘草	
不同点	功专温肺化饮，尚具温脾助运、利湿化饮之功，适用于寒饮内停证	除温肺化饮以外，尚具辛温解表之功，适用于外寒里饮证

支原体肺炎、肺气肿等中医辨证属寒饮内停者。

三子养亲汤

【出处】《皆效方》，录自《杂病广要》。

【组成】白芥子（9g） 紫苏子（9g） 莱菔子（9g）（原著本方无用量）

【用法】上三味各洗净，微炒，击碎。看何证多，则以所主者为君，余次之。每剂不过三钱（9g），用生绢小袋盛之，煮作汤饮，随甘草代茶水啜用，不宜煎熬太过（现代用法：三药捣碎，用纱布包裹，煎汤频服，不宜煎煮太过）。

【功用】温肺化痰，降逆消食。

【主治】痰壅气逆食滞证。咳嗽喘逆，痰多胸痞，食少难消，舌苔白腻，脉滑。

【证治机理】本方原治老人气实痰盛之证。年迈中虚，脾运不健，水谷不运，易致停食生湿，湿聚成痰。痰浊壅滞，肺失宣降，则咳嗽喘逆、胸膈痞闷；脾失健运，故食少难消；舌苔白腻、脉滑乃痰证属寒之象。治宜温肺祛痰，降逆消食。

【方解】方中白芥子温肺化痰，利气畅膈；苏子降气化痰，止咳平喘；莱菔子消食化积，降气祛痰。三子均可降气消痰，其中白芥子长于温化，苏子长于降气，莱菔子长于消食。合而用之，使气顺痰消，食积得化，咳喘自平。临证当据痰壅、食积、气逆三者以何证居多，"则以所主者为君"。本方为治痰壅气逆食滞证之常用方。

【配伍特点】祛痰理气消食共用，属药简偏温治标之剂。

【常用加减】原著载其加减："若大便素实者，临服加熟蜜少许，若冬寒，加生姜三片。"

【现代运用】本方常用于慢性支气管炎、支气管哮喘、肺气肿、肺心病、乳腺囊性增生症、扁平疣等中医辨证属寒痰壅盛，肺气不利者。

【使用注意】原方用法"每剂不过三钱，用生绢小袋盛之"，煮汤代茶，以使药力缓行。本方为治标之剂，不宜久服，待症状缓解，则当标本兼顾。

第五节　治风化痰剂

治风化痰剂，适用于风痰证，代表方如半夏白术天麻汤、定痫丸等。

半夏白术天麻汤

【出处】《医学心悟》。

【组成】半夏一钱五分（4.5g）　天麻　茯苓　橘红各一钱（3g）　白术三钱（9g）　甘草五分（1.5g）

【用法】生姜一片，大枣二枚，水煎服（现代用法：加生姜1片，大枣2枚，水煎服）。

【功用】化痰息风，健脾祛湿。

【主治】风痰上扰证。眩晕头痛，胸膈痞闷，恶心呕吐，舌苔白腻，脉弦滑。

【证治机理】本方证由脾湿生痰，湿痰引动肝风，风痰上扰清空所致。风痰上扰，蒙蔽清阳，故眩晕头痛；痰阻气滞，升降失司，故胸膈痞闷、恶心呕吐；舌苔白腻、脉象弦滑皆为风痰上扰之象。治宜化痰息风，健脾祛湿。

【方解】方中半夏辛温而燥，燥湿化痰，降逆止呕；天麻甘平而润，平肝息风而止头眩，两者合用，为治风痰眩晕头痛之要药，共用为君。臣以白术、茯苓健脾祛湿，治疗生痰之源。橘红理气化痰，使气顺则痰消，用之为佐。甘草为使，和中调药。煎加姜、枣调和脾胃，生姜兼制半夏之毒。诸药合用，共奏化痰息风之功。本方为治风痰眩晕、头痛之常用方。

【配伍特点】"二陈"治痰之法伍息风之品，肝脾同调而成治风痰之剂。

【现代运用】本方常用于耳源性眩晕、高血压病、神经性眩晕、癫痫、面瘫等中医辨证属风痰上扰者。

【附方】

	半夏白术天麻汤	泽泻汤
出处	《脾胃论》	《金匮要略》
组成	黄柏二分（1g） 干姜三分（1g） 天麻 苍术 白茯苓 黄芪 泽泻 人参以上各五分（各1.5g） 白术 炒曲以上各一钱（各3g）半夏汤洗七次 大麦蘗 橘皮以上各一钱五分（各4.5g）	泽泻五两（15g） 白术二两（6g）
用法	上㕮咀，每服半两，水二盏，煎至一盏，去渣，食前带热服	上二味，以水二升，煮取一升，分温再服
功用	燥湿化痰，健脾和胃	利水除饮，健脾制水
主治	吐逆食不能停，痰唾稠黏，涌吐不止，眼黑头眩，恶心烦闷，气短促上喘，无力，不欲言，心神颠倒，兀兀不止，目不敢开，如在风云中，头苦痛如裂，身重如山，四肢厥冷，不得安卧	心下有支饮，其人苦冒眩

【鉴别】

	半夏白术天麻汤（《医学心悟》）	半夏白术天麻汤（《脾胃论》）	泽泻汤
相同点	均可健脾祛痰，主治痰饮所致之眩晕、头痛		
不同点	具化痰息风之功，适用于风痰上扰之眩晕、头痛	以半夏、天麻化痰息风，黄芪、人参、白术、苍术补气健脾燥湿，泽泻、茯苓利水渗湿，神曲、大麦消食健脾，其补气健脾燥湿之功更胜，适用于气虚痰厥之头痛	重用泽泻利水渗湿而化饮，白术健脾燥湿，适用于饮邪上犯之眩晕

定痫丸

【出处】《医学心悟》。

【组成】明天麻 川贝母 半夏姜汁炒 茯苓蒸 茯神去木，蒸，各一两（各30g） 胆南星九制者 石菖蒲石杵碎，取粉 全蝎去尾，甘草水洗 僵蚕甘草水洗，去咀，炒 真琥珀腐煮，灯草研，各五钱（各15g） 陈皮洗，去白 远志去心，甘草水泡，各七钱（各21g） 丹参酒蒸 麦冬去心，各二两（各60g） 辰砂细研，水飞，三钱（9g）

【用法】用竹沥一小碗，姜汁一杯，再用甘草四两熬膏，和药为丸，如弹子大，辰砂为衣，每服一丸（现代用法：共为细末，用甘草120g熬膏，加竹沥100mL、姜汁

50mL，和匀调药为小丸，每服6g，早晚各1次，温开水送下）。

【功用】涤痰息风，清热定痫。

【主治】痰热痫证。忽然发作，眩仆倒地，不省高下，甚则手足抽搐，目斜口㖞，痰涎直流，叫喊作声，舌苔白腻而微黄，脉弦滑略数。亦用于癫狂。

【证治机理】本方证由风痰蕴热，上蒙清窍所致。每因情志失调，气机逆乱，化热生风，触动积痰，肝风夹痰浊上逆，蒙蔽清窍，壅闭经络，以致痫证突然发作而见诸证；舌苔白腻而微黄、脉弦滑略数为风痰蕴热之象。治宜涤痰息风，清热定痫。

【方解】方中竹沥，性寒质滑，功善清热豁痰，镇惊利窍；胆南星性凉味苦，清化热痰，息风定惊，二者合用以涤痰利窍，共

为君药。贝母苦甘微寒，清热化痰；半夏、陈皮、茯苓燥湿化痰，理气和中，乃取"二陈"之意；天麻、全蝎、僵蚕平肝息风而止痉，以定肝风之内动，上药共助君药涤痰息风，用以为臣。石菖蒲、远志豁痰开窍，宁心安神；茯神、辰砂、琥珀安神定惊；丹参、麦冬清心除烦，共助君臣醒神定痫，用为佐药。使以甘草，调和诸药。配以姜汁，化痰涎，且可解半夏之毒。综观全方，涤痰利窍以醒神，清热息风以定痫。本方为治风痰蕴热之痫证的常用方。

【配伍特点】清化与息风共施，醒神与镇惊并行。

【现代运用】本方常用于多发性脑梗死性痴呆、癫痫等中医辨证属风痰有热者。

【附方】

	五生丸	神仙解语丹
出处	《杨氏家藏方》	《妇人大全良方》
组成	天南星生姜汁浸一宿，焙干　半夏汤洗七次　附子炮，去皮脐　白附子　天麻　白矾枯，六味各一两（各30g）　朱砂别研为衣，二钱（6g）	白附子炮　石菖蒲去毛　远志去心，甘草水煮十沸　天麻　全蝎酒炒　羌活　白僵蚕炒　南星牛胆酿，如无，只炮，各一两（各30g）　木香半两（15g）
用法	上件为细末，生姜自然汁煮面糊为丸，如梧桐子大，朱砂为衣。每服三十丸，食后，生姜汤送下	上为细末，面糊为丸，如梧桐子大，量入辰砂为衣。每服二十至三十丸，生姜薄荷汤吞下，不拘时候
功用	息风化痰	开窍化痰，通络息风
主治	头目眩晕，呕吐涎沫	心脾经受风，言语謇涩，舌强不转，涎唾溢盛；及淫邪搏阴，神内郁塞，心脉闭滞，暴不能言

【鉴别】

	定痫丸	五生丸	神仙解语丹
相同点	均可化痰息风，主治风痰证		
不同点	重在清热涤痰，息风止痉，适用于风痰蕴热，上蒙清窍之痫证	以天南星、白附子、半夏、天麻息风化痰，通络止痉，配伍附子温阳散寒，适用于素体阳气不足，风痰寒饮上犯之眩晕、呕吐涎沫	以白附子、胆南星、全蝎、僵蚕、天麻燥湿化痰，息风止痉，配伍石菖蒲、远志开窍化痰，适用于风痰阻络，闭阻机窍所致之中风不语

复习思考题

1. 举例说明理气药在祛痰剂中的配伍及作用。

2. 结合祛痰剂配伍组方阐述"善治痰者，治其生痰之源"之理。

3. 结合主治分析二陈汤的配伍意义及其临床变化运用。

4. 比较苓甘五味姜辛汤、小青龙汤、三子养亲汤三方在组成、功用、主治方面的异同点。

第十六章

消食剂

凡以消食运脾、化积导滞等作用为主，用于治疗各种食积证的方剂，统称为消食剂。本类方剂属于"八法"中的"消法"。

消食剂适用于因饮食不节，暴饮暴食或脾虚食停难消所致的食积之病。食积停滞，每致气机阻滞和积滞不化；若正气素虚，或积滞日久，又可致脾虚食停。因此，本章方剂分为消食化滞剂和健脾消食剂两类。

消食与泻下均为消除体内有形实邪之方剂，消食之剂作用较泻下之剂缓和，但仍属克削或攻伐之剂，应中病即止，不宜久服，且多用丸剂，以渐消缓散。

第一节　消食化滞剂

消食化滞剂，适用于食积内停之证，代表方如保和丸、枳实导滞丸等。

保和丸

【出处】《丹溪心法》。

【组成】山楂六两（18g）　神曲二两（6g）　半夏　茯苓各三两（各9g）　陈皮　连翘　莱菔子各一两（各3g）

【用法】上为末，炊饼为丸，如梧桐子大，每服七八十丸（9g），食远白汤下（现代用法：共为末，水泛为丸，每服6～9g，温开水送下；亦可作汤剂，水煎服）。

【功用】消食化滞，理气和胃。

【主治】食积证。脘腹痞满胀痛，嗳腐吞酸，恶食呕逆，或大便泄泻，舌苔厚腻，脉滑。

【证治机理】本证由饮食不节，暴饮暴食所致。胃主受纳，脾主运化，胃气降则和，脾气升则健。若饮食不节，过饮过食，脾胃运化不及，则停滞胃脘，中焦气机受阻，故见脘腹胀满，甚则疼痛；食滞中焦，脾胃升降失职，浊阴不降则呕吐，清阳不升则泄泻；生湿化热则嗳腐吞酸；舌苔厚腻、脉滑皆为食积之候。治宜消食化滞，理气和胃。

【方解】方中重用山楂为君，消一切饮食积滞，长于消肉食油腻之积。神曲消食健胃，长于化酒食陈腐之积；莱菔子下气消食除胀，长于消谷面之积，二药为臣，与君药同用能消各种食物积滞。食停可阻滞气机运行，脾运失健，蕴生内湿，故佐以半夏、陈皮理气化湿，和胃止呕；茯苓甘淡，健脾渗湿，和中止泻。食积易于化热，故佐以苦而微寒之连翘，既清食积所生之热，又散食滞所停之积。诸药配伍，以消为主，兼和顺胃气。本方为治"一切食积"轻证之常用方。

【配伍特点】消食之中兼以行气理脾，

以消为主。

急慢性肠炎、消化不良、婴幼儿腹泻等中医辨证属食积内停者。

【现代运用】本方常用于急慢性胃炎、

【附方】

大安丸
出处　《丹溪心法》
组成　山楂二两(12g)　神曲炒　半夏　茯苓各一两(各6g)　陈皮　萝卜子　连翘各半两(各3g)　白术二两（12g）
用法　上为末，粥糊丸服
功用　消食健脾
主治　食积兼脾虚证。饮食不消，脘腹胀满，大便泄泻，以及小儿食积

【鉴别】

	保和丸	大安丸
相同点	均主治食积证，组成中均有山楂、神曲、半夏、茯苓、陈皮、莱菔子和连翘，皆具消食之功	
不同点	为治"一切食积"轻证之常用方	治食积兼脾虚证，方中较保和丸多白术一味，余药用量也较之减少。消食中兼有健脾之功，适于小儿食积兼脾虚者

枳实导滞丸

【出处】《内外伤辨惑论》。

【组成】大黄一两（9g）　枳实麸炒，去瓤　神曲炒，各五钱（各9g）　茯苓去皮　黄芩去腐　黄连拣净　白术各三钱（各6g）　泽泻二钱（6g）

【用法】上为细末，汤浸蒸饼为丸，如梧桐子大，每服五十丸至七十丸，温水送下，食远，量虚实加减服之（现代用法：共为细末，水泛小丸，每服 6～9g，温开水送下，每日 2 次；亦可作汤剂，水煎服）。

【功用】消导化积，清热利湿。

【主治】湿热食积证。脘腹胀痛，下痢泄泻，或大便秘结，小便短赤，舌苔黄腻，脉沉有力。

【证治机理】本证由饮食积滞内停，生湿蕴热；或素有湿热，又与食积互结于胃肠所致。积滞内阻，阻遏气机，则脘腹痞满胀痛；湿热积滞内壅，腑气不通，故大便秘结；若湿热积滞下迫，则又可见下痢或腹泻；而小便黄赤、舌苔黄腻、脉沉有力皆为湿热之象。本方治证病势较急，食积与湿热并存，治宜攻积导滞，清热利湿。

【方解】方中以苦寒之大黄为君，攻积泄热，使积热从大便而去。以枳实为臣，行气消积，除脘腹之胀满。佐以苦寒之黄连、黄芩清热燥湿，又可厚肠止痢；茯苓、泽泻甘淡渗利水湿以止泻；白术健脾燥湿，又使攻积而不伤正；神曲消食化滞，使食消则脾胃和。诸药相伍，积去食消，湿去热清，诸症自解。此方用于湿热食滞之泄泻、下痢，亦属"通因通用"之法。本方为治湿热食积证之常用方。

【配伍特点】下消清利合法，以下助消，消中寓补。

【现代运用】本方常用于胃肠功能紊乱、慢性痢疾等中医辨证属湿热积滞者。

木香槟榔丸

【出处】《儒门事亲》。

【组成】木香　槟榔　青皮　陈皮　莪术烧　黄连麸炒，各一两（各3g）　黄柏　大黄各三两（各9g）　香附子炒　牵牛各四两（各12g）

【用法】以上细末，水丸，如小豆大，每服三十丸，食后生姜汤送下（现代用法：共为细末，水泛小丸，每服3～6g，生姜汤或温开水送下，日2次；亦可作汤剂，水煎服）。

【功用】行气导滞，攻积泄热。

【主治】痢疾、食积证。脘腹痞满胀痛，或赤白痢疾，里急后重，或大便秘结，舌苔黄腻，脉沉实。

【证治机理】本证由湿热积滞内蕴肠胃所致。饮食积滞，气机壅遏，故见脘腹痞满胀痛；湿热蕴蒸，肠胃传化失常，则泄泻，或下痢赤白、里急后重，或大便秘结；苔黄腻、脉沉实皆为湿热积滞之象。治当行气导滞，攻积泄热。

【方解】方中木香、槟榔皆辛温行气之品，前者尤善通行胃肠、三焦气滞，为行气止痛之要药，后者则长于破气导滞，能下肠胃有形之物。两药消痞满胀痛，除里急后重之功甚佳，共为君药。臣以牵牛、大黄通便泄热，推荡积滞，引邪下行。佐以香附、莪术疏肝行气，其中莪术长于破血中气滞；青皮、陈皮优于理气宽中，共助木香、槟榔行气导滞之力；黄连、黄柏清热燥湿而止泻痢。诸药相伍，则积滞下，湿热去，胀痛缓解，二便自调。本方为治湿热食积重证之常用方。

【配伍特点】行气与攻下、清热并用，以行气攻积为主。

【现代运用】本方常用于急性细菌性痢疾、急慢性胆囊炎、急性胃肠炎、胃结石、消化不良、肠梗阻等中医辨证属湿热食积内阻肠胃者。

【鉴别】

	木香槟榔丸	枳实导滞丸
相同点	均为消清下兼"通因通用"之剂，皆治湿热积滞之便秘或痢疾	
不同点	行气攻积之力较强，祛湿之力弱，用于积滞较重、脘腹胀痛较甚者	行气攻下之力较缓和，清热利湿之效佳，用于湿热食积较轻者

第二节　健脾消食剂

健脾消食剂，适用于脾胃虚弱，饮食难消之证，代表方如健脾丸、葛花解醒汤等。

健脾丸

【出处】《证治准绳》。

【组成】白术炒，二两半（15g）木香另研　黄连酒炒　甘草各七钱半（各6g）白茯苓去皮，二两（10g）人参一两五钱（9g）神曲炒　陈皮　砂仁　麦芽炒　山楂取肉　山药　肉豆蔻面裹，纸包槌去油，各一两（各6g）

【用法】上为细末，蒸饼为丸，如绿豆大，每服五十丸，空心服，一日二次，陈米汤下（现代用法：共为细末，糊丸或水泛小丸，每服6～9g，温开水送下，日2次；亦可作汤剂，水煎服）。

【功用】健脾和胃，消食止泻。

【主治】脾虚食积证。食少难消，脘腹痞满，大便溏薄，倦怠乏力，苔腻微黄，脉虚弱。

【证治机理】本证由脾虚胃弱，运化失

【鉴别】

常，食积停滞，郁而生热所致。脾胃虚弱，胃不纳谷，脾失运化，故食少难消、大便溏薄；饮食不化，碍气生湿，湿蕴生热，故见脘腹痞满、苔腻微黄；气血生化乏源，则倦怠乏力、脉象虚弱。脾虚不运当补，食滞不化宜消，故治宜健脾和胃，消食止泻。

【方解】本方人参、白术、茯苓为君，健脾祛湿以止泻。山楂、神曲、麦芽消食和胃，除已停之积；山药益气补脾，以助参、苓、术健脾之力，均为臣药。木香、砂仁、陈皮皆芳香之品，能理气开胃，醒脾化湿，既可解除脘腹痞闷，又使全方补而不滞；肉豆蔻温涩之品，合山药以涩肠止泻；黄连清热燥湿，且可清解食积所化之热，皆为佐药。甘草补中和药，是为佐使之用。诸药合用，脾健则泻止，食消则胃和，诸症自愈。因方中含四君子汤及山药等益气健脾之品居多，故补重于消，且食消脾自健，故方名"健脾"。本方为治脾虚食积证之常用方。

【配伍特点】消补兼施，补重于消，补而不滞，消中寓清。

【现代运用】本方常用于慢性胃炎、消化不良等中医辨证属脾虚食滞者。

	健脾丸	参苓白术散
相同点	均治脾气虚泄泻，具健脾止泻之功，皆含四君子汤、山药、砂仁	
不同点	配伍消食化积药，主治脾虚食积之泄泻	配伍渗湿化滞药，主治脾虚湿停之泄泻

葛花解醒汤

【出处】《内外伤辨惑论》。

【组成】白豆蔻仁　缩砂仁　葛花各五钱（各15g）干生姜　神曲炒黄　泽泻　白术各二钱（各6g）橘皮去白　猪

苓去皮　人参去芦　白茯苓各一钱五分（各4.5g）　木香五分（3g）　莲花青皮去瓤，三分（3g）

【用法】上为极细末，秤和匀。每服三钱匕，白汤调下，但得微汗，酒病去矣（现代用法：共为极细末，和匀，每服9g，温开水调下）。

【功用】分消酒湿，理气健脾。

【主治】酒积伤脾证。眩晕呕吐，胸膈痞闷，食少体倦，小便不利，大便泄泻，舌苔腻，脉滑。

【证治机理】本证由嗜酒中虚，湿伤脾胃所致。酒本水谷之精液酝酿而成，体湿性热，其性剽悍，少饮能通行气血。若恣饮无度，脾胃受伤，酒湿内阻，升降失常，则见眩晕呕吐、胸痞、食少等症。治宜内外分消酒积。

【方解】方中以葛花为君，甘寒芳香，独入阳明，解酒醒脾。臣以神曲消食和胃，尤善消酒食之积。砂仁、豆蔻理气开胃醒脾，辛散解酒，合葛花之芳香以散酒毒。二苓、泽泻淡渗利湿，引酒湿从小便而出；青皮、橘皮、木香行气和胃；干姜、人参、白术温中健脾，以上共为佐药。诸药合用，使酒湿去，诸症自解。本方为消酒化积法之代表方。

【配伍特点】芳化渗利，分消酒湿；消中寓补，行中寓温。

【现代运用】本方常用于饮酒过量致醉，或嗜酒成性等中医辨证属酒食伤脾者。

复习思考题

1. 如何理解保和丸能治一切食积？

2. 健脾丸方中为何配用苦寒之黄连？有无苦寒碍胃之弊？

附录

方名索引

（按笔画排序）

四画

五画

综合索引

（按拼音字母排序）